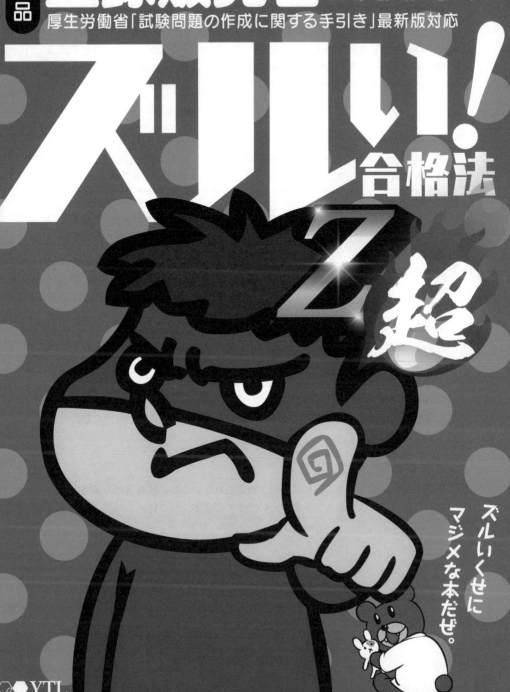

医薬品

登録販売者試験対策

厚生労働省「試験問題の作成に関する手引き」最新版対応

ズルい！

合格法

Z 超

ズルいくせに
マジメな本だぜ。

YTL
YAKUZEMI TOTAL LEARNING

本書内容に関するお問い合わせについて

このたびは書籍をお買い上げいただき、誠にありがとうございます。弊社では読者の皆様からのお問い合わせに適切に対応させていただくため、以下のガイドラインへのご協力をお願い致しております。下記項目をお読みいただき、手順に従ってお問い合わせください。

お問い合わせいただく前に

弊社WEBサイトの「正誤表」をご参照ください。これまでに判明した正誤や追加情報を記載しています。

厚生労働省が示す「試験問題作成に関する手引き」に合わせて更新を予定しておりますので、購入時にはぜひご確認ください。

お問い合わせ方法

上記2次元コードから「お問い合わせ」を選択し、お問い合わせフォームに各項目をご記入ください。

回答について

ご質問の内容やタイミングによっては、回答に数日ないしはそれ以上の期間を要する場合があります。

ご質問に際してのご注意

本書の対象を超えるもの、記述箇所を特定されないもの、読者固有の環境に起因するご質問等にはお答えできませんので予めご了承ください。

はじめに

　医薬品登録販売者（以下、登録販売者）には、第2類医薬品及び第3類医薬品の販売、情報提供等を担う立場から、地域住民の健康を支える役割の一端を担うことが求められています。

　平成29年1月より、要指導医薬品及び一般用医薬品のうち医療用から転用された医薬品の購入費用について、新たな所得控除を受けることを可能とするセルフメディケーション税制の運用が始まりました。このため、セルフメディケーションを的確に推進するためにも、登録販売者は一般用医薬品等に関する正確で最新の知識を常に修得するよう心がける必要があります。

　こうした背景から、世の中における登録販売者の必要性は今後さらに高まっていきます。

　私どもは、登録販売者を目指す方を応援するために、秘密結社鷹の爪とコラボレーションし、楽しみながら効率的に学べるようにこの本を作りました。

　本書を通じて、登録販売者になる上で必要な知識を得る一助としていただくとともに、このズル本を登録販売者試験の合格にお役立ていただければ幸いです。

YTL

登録販売者試験特別対策チーム

秘密結社 鷹の爪とは

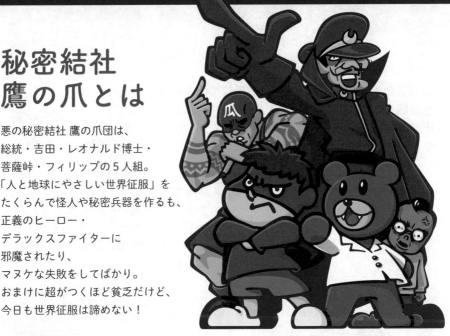

悪の秘密結社 鷹の爪団は、
総統・吉田・レオナルド博士・
菩薩峠・フィリップの5人組。
「人と地球にやさしい世界征服」を
たくらんで怪人や秘密兵器を作るも、
正義のヒーロー・
デラックスファイターに
邪魔されたり、
マヌケな失敗をしてばかり。
おまけに超がつくほど貧乏だけど、
今日も世界征服は諦めない！

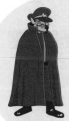

総統

鷹の爪団・総統。悪の秘密結社のリーダーとはいえ、臆病で涙もろく、何をやってもダメな性格。しかし、世界征服という目的の裏には「世界をひとつにし、平和な世の中をつくる」という想いが隠されている。登録販売者になって世界征服資金を貯めたい。

吉田くん

鷹の爪団・戦闘主任。怪人製造の担当主任も務める。かなりいい加減で、自由奔放。総統に忠誠心があるのか疑わしいが、いざという時には頼りになる男。

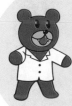

レオナルド博士

鷹の爪団・マッドサイエンティスト。100円ショップに売っている商品で宇宙船を作ってしまうほどの天才的な頭脳を持つ。どこから見ても熊なのだが、本人はまったくそのつもりはない。言葉遣いが荒いのはご愛嬌。

菩薩峠くん

謎のエスパー少年。強力な超能力を持っているが、ここぞという時にしか、力を発揮しない。なぜか総統のことを「パパ」と慕っている。詳しい経歴や過去などは不明。

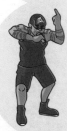

フィリップ

鷹の爪団・契約社員。怖そうな外見とは違い、気が弱い性格。特に吉田には頭が上がらず、何かと無茶ぶりをされがち。

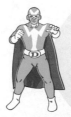

デラックスファイター

正義の味方。とはいえ、性格は俗物でわがまま。よく鷹の爪団の秘密基地に入り浸っている。必殺技はデラックスボンバーのみだが、体力を消耗するので基本的に威嚇として使っている。

みんなが受験する登録販売者試験って どんな試験！？

今さら聞けない！

受験者が年間約6万人、これから活躍の場も広がるであろう登録販売者の試験は、例年こんな感じで行われているぞ。出題範囲は明確だけど、2人に1人も受かってない。な、なんなんだこの試験は…！

しょうがねぇな！教えてやるか！

Q1 年に何回あるの？

A 年1回！

ただし！全国の都道府県でそれぞれ行っているから、日程がズレていれば違う地域ブロック※で再受験可能だ！

※ブロック分けについては右ページをチェック！

Q2 問題はどこから出るの？範囲は？

A 厚生労働省の「試験問題の作成に関する手引き」より、コチラの範囲が出題されるぞ！ 約13,000行だ！

厚労省のホームページから誰でも観れるぞ！

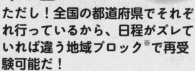

試験範囲		問題数	時間
第1章	医薬品に共通する特性と基本的な知識	20問	40分
第2章	人体の働きと医薬品	20問	40分
第3章	主な医薬品とその作用	40問	80分
第4章	薬事関係法規・制度	20問	40分
第5章	医薬品の適正使用・安全対策	20問	40分
	合計	120問	240分

Q3 合格基準は？

A 84点/120点（70%）以上！

かつ各章35〜40%以上の正答率

まんべんなく得点できていればここは問題ない！

Q4 合格率は？

A 約44%程度

ズルい！合格法ユーザーならもっと高いぞ！

Q5 試験形式は？

A マークシート形式！

※一部、番号記述式あり

テクニックで解ける問題も多い！

Q6 地域ブロックごとの難易度は同じなの?

目には目を！
地域には
地域対策をだ！

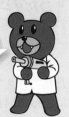

全然違うぞ！

だからこそ、地域ごとの戦略だったり、
効率的な学習方法が必要なんだ！

奈良
難易度: 🔥🔥🔥
唯一の1県単独実施で難しい年も！
細かいひっかけに注意！

北海道・東北
難易度: 🔥🔥🔥
難易度が極端に高くなる
年もあり！

九州・沖縄
難易度: 🔥🔥🔥
「独自アレンジ問題」や
「誤り選ばせ問題」
多め！

中国・四国
難易度: 🔥🔥🔥
文章表現にひと
工夫あり。

関東甲信越
難易度: 🔥🔥
近年は解きやすい
簡単な問題が多い！

北海道
青森
秋田　岩手
山形　宮城
石川　富山　新潟　福島
福井
長野　群馬　栃木　茨城
長崎　佐賀　福岡　山口　島根　鳥取　兵庫　京都　滋賀　岐阜
広島　岡山
熊本　大分　愛媛　香川　大阪　奈良　三重　山梨　埼玉　千葉
宮崎　高知　徳島　東京
鹿児島　和歌山　愛知　静岡　神奈川
沖縄

関西広域連合/福井
難易度: 🔥🔥🔥
練られた良問多い。それが難易度
に影響して激ムズになることも！

北陸・東海
難易度: 🔥🔥🔥
近年の問題は比較的
やさしめ。手引きからまん
べんなく出題される
傾向も!?

首都圏
難易度: 🔥🔥🔥
急に難易度が落ちた…こ
ともあるとはいえ、試験問題
流行の発信源地域。

ブロック分けは毎年変わるから注意だ！例えば近年では三重県が東海・北陸ブロックと
は別日に行われたなんてこともあったぞ！そういったことも YTL の HP・SNS から情報
を入手することが必須だ！出題の情報を掴んでいる人間のほうが圧倒的に有利だぞ！
もう戦いは始まっている！

※🔥は近年のデータをもとに記載しています。最新情報は、各種SNS等で確認を！

登録販売者試験 攻略！ ズルい！勉強法

ただでさえ13,000行という膨大な手引き※から出題される試験なのに、地域によって難易度もクセも違う…そんな試験にどう立ち向かえばいいのか…？ここからは、最短で、効率的に、合格を勝ち取るための勉強法を紹介するぞ！

※手引き…厚生労働省の「試験問題の作成に関する手引き」

ズルい！① 120点満点を目指さない！

満点をとる必要がねぇからな。

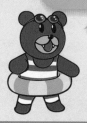

『完璧主義より完了主義』なんて言葉があるが、これは資格試験でもいえる！120点満点を目指して完璧に勉強を進めようとすると長続きしないんだ！資格試験の一番の敵は「諦めること」。それを避ける意味でも、忙しくて時間がない中で、合格を掴む意味でも、まずは早い段階で全範囲を1周することが大事だ！なお、この本も120点満点（完璧）を目指していない！合格点さえ取れればいいと思ってポイント絞って載せているから、安心して進めていいぞ！

ズルい！② 暗記の武器は、ゴロ合わせとイメージ化！

マンガより面白いじゃないですか！

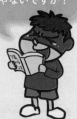

この試験での一番の難関は、なんといっても「漢方・生薬」と「カタカナの薬品名」。「これが覚えられないから、試験はもうムリっ！」ってなるんだ！その対策は、ゴロで覚えたり、頭でイメージを描くことだ！この本は、ポイントを絞って載せている分、イメージが膨らみやすいように、ゴロ合わせや、鷹の爪団のコメント、イラストで補足されているぞ！自分でもオリジナルの覚え方を作って、楽しみながら勉強するやつは、大体合格する！「ここもゴロが欲しい」って思ったら自分でも試してみな！

ズルい！③ 合格するためなら、全てを使え！

日々受験生たちに講義してるからな。

無料LINE動画や、問題集、各種動画教材以外にも、YouTubeやSNS※では、話題の現役専門講師チームが、「おもしろいゴロ合わせ」や「抱腹絶倒の暗記術」を紹介しているから、これはマストで活用しろ！アプリを入れてない受験者も、試験が終わったら消せばいいんだから、気軽にダウンロードするといいぞ！全てを使い倒して合格だっ！

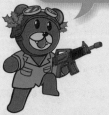

YouTube
Instagram
X
など

※試験の最新情報や勉強に役立つネタが満載のSNSはこちらから！

実際の勉強のすすめ方

使い方次第で効果は「倍増」!

いくら "ズルい! 合格法" と言っても、寝ているだけじゃ勉強はできねえぞ!
この勉強法を最大活用するための進め方を確認するんだ!

STEP 1 スケジュールを組め!

> まず早めに1周して、そのあと2、3周…と繰り返すのが良いぞ!

この本は、だいたい1〜3か月で全範囲終わるようになっているぞ!
試験合格に向けては、早めに全範囲網羅することが攻略のカギだ!
それを可能にするのがズル本って訳だな!

STEP 2 学習スタートだ!

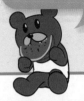

この本の1項目ごとの構成はこんな感じだ!
単純だからリズムをつかみやすいぞ!

❶ まずは **解説**!
本の内容を理解するのじゃ!

❸ 仕上げは…
レオナルド博士からの
挑戦問題!
問題を解くことで頭に刻み込む!

---

② 不適正な使用と副作用

（a）使用する人の誤解や認識不足に起因する不適正な使用

一般用医薬品は、購入者等の誤解や認識不足のために適正に使用されないことがある。
「多く飲めば早く効く」等と短絡的に考えて、定められた用量を超える量を服用したり、
小児への使用を避けるべき医薬品を「子供だから大人のものを半分にして飲ませればよい」として服用させるなど、安易に医薬品を使用するような場合には、特に副作用につながる危険性が高い。

（b）医薬品を本来の目的以外の意図で使用する不適正な使用

医薬品は、その目的とする効果に対して副作用が生じる危険性が最小限となるよう、使用する量や使い方が定められている。

過量摂取 ➡ 急性中毒等
乱用の繰り返し ➡ 慢性的な臓器障害等 薬物依存

> 一般用医薬品であっても起こる!

医薬品の販売等に従事する専門家においては、必要以上の大量購入や繰り返し購入などを試みる不審な者には慎重に対応する必要があり、積極的に事情を尋ねる、状況によっては販売を差し控えるなどの対応が図られることが望ましい。

絶対覚えるポイント

・小児への使用を避けるべき医薬品を「子供だから大人のものを半分にして飲ませればよい」として服用させるなど、安易に医薬品を使用するような場合には、特に副作用につながる危険性が高い
・乱用の繰り返しによって慢性的な臓器障害等を生じるおそれもある

🐻 レオナルド博士からの挑戦問題 🐻

問1 医薬品の副作用は、発生原因の観点から薬理作用によるものとアレルギーに大別される。

問2 世界保健機関（WHO）の定義によれば、医薬品の副作用とは、「疾病の予防、診断、治療のため、又は身体の機能を正常化するために、人に通常用いられる量で発現する医薬品の有害かつ意図しない反応」とされている。

問3 医薬品によるアレルギーを起こしたことのない人は、病気に対する抵抗力が低下している場合でも、アレルギーを生じることはない。

問4 医薬品は、定められた用量を意図的に超えて服用したり、みだりに他の医薬品や酒類と一緒に摂取するといった乱用がなされると、過量摂取による急性中毒を生じる危険性が高くなり、乱用の繰り返しによって慢性的な臓器障害等を生じるおそれもある。

【解答】 問1：○ 問2：○ 問3：× ことはない⇒場合がある 問4：○

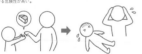

間違えたり、わからなかったら、もう一度解説に戻るんだ!

② さらに **絶対覚えるポイント**
解説の中で特に覚えて欲しいポイントを再確認!

さらにズルい! 無料オプション機能

本を読み進めると必ずぶつかる「この単語、そもそも知らないよ…」を
まさかの無料で解決するぞ！
知識ゼロからでもすぐにスタートラインに立てるから、時間の節約！

LINEで1分解説動画

本書のところどころに緑色の下線がついた単語があるが、
この単語について、「LINE」で無料の1分解説動画が
見られるんだ！

視聴方法は簡単3ステップだし、ズル本を買ったなら
見なきゃ損だぞ！

例えば……

> タミン（ビタミン B₆・□…）を
> 臓に運ばれて グリコーゲン※2 として

この緑字を LINE に
入力するだけだ！

カメラを向けて
二次元コードを
読み取るんだ！

STEP ① 上の二次元コードを読み込む or
ネット検索で https://lin.ee/0h1PPWv にアクセス！

ズ
登販

STEP ② 『ズルい合格法！医薬品登録販売者』を
友だち登録！

STEP ③ トーク画面に緑字のキーワードを入力！
➡ 即動画！

例）グリコーゲン

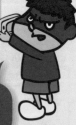

簡潔でわかり
やすいですね。

もっとズルい! 過去問コンボで死角なし!

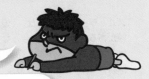

はぁ〜勉強した〜。
ズル本を枕に157時間寝たからもう完璧ですね。

枕って…勉強してないじゃないか!
そもそも157時間寝るってもうそれ冬眠じゃよ!

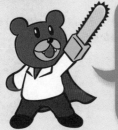

オラ!そんなんで合格するワケねぇだろ!
知識の定着の極意は、インプット➡アウトプット(問題を解く)にありだ!
だが、がむしゃらに問題を解いていたら何年あっても時間が足りねぇ!
試験に出やすい問題だけを繰り返し解くことで、効率的に必要な知識を定着させられるんだ!

そんな都合の良い勉強法にピッタリ合う問題集なんて聞いたことないですよ!
ツチノコより幻なんじゃないですか!?

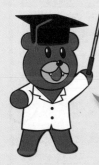

ツチノコより身近なところに「ズル問」がある!
この過去問題集は、出題頻度順に並んでいるうえに、問題がズル本の何ページに該当するかまで書いてあるんだ!
ただでさえ超効率的な「ズル本」とこの超都合の良い「ズル問」があればまさに鬼に金棒だ!

鬼に金棒だ!

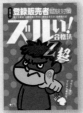

参考書

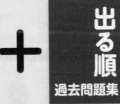

出る順 過去問題集

過去問題集

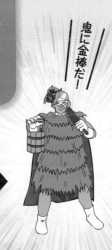

通信講座『ズル**e**ラーニング』

ズル**e**ラーニングには、「漢方講座」や通称「3日間講座」など色々な種類があるが、一番の土台となるのは、なんといっても「**全章講座**」。全章講座は、ズル本と完全にリンクしているし、無料のサンプル動画もあるからとにかくログインしてみろ!

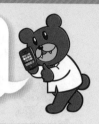

ズル本から『全章講座(ズル**e**ラーニング)』へ直接移動する方法
（サンプル動画は無料）

試しに、本書でどこかの適当なページを開いてみろ!
二次元コードとキーワードが掲載されているのが見つかるだろ!

ひらがな2文字 **キーワード**から

 LINEで動画!

『ズルい合格法!医薬品登録販売者』のトーク画面でキーワード入力!

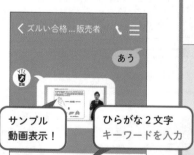

サンプル動画表示!

ひらがな2文字 キーワードを入力

二次元コードから

❶ログイン
※初回のみ登録

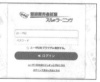

❷検索画面
検索ボタンをクリック!

あう ［検索］

❸視聴!
まずはサンプルでお試しを!

［検索］
📄 本動画
📄 サンプル動画(無料)

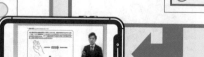

動画スタート!!

こんなにズルい！ズル本が、なんと通信講座（WEB動画）にも登場だ！
絶対にはずせない重要ポイントを脳に定着させるのは、お馴染みの鷹の爪団と、個性豊かなYTLレギュラー講師陣！
スマホで見られる動画で、いつでも！楽しく！気づけば合格圏内だ！
無料コンテンツも豊富なズルeラーニング、使わない手はないぞ！

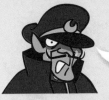

おぉ！さすがプロの講師たちの解説はわかりやすい！
動画も、本の内容をさらに理解するために使えそうじゃ！
しかし、こういうのはどうせ価格も高いじゃろ…？

庶民には手が出せんよ…

ちょっと待った!!

業界**最安値**級だ！

講座1本330円（税込）だ。
登販界の300円ショップだ！

しかも！約170本の講座セットで買うと
約56,000円のところが16,500円（税込）
とさらにお得になるぞ！

ここまでくると採算が取れているのか
逆に心配ですね。

ちなみに最初に試しに何本か動画を買った後、
途中から講座セットに切り替えることもできるぞ！
つまり動画を試しても無駄にならない！
だからまずはお試しだな！

絶対覚えるポイント

1、ズル本と連動！
2、講師がおもしろくてわかりやすい！
3、価格が破壊的！

ズル本と
講義動画の内容は
最新手引き対応※ょ！

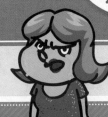

※最新の情報についてはHPをご確認ください

自分にあったオーダーメイド学習

「ズルい！合格法」コレクション

「あなたにはあなたの受験勉強を」だ！
「ズルい！合格法」は、どんな方にも合うラインナップが揃ってるぞ！
好きに組み合わせて一緒に最後まで闘うぞ！た〜か〜の〜つ〜め〜！

書籍

過去問題集

ズル問

過去問10年分やるより、これ1冊!!合格に必要な問題だけをあなたの代わりにプロが厳選！しかも！『出る順』に並んでいるから得点に直結!!

クセ強な絵で覚える暗記ゴロ集

ズルゴロ

合否をわけるのは、結局、薬品名の暗記。ふざけているようで合理的。理論上、最強最短暗記アイテム。

ズルeラーニング

まずはコレ!! 動画で学ぶ！ズル本との連携土台動画！
全章講座

鷹の爪団と講師とのコラボ動画も多数!!

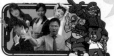

満足度★★★★★
漢方講座

受験者の最大の壁！多くの受験者が苦戦を強いられる「漢方」をとにかくわかりやすく徹底解説！満足度MAXの人気講座！

薬の名前が覚えられない…
5章別表講座（○○しないこと・相談すること）

3章が苦手…5章が苦手…ハコウラ（成分表）問題が…なんていう悩みを全て解決！テクニックと理解の二刀流で迫る、短期間点数アップ講座！

コスパ最強！YTLの神髄ここにあり！
3日間で完全攻略 頻出問題解説講座

3日間で、厳選した120問をベースに解答テクニックを余すことなく伝授！個性的な講師陣の神髄、ここにあり！

敵を知り、己を知れば百戦危うからず！
出題予想模試& 出題予想講習会

合格のカギは地域のクセを知ること！受験地別の模試と講習会のコンボ学習で最後の飛躍

最後の一押し！
超直前！ オンライン生講座（仮）

2022からスタートした超直前のリアルタイム講義！今年はどこで!?何が!?乞うご期待！

とりあえずこの**二次元コード**を読み込め！試験は情報収集！「自分だけ知らなかった…」ってならないようにな！

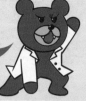

※発売日や各教材の詳細はSNS等でご確認を！

もくじ

第4章

薬事関係法規・制度

第5章

医薬品の適正使用・安全対策

第1章
「医薬品に共通する特性と基本的な知識」

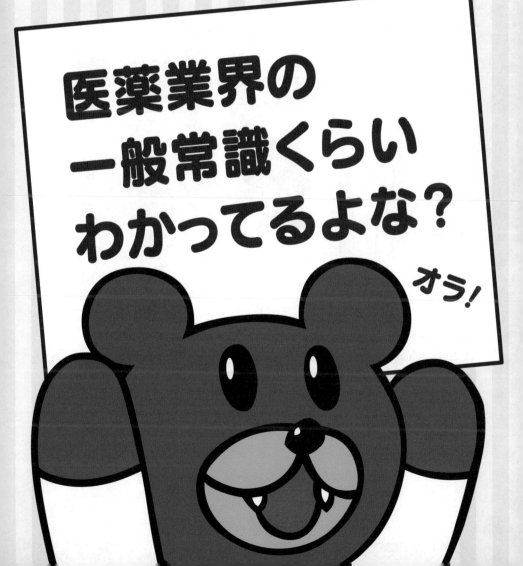

医薬品概論

1）医薬品の本質

医薬品は、病気の治療などに使用されるものであるが、一方で体にとっては異物（外来物）でもある。

つまり、人体にとって良いことも悪いことも起こり得ることをまず理解しておかなければならない。

また、医薬品が人体に及ぼす作用は複雑、かつ、多岐に渡り、そのすべては解明されていないため、医薬品は、必ずしも期待される有益な効果（薬効）のみをもたらすとは限らず、好ましくない反応（副作用）を生じる場合もある。

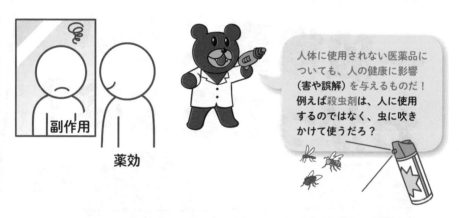

人体に使用されない医薬品についても、人の健康に影響（害や誤解）を与えるものだ！例えば殺虫剤は、人に使用するのではなく、虫に吹きかけて使うだろ？

副作用

薬効

＜医薬品とはどのようなものか＞

医薬品は、人の疾病の診断、治療若しくは予防に使用されること、又は人の身体の構造や機能に影響を及ぼすことを目的とする生命関連製品※であり、その有用性が認められたものであるが、使用には、前述の好ましくない反応（副作用）などの保健衛生上のリスクを伴うものであることに注意が必要である。

※生命関連製品とは、「生命」に影響を与える製品のこと

＜医薬品の分類＞

高 ↑ リスク ↓ 低			
薬局医薬品	医療用医薬品※1		登録販売者以外が扱う
	薬局製造販売医薬品※2		
要指導医薬品			
一般用医薬品	第一類医薬品		登録販売者が扱う
	第二類医薬品		
	第三類医薬品		

※1　医療用医薬品……医師によって処方される医薬品
※2　薬局製造販売医薬品……薬局でルールに従って作られる医薬品

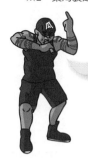

医薬品のリスク分類については第4章 II（P.293～）でより詳しく学びます。ここでは医薬品には分類があるということを理解しておきましょう！

絶対覚えるポイント

- 医薬品が人体に及ぼす作用は複雑、かつ、多岐に渡り、そのすべては解明されていない
- 医薬品は、人の疾病の診断、治療若しくは予防に使用されること、又は人の身体の構造や機能に影響を及ぼすことを目的とする生命関連製品である

医薬品は上にある表の通り、一般用も医療用もある。つまり医薬品にはリスクの違いはあっても、結局は医薬品であることを理解するんじゃ！

② 医薬品のリスク評価

医薬品の効果とリスクは、用量と作用強度の関係（用量－反応関係）に基づいて評価される。
図で表すと、下記のとおりになる。

＜用量－反応関係の模式図＞

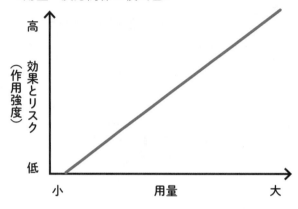

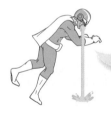

薬の量が増えれば、効果もリスクも高くなる。
例えばお酒であれば、飲むといい気分になりはするが、
飲みすぎると気持ち悪くなるだろう？
薬もちょうどいい量なら効果的だが、飲みすぎると悪い
効果が出てくるから、お酒も薬も飲みすぎには注意だ！

投与量と効果又は毒性との関係は、薬物用量の増加に伴い、効果の発現が検出されない「無作用量」から、最小有効量を経て「治療量」に至る。治療量上限を超えると、やがて効果よりも有害反応が強く発現する「中毒量」となり、「最小致死量」を経て、「致死量」に至る。

これらの指標は、通常動物実験によって得られる。

こうした薬物におけるデータを、人に使う前に事前に知っておくことで、人に対する害を最小限にすることが期待できる。

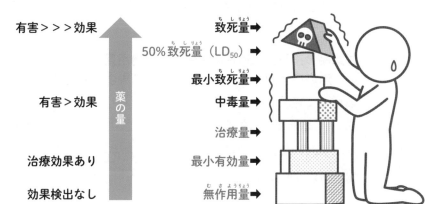

有害＞＞＞効果	致死量➡
	50%致死量（LD$_{50}$）➡
	最小致死量➡
有害＞効果	中毒量➡
	治療量➡
治療効果あり	最小有効量➡
効果検出なし	無作用量➡

薬の量

絶対覚えるポイント

- 医薬品の効果とリスクは、用量と作用強度の関係（用量—反応関係）に基づいて評価される
- 投与量と効果又は毒性の関係は、薬物用量の増加に伴い、効果の発現が検出されない「無作用量」から、最小有効量を経て「治療量」に至る
- 動物実験により求められる50%致死量（LD$_{50}$）は、薬物の毒性の指標として用いられる

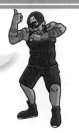

LD$_{50}$は毒性か有効性か、どちらの指標かが問われます。LD$_{50}$のD、つまり毒（Doku）の指標と覚えましょう。

レオナルド博士からの挑戦問題

問 1 医薬品が人体に及ぼす作用は複雑、かつ、多岐に渡り、そのすべては解明されている。

問 2 殺虫剤は、人体に対して使用されない医薬品であるため、人の健康に影響を与えることはない。

問 3 医薬品の投与量と毒性の関係は、薬物用量の増加に伴い、治療量上限を超えると、やがて効果よりも有害反応が強く発現する「中毒量」となり、「最小致死量」を経て、「致死量」に至る。

問 4 動物実験により求められる50%致死量（LD_{50}）は、薬物の有効性の指標として用いられる。

解答
問1：× すべては解明されている⇒すべては解明されていない
問2：× ことはない⇒ものもある　問3：○
問4：× 有効性⇒毒性

＜薬物用量によるリスクについて＞

仮に医薬品を治療量を超えて投与したならば、毒性が発現するおそれは高くなる。しかし医薬品は、少量の投与でも長期投与されれば慢性的な毒性が発現する場合もある。また、少量の投与でも発がん作用、胎児毒性や組織・臓器の機能不全を生じる場合もある。

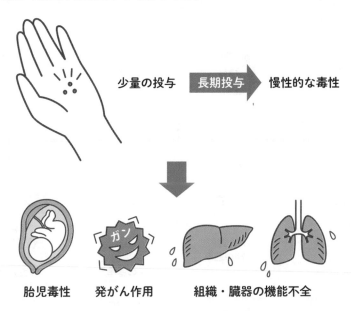

少量の投与　長期投与　慢性的な毒性

胎児毒性　　発がん作用　　組織・臓器の機能不全

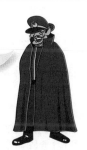

ここでいう慢性的な毒性には、かぜ薬の依存性や、ステロイド※を含む薬の副作用などが該当するぞ。少量でも長期投与にはリスクがあるんじゃ。

※ステロイドとは、もともと体の副腎皮質という場所で作られている物質のことで、この物質を人工的に作った薬のことを、ステロイド薬と呼ぶ。

＜G○Pについて＞

新規に開発される医薬品のリスク評価は、医薬品開発の国際的な標準化（<u>ハーモナイゼーション</u>）^{※1}制定の流れのなかで、医薬品の安全性に関する<u>非臨床試験</u>^{※2}の基準であるGLPの他に、医薬品毒性試験法ガイドラインに沿って、各種毒性試験が厳格に実施されている。動物実験で医薬品の安全性が確認されると、ヒトを対象とした<u>臨床試験</u>^{※3}が行われる。ヒトを対象とした臨床試験の実施の基準には、国際的にGCPが制定されている。さらに、医薬品に対しては製造販売後の調査及び試験の実施の基準としてGPSPと製造販売後安全管理の基準としてGVPが制定されている。

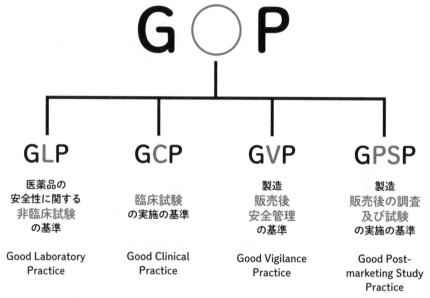

G○P

GLP

医薬品の
安全性に関する
非臨床試験
の基準

Good Laboratory
Practice

GCP

臨床試験
の実施の基準

Good Clinical
Practice

GVP

製造
販売後
安全管理
の基準

Good Vigilance
Practice

GPSP

製造
販売後の調査
及び試験
の実施の基準

Good Post-
marketing Study
Practice

※1　ハーモナイゼーション……国と国の間で調和をすること
※2　非臨床試験……ヒト以外を対象として行う薬の性質を調べるための試験でありいわゆる「動物実験」のこと
※3　臨床試験……ヒトを対象とした薬の性質を調べる試験のこと

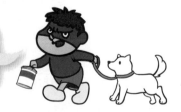

医薬品開発の試験を行う際に、むやみにラットやヒトを傷つけすぎないよう管理するために倫理的な基準が世界共通で定められています。

絶対覚えるポイント

- 医薬品は、少量の投与でも長期投与されれば慢性的な毒性が発現する場合もある
- 臨床試験の実施の基準には、GCPが制定されており、製造販売後の調査及び試験の実施の基準としてGPSPと、製造販売後安全管理の基準としてGVPが制定されている

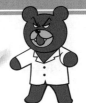

G○Pでよく出題されるのはGVPだ！
GVPは製造販売後安全管理の基準。キーワードは
「管理」の言葉だ。チームなんかをまとめる管理者は
俺みたいにまゆをしかめてるだろ。その形はまるで「V」
に見える！この「V」と「管理」をつなげて覚えろ！

③ 健康食品

健康増進や維持の助けになることが期待されるいわゆる「健康食品」は、あくまで食品であり、医薬品とは法律上区別される。

健康食品は、医薬品と異なるとはいえ、誤った使用
法によって健康被害を生じた例もあるんだ。だから
こそ消費者に適切な指導を行う必要があるぞ。

しかしながら、健康食品の中でも国が示す要件を満たす食品「保健機能食品」は、一定の基準のもと健康増進の効果等を表示することが許可された健康食品である。
「保健機能食品」には現在、以下の3種類がある。

保健機能食品	特　徴
特定保健用食品	身体の生理機能などに影響を与える保健機能成分を含むもので、個別に（一部は規格基準に従って）特定の保健機能を示す有効性や安全性などに関する国の審査を受け、許可されたものである
栄養機能食品	身体の健全な成長や発達、健康維持に必要な栄養成分（ビタミン、ミネラルなど）の補給を目的としたもので、国が定めた規格基準に適合したものであれば、その栄養成分の健康機能を表示できる
機能性表示食品	事業者の責任で科学的根拠をもとに疾病に罹患※していない者の健康維持及び増進に役立つ機能を商品のパッケージに表示するものとして国に届出された商品であるが、特定保健用食品とは異なり国の個別の許可を受けたものではない

※罹患……病気にかかること

④ セルフメディケーションへの積極的な貢献

平成29年1月からは、適切な健康管理の下で医療用医薬品からの代替を進める観点から、条件を満たした場合にスイッチOTC医薬品の購入の対価について、一定の金額をその年分の総所得金額等から控除するセルフメディケーション税制が導入された。

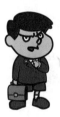

令和4年1月の見直しにより、スイッチOTC医薬品以外にも腰痛や肩こり、風邪やアレルギーの諸症状に対応する一般用医薬品が税制の対象となっている！

セルフメディケーション税制を利用するときの流れ

①「セルフメディケーション税制対象の薬」を買う	②レシートをとっておく	③役所に提出する（確定申告）	④税金として払ったお金が戻ってきたりする！

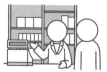 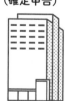 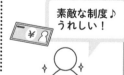

素敵な制度♪うれしい！

絶対覚えるポイント

- 機能性表示食品は、事業者の責任で科学的根拠をもとに疾病に罹患していない者の健康維持及び増進に役立つ機能を商品のパッケージに表示するものとして国に届出された商品である

 レオナルド博士からの挑戦問題

問 1　医薬品は、治療量を超えた量を単回投与した後に毒性が発現するおそれが高いが、少量の投与であれば長期投与しても毒性が発現するおそれはない。

問 2　ヒトを対象とした臨床試験の実施の基準には、国際的にGLPが制定されている。

問 3　「栄養機能食品」は、身体の生理機能などに影響を与える保健機能成分を含むもので、個別に特定の保健機能を示す有効性や安全性などに関する国の審査を受け、許可されたものである。

問 4　機能性表示食品は、安全性や効果を科学的データによって担保し、疾病リスクの低減や疾病の治癒に役立つ旨を表示するものである。

解答　問1：×　少量の投与でも長期投与されれば慢性的な毒性が発現する場合もある　問2：×　GLP⇒GCP
問3：×　文章は特定保健用食品の説明
問4：×　疾病に罹患していない者の健康維持及び増進に役立つ機能を商品のパッケージに表示するものである

医薬品の効き目や安全性に影響を与える要因

1) 副作用

医薬品が人体に及ぼす作用は、すべてが解明されているわけではないため、十分注意して適正に使用された場合であっても、副作用が生じることがある。

医薬品の副作用は、発生原因の観点から下記の図のように薬理作用によるものとアレルギーに大別することができる。

```
副作用 ┬─ 薬理作用による副作用
       │   例）眠気や口渇など
       │
       └─ アレルギー
           (過敏反応)
```

世界保健機関（WHO）の定義によれば、医薬品の副作用とは、「疾病の予防、診断、治療のため、又は身体の機能を正常化するために、人に通常用いられる量で発現する医薬品の有害かつ意図しない反応」とされている。

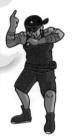

副作用は、明確な自覚症状として現れないことがあります。

（a）薬理作用による副作用

医薬品の有効成分である薬物が生体の生理機能に影響を与えることを薬理作用という。

通常、薬物は複数の薬理作用を併せ持つため、医薬品を使用した場合には、期待される有益な反応（主作用）以外の反応が現れることがある。

また、複数の疾病を有する人の場合、ある疾病のために使用された医薬品の作用が、その疾病に対して薬効をもたらす一方、別の疾病に対しては症状を悪化させたり、治療が妨げられたりすることもある。

例）イブプロフェン（解熱鎮痛薬）を使用して、胃潰瘍が悪化した

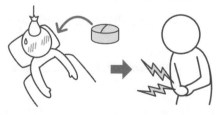

イブプロフェンはプロスタグランジンの産生を抑制することで消化管粘膜の防御機能を低下させるため、消化管に広範に炎症を生じる疾患である胃・十二指腸潰瘍、潰瘍性大腸炎又はクローン病※の既往歴がある人では、それら疾患の再発を招くおそれがある。

※クローン病……腸に炎症が起こる、原因不明の病気

（b）アレルギー（過敏反応）

免疫は、本来、細菌やウイルスなどが人体に取り込まれたとき、人体を防御するために生じる反応であるが、免疫機構が過敏に反応して、好ましくない症状が引き起こされることがある。このように、アレルギーにより体の各部位に生じる炎症等の反応をアレルギー症状という。

- アレルギーは、内服薬だけでなく外用薬等でも引き起こされることがある。また、医薬品の有効成分だけでなく、基本的に薬理作用がない添加物※も、アレルギーを引き起こす原因物質（アレルゲン）となり得る

- 普段は医薬品にアレルギーを起こしたことがない人でも、病気等に対する抵抗力が低下している状態などの場合には、医薬品がアレルゲンになることがあり、思わぬアレルギーを生じることがある

- アレルギーには体質的・遺伝的な要素もあり、アレルギーを起こしやすい体質の人や、近い親族にアレルギー体質の人がいる場合には、注意が必要である

- 医薬品の中には、鶏卵や牛乳等を原材料として作られているものがあるため、それらに対するアレルギーがある人では使用を避けなければならない場合もある

※添加物……医薬品の製造や加工などに必要な物質

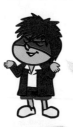

上に色々書いてありますが、アレルギーはどんな状況や人でも起こり得る！と覚えておけばアレルギーに関する問題は対応できますよ。

絶対覚えるポイント

- 世界保健機関（WHO）の定義によれば、医薬品の副作用とは、「疾病の予防、診断、治療のため、又は身体の機能を正常化するために、人に通常用いられる量で発現する医薬品の有害かつ意図しない反応」とされている

- 普段は医薬品にアレルギーを起こしたことがない人でも、病気等に対する抵抗力が低下している状態などの場合には、医薬品がアレルゲンになることがあり、思わぬアレルギーを生じることがある

② 不適正な使用と副作用

（a）使用する人の誤解や認識不足に起因する不適正な使用

一般用医薬品は、購入者等の誤解や認識不足のために適正に使用されないことがある。「多く飲めば早く効く」等と短絡的に考えて、定められた用量を超える量を服用したり、小児への使用を避けるべき医薬品を「子供だから大人用のものを半分にして飲ませればよい」として服用させるなど、安易に医薬品を使用するような場合には、特に副作用につながる危険性が高い。

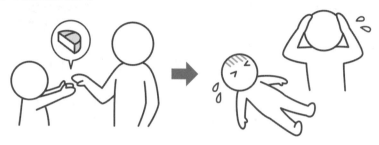

（b）医薬品を本来の目的以外の意図で使用する不適正な使用

医薬品は、その目的とする効果に対して副作用が生じる危険性が最小限となるよう、使用する量や使い方が定められている。

過量摂取 **急性中毒等**

乱用の繰り返し **慢性的な臓器障害等**
薬物依存

> 一般用医薬品
> であっても
> 起こる！

医薬品の販売等に従事する専門家においては、必要以上の大量購入や頻回購入などを試みる不審な者には慎重に対処する必要があり、積極的に事情を尋ねる、状況によっては販売を差し控えるなどの対応が図られることが望ましい。

絶対覚えるポイント

- 小児への使用を避けるべき医薬品を「子供だから大人用のものを半分にして飲ませればよい」として服用させるなど、安易に医薬品を使用するような場合には、特に副作用につながる危険性が高い
- 乱用の繰り返しによって慢性的な臓器障害等を生じるおそれもある

> パパ…。

レオナルド博士からの挑戦問題

問1 医薬品の副作用は、発生原因の観点から薬理作用によるものとアレルギーに大別される。

問2 世界保健機関（WHO）の定義によれば、医薬品の副作用とは、「疾病の予防、診断、治療のため、又は身体の機能を正常化するために、人に通常用いられる量で発現する医薬品の有害かつ意図しない反応」とされている。

問3 医薬品によるアレルギーを起こしたことのない人は、病気に対する抵抗力が低下している場合でも、アレルギーを生じることはない。

問4 医薬品は、定められた用量を意図的に超えて服用したり、みだりに他の医薬品や酒類と一緒に摂取するといった乱用がなされると、過量摂取による急性中毒等を生じる危険性が高くなり、乱用の繰り返しによって慢性的な臓器障害等を生じるおそれもある。

解答 問1：○ 問2：○ 問3：× ことはない⇒場合がある 問4：○

3）他の医薬品や食品との相互作用、飲み合わせ

複数の医薬品を併用した場合、又は保健機能食品やいわゆる健康食品を含む特定の食品と一緒に摂取した場合に、医薬品の作用が増強したり、減弱したりすることを相互作用という。

> 医薬品が吸収、分布、代謝（体内で化学的に変化すること）又は排泄される過程で起こる相互作用

> 医薬品が薬理作用をもたらす部位において起こる相互作用

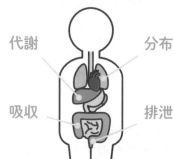

代謝　　分布

吸収　　排泄

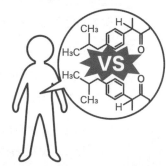

> 相互作用には、上のイラストの2種類がある。
> 相互作用を回避するには、ある医薬品を使用している期間やその前後を通じて、その医薬品との相互作用を生じるかもしれない医薬品や食品の摂取を控えなければならないのが通常だ！

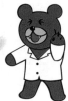

（a）他の医薬品との成分の重複・相互作用

一般用医薬品は、一つの医薬品の中に作用の異なる複数の成分を組み合わせて含んでいる（配合される）ことが多く、他の医薬品と併用した場合に、同様な作用を持つ成分が重複することがあり、副作用を招く危険性が増すことがある。

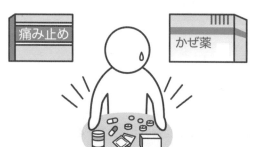

痛み止め　　かぜ薬

例）
かぜ薬、解熱鎮痛薬、鎮静薬、鎮咳去痰薬、アレルギー用薬等

上記の医薬品の併用は避けることとされている。

（b）食品との飲み合わせ

食品と医薬品との相互作用は、しばしば「飲み合わせ」と表現され、食品と飲み薬が体内で相互作用を生じる場合が主に想定される。

例えば、アルコールは、主として肝臓で代謝されるため、酒類（アルコール）をよく摂取する者では、肝臓の代謝機能が高まっていることが多い。その結果、肝臓で代謝されるアセトアミノフェンなどでは、通常よりも代謝されやすくなり、体内から医薬品が速く消失して十分な薬効が得られなくなることがある。

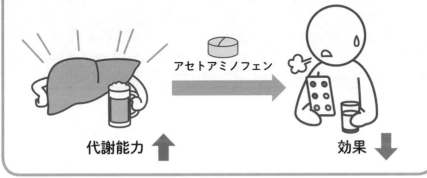

食品中に医薬品の成分と同じ物質が存在するために、それらを含む医薬品と食品を一緒に服用すると過剰摂取となるものもある。

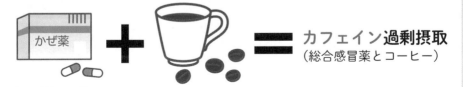

また、外用薬や注射薬であっても、食品によって医薬品の作用や代謝に影響を受ける可能性がある。

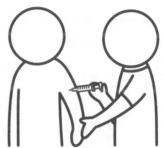

外用薬：湿布、塗り薬、スプレー剤など　　　注射薬：予防接種、点滴など

- 相互作用には医薬品が吸収、分布、代謝（体内で化学的に変化すること）又は排泄される過程で起こるものと、医薬品が薬理作用をもたらす部位において起こるものがある
- アルコールは、主として肝臓で代謝されるため、酒類（アルコール）をよく摂取する者では、肝臓の代謝機能が高まっていることが多い。その結果、肝臓で代謝されるアセトアミノフェンなどでは、通常よりも代謝されやすくなり、体内から医薬品が速く消失して十分な薬効が得られなくなることがある
- 外用薬や注射薬であっても、食品によって医薬品の作用や代謝に影響を受ける可能性がある

COLUMN

アルコールと肝臓の関係

- お酒に含まれるアルコールは、肝臓で分解されます。
- アルコールをとりすぎると、肝臓に負担がかかりすぎてアルコールの分解が遅れてしまうだけでなく、肝臓の一部は壊れてしまいます。
- 肝臓が壊れると、元々肝臓の中にあるγ-GTP※という物質が血の中にでてくるので、血の中のγ-GTPの量により肝臓への負担の度合いが想像できます。

※γ-GTPは体の成分を作るのに必要な物質です。

レオナルド博士からの挑戦問題

問1 相互作用は、医薬品が吸収、分布、代謝又は排泄される過程で起こるものであり、医薬品が薬理作用をもたらす部位では起こらない。

問2 酒類（アルコール）をよく摂取する人は、肝臓の代謝機能が高まっていることが多く、その結果、アセトアミノフェンの薬効が増強することがある。

問3 外用薬や注射薬であっても、食品によって医薬品の作用や代謝に影響を受ける可能性がある。

この範囲は、第3章の知識も一緒に問われてくることがあるぞ！詳しくはズル問を解いてみろ！

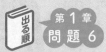

出る順　第1章　問題6

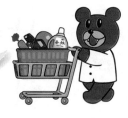

解答　問1：×　薬理作用をもたらす部位において起こる相互作用もある
問2：×　増強⇒減弱　問3：〇

④ 小児、高齢者等への配慮

(a) 小児

新生児、乳児、幼児、小児の年齢区分

	年齢区分	覚え方	
新生児	生後4週未満	**4だから** **しんせいじ** 生後4週未満　新生児	しー…。
乳児	生後4週以上、1歳未満	**ニュー** **イヤー** 乳児　1歳未満	ガショーン！
幼児	1歳以上、7歳未満	**曜日は7コ** 幼児　7歳未満	今週号オモシロー！
小児	7歳以上、15歳未満	**いちご**の **ショ**ートケーキ 15歳未満　小児	

~歳未満の数字の部分が大事です！

医薬品の吸収率の違い

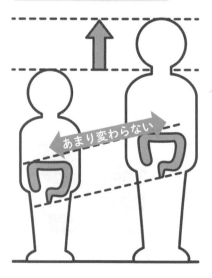

あまり変わらない

小児は大人と比べて身体の大きさに対して腸が長く、服用した医薬品の吸収率が相対的に高い

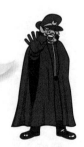

腸（チョウ）が長（チョウ）、と覚えるんじゃ！

副作用の出やすさの違い

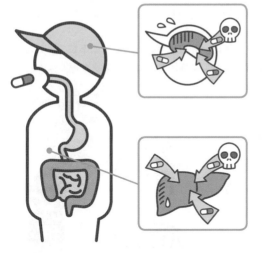

小児は、血液脳関門[※]が未発達であるため、循環血液中に移行した医薬品の成分が脳に達しやすい。

※血液脳関門とは、脳に有害な物質が入らないように機能しているバリアのようなもの。

また、肝臓や腎臓などの機能も未発達であるため、医薬品の代謝・排泄が遅く、副作用がより強く出ることがある。

絶対覚えるポイント

- 年齢区分

新生児	生後4週未満
乳児	1歳未満
幼児	7歳未満
小児	15歳未満

- 小児は大人と比べて身体の大きさに対して腸が長く、服用した医薬品の吸収率が相対的に高い
- 血液脳関門が未発達であるため、吸収されて循環血液中に移行した医薬品の成分が脳に達しやすく、中枢神経系[※]に影響を与える医薬品で副作用を起こしやすい

※中枢神経系とは、脳、脊髄を指す

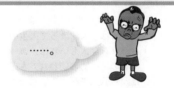

……。

（b）高齢者

「医療用医薬品の添付文書等の記載要領の留意事項」は、おおよその目安として65歳以上を「高齢者」としている。

一般に高齢者は生理機能が衰えつつあり、特に、肝臓や腎臓の機能が低下していると医薬品の作用が強く現れやすく、若年時と比べて副作用を生じるリスクが高くなる。

65歳は老後（ロウゴ）と覚えよう。

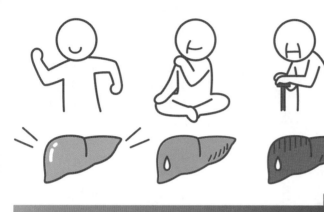

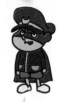

年齢による肝臓の機能の低下

衰えの度合いは個人差が大きい

副作用リスク ↑

絶対覚えるポイント

- 「医療用医薬品の添付文書等の記載要領の留意事項」は、おおよその目安として65歳以上を「高齢者」としている
- 一般に高齢者は生理機能が衰えつつあり、特に、肝臓や腎臓の機能が低下していると医薬品の作用が強く現れやすく、若年時と比べて副作用を生じるリスクが高くなる
- 生理機能の衰えの度合いは個人差が大きい

高齢者は、人によって人生の歩み方が違う。
お酒好きな人もいれば、まったく飲まない人もいるので内臓の使われ方も違うぞ。
だから個人差が大きいんだ！

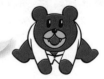

レオナルド博士からの挑戦問題

問1　「医療用医薬品の添付文書等の記載要領の留意事項」において、乳児、幼児、小児という場合には、おおよその目安として、乳児とは生後4週以上3歳未満をいう。

問2　小児は、大人と比べて身体の大きさに対して腸が短く、服用した医薬品の吸収率が相対的に低い。

問3　「医療用医薬品の添付文書等の記載要領の留意事項」は、おおよその目安として60歳以上を「高齢者」としている。

解答　問1：×　3歳未満⇒1歳未満　問2：×　短く⇒長く、低い⇒高い
　　　　問3：×　60歳⇒65歳

（c）妊婦又は妊娠していると思われる女性

妊婦は、体の変調や不調を起こしやすいため、一般用医薬品を使用することにより、妊婦の状態を通じて胎児に影響を及ぼすことがないよう配慮する必要がある。

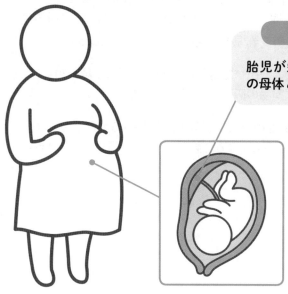

胎盤

胎児が栄養分を受け取るための母体との間に存在する組織

胎盤には、胎児の血液と母体の血液とが混ざらない仕組み（血液‐胎盤関門[※]）がある。

※血液‐胎盤関門とは、医薬品等の成分の胎児への移行を防御する仕組みである。

妊婦に注意が必要な医薬品の例

ビタミンA含有製剤

妊娠前後の一定期間に、通常の用量を超えて摂取すると、胎児に先天異常[※]を起こす危険性が高まるとされている

※先天異常とは、生まれる前の段階で生じる身体的な異常のこと

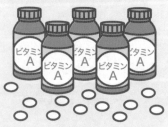

便秘薬

配合成分や用量によっては、流産や早産を誘発するおそれがある

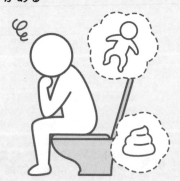

（d）母乳を与える女性（授乳婦）

医薬品の種類によっては、授乳婦が使用した医薬品の成分の一部が乳汁中に移行することが知られている。

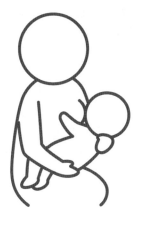

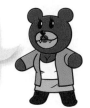

母乳は元々何か知ってるか？母親の血液だ！薬は血を巡るから当然母乳にも移行することがあるぞ！

絶対覚えるポイント

- 胎児と母体の間に存在する胎盤には、胎児の血液と母体の血液とが混ざらない仕組み（血液-胎盤関門）がある

- 注意が必要な医薬品の例

医薬品	起こり得ること
ビタミンA含有製剤	胎児に先天異常

- 医薬品の種類によっては、授乳婦が使用した医薬品の成分の一部が乳汁中に移行することがある

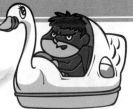

ビタミンAについては、3章のⅩⅢ滋養強壮保健薬（P.246）にも登場します。章をまたいで登場する言葉は他にもあるから、医薬品ごとに情報をまとめておくクセをつけましょう。

レオナルド博士からの挑戦問題

問1 いずれのビタミン剤を、妊娠前後の一定期間に通常の
用量を超えて摂取しても胎児に影響はない。

問2 医薬品成分の一部が乳汁中に移行しても、その医薬品
の使用期間中のみ授乳を避ければ乳児に影響を及ぼす
ことはない。

解答 問1：× ビタミンA含有製剤は先天異常(せんてんいじょう)を起こす危険性が高まる
問2：× ない⇒ある

5）プラセボ効果

プラセボ効果

医薬品を使用したとき、結果的又は偶発的に薬理作用によらない作用を生じることをプラセボ効果（偽薬効果）という。プラセボ効果によってもたらされる反応や変化には、望ましいもの（効果）と不都合なもの（副作用）とがある。

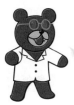

プラセボは要するに薬の成分がなにも入っていない錠剤。言うなればラムネだ。つまりプラセボ効果っつうのは、ラムネ食ってかぜが治ったりする効果のことで、薬の作用は関係ねえって話だ！

プラセボ効果が生じる要因

● 医薬品を使用したこと自体による楽観的な結果への期待（暗示効果）

● 条件付けによる生体反応

● 時間経過による自然発生的な変化

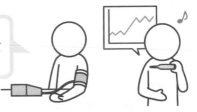

プラセボ効果は、主観的な変化だけでなく、客観的に測定可能な変化（体温など）として現れることもある

6）医薬品の品質

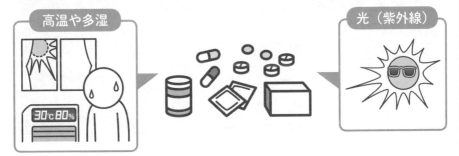

高温や多湿

光（紫外線）

医薬品は、高い水準で均一な品質が保証されていなければならない。
医薬品に配合されている成分には、高温や多湿、光（紫外線）等によって品質の劣化を起こしやすいものが多い。

適切な保管・陳列がなされなければ、医薬品の効き目が低下したり、人体に好ましくない作用をもたらす物質を生じることがある。

また医薬品は、適切な保管・陳列がなされたとしても、経時変化による品質の劣化は避けられない。

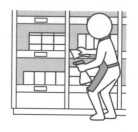

医薬品の品質の経時変化に関する注意事項

● 家庭における常備薬として購入されることが多い

● 表示されている「使用期限」は、未開封状態で保管された場合に品質が保持される期限である

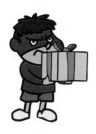

「使用期限」は未開封状態が前提です。試験にすごく出やすいから覚えておきましょう。「保管期限」と入れ替えた問題が出題されたことがありますので、注意してください。「保管期限」ときたら×です。

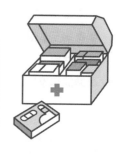

絶対覚えるポイント

- 医薬品を使用したとき、結果的又は偶発的に薬理作用によらない作用を生じることをプラセボ効果（偽薬効果）という

- プラセボ効果によってもたらされる反応や変化には、望ましいもの（効果）と不都合なもの（副作用）がある

- 配合されている成分（有効成分及び添加物成分）には、高温や多湿、光（紫外線）等によって品質の劣化を起こしやすいものが多い

- 医薬品に表示されている「使用期限」は、未開封状態で保管された場合に品質が保持される期限である

レオナルド博士からの挑戦問題

問1 プラセボ効果によってもたらされる反応や変化は、望ましい効果のみである。

問2 医薬品は、高温や多湿によって品質の変化を起こしやすいものが多いが、光（紫外線）による劣化はない。

問3 表示された「使用期限」は、開封の有無にかかわらず品質が保持される期限である。

解答 問1：× 望ましい効果と不都合なもの（副作用）がある
問2：× ない⇒ある 問3：× 表示された「使用期限」は、
未開封状態で保管された場合に品質が保持される期限である

適切な医薬品選択と受診勧奨

<ruby>受診勧奨<rt>じゅしんかんしょう</rt></ruby>

1）一般用医薬品で対処可能な症状等の範囲

一般用医薬品

医薬品医療機器等法において「医薬品のうち、その効能及び効果において人体に対する作用が著しくないものであって、薬剤師その他の医薬関係者から提供された情報に基づく<ruby>需要者<rt>じゅようしゃ</rt></ruby>の選択により使用されることが目的とされているもの（要指導医薬品を除く。）」と定義されている。

一般用医薬品の役割

かぜ薬

① 軽度な疾病に伴う症状の改善

② 生活習慣病※1等の疾病に伴う
　症状発現の予防

③ QOL※2の改善・向上

④ 健康状態の自己検査

⑤ 健康の維持・増進

⑥ その他保健衛生

> 一般用医薬品の役割の6つは、
> 試験頻出ポイントだ。
> 特に多いのが、①の「軽度」
> を「重度」、とか「<ruby>重篤<rt>じゅうとく</rt></ruby>※3」
> に変えた出題だ！

※1　生活習慣病とは、生活習慣の乱れによって生じる病気のこと。以前は成人病とも呼ばれた。
※2　QOLとは、クオリティ・オブ・ライフのこと。人生の質、生活の質と訳されることが多く、満足度を表す指標。
※3　<ruby>重篤<rt>じゅうとく</rt></ruby>とは、病状（けがの具合）が非常に悪いこと。

セルフメディケーションについて

WHOによれば、「自分自身の健康に責任を持ち、軽度な身体の不調は自分で手当てすること」と定義されている。セルフメディケーションの主役は一般の生活者であり、一般用医薬品の販売等に従事する専門家においては、購入者等に対してセルフメディケーションを適切に支援していくことが期待されている。

購入者が適切に一般用医薬品を使用するために

一般用医薬品で対処可能な範囲は、医薬品を使用する人によって変わる。

情報提供

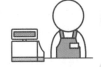

- ●科学的な根拠に基づいた正確な情報提供を行う。
- ●情報提供は必ずしも医薬品の販売に結びつけるのでなく、受診勧奨、医薬品の使用によらない対処を勧めることが適切な場合があることにも留意する。

医療機関への 受診勧奨（じゅしんかんしょう）

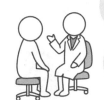

- ●一定期間使用しても症状の改善がみられない又は悪化したときには、医療機関を受診して医師の診療を受ける必要がある。

ドーピング

- ●スポーツ競技者については、医薬品使用においてドーピングに注意が必要である。
- ●一般用医薬品にも使用すればドーピングに該当する成分を含んだものがあるため、スポーツ競技者から相談があった場合は、専門知識を有する薬剤師などへの確認が必要である。

2) 販売時のコミュニケーション

一般用医薬品の販売時の留意点

簡潔に！

だれでもわかるように、専門用語ではなく分かりやすい表現で説明する。

だれが使う？

情報提供を受けた人が使用するとは限らないため、販売時に確認する。

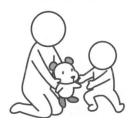

正しく使おう！

購入者等が自分自身や家族の健康に対する責任感を持ち、適切に医薬品を選択・使用できるように働きかける。

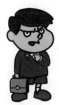

購入者の中には、情報提供を受けようとする意識が乏しい方もいます。そのような場合にも、購入者の使用状況に係る情報を引き出すために、医薬品の販売等に従事する専門家は、より良い情報提供を行うためのコミュニケーション技術を身につける必要がありますね。

一般用医薬品の購入者に確認すべき 6 つのポイント

❶ 何のためにその医薬品を購入しようとしているか

❷ 誰がその医薬品を使用するか

❸ その医薬品を使用する人として、小児や高齢者、妊婦等が想定されるか

❹ 医療機関で治療を受けていないか

❺ 過去にアレルギーや医薬品による副作用等の経験があるか

❻ 相互作用や飲み合わせで問題を生じるおそれのある他の
医薬品の使用や食品の摂取をしていないか

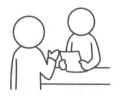

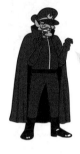

すぐに医薬品を使用する状況ではない場合（常備薬）には、使用するときに、改めて添付文書※等に目を通すように促す必要がある。試験に出題されることもあるから、上の6つのポイントと合わせて覚えておこう。

※添付文書とは、医薬品とともに添付されるいわゆる説明書のこと。5章の冒頭でも登場する、登録販売者にとって重要なもの。

絶対覚えるポイント

＜一般用医薬品の役割＞

- 軽度な疾病に伴う症状の改善
- 生活習慣病等の疾病に伴う
  症状発現の予防
- QOLの改善・向上
- 健康状態の自己検査　等

一定期間（回数）使用しても症状の改善がみられないor悪化した場合は、医療機関への受診勧奨が必要である

＜一般用医薬品販売時のコミュニケーション＞

- 購入者等が自分自身や家族の健康に対する責任感を持ち、適切に医薬品を選択・使用できるように働きかける
- 情報提供の際は、専門用語ではなく分かりやすい平易な表現で説明する
- 一般用医薬品は、必ずしも情報提供を受けた当人が医薬品を使用するとは限らないため、販売時にコミュニケーションをとることが重要である

レオナルド博士からの挑戦問題

問1 症状が重いとき（例えば、高熱や激しい腹痛がある場合等）に、一般用医薬品を使用することは、一般用医薬品の役割にかんがみて、適切な対処とはいえない。

問2 セルフメディケーションの主役は、一般用医薬品の販売等に従事する登録販売者である。

問3 一般用医薬品で対処可能な範囲は、医薬品を使用する人によって変わってくるものであり、例えば妊婦では、通常の成人の場合に比べ、その範囲は限られてくることにも留意される必要がある。

解答 問1：○ 問2：× 登録販売者⇒一般の生活者 問3：○

薬害の歴史

1）医薬品による副作用等に対する基本的考え方

医薬品の副作用被害や薬害は、医薬品が十分注意して使用されたとしても起こり得るものである。

下記の花粉症の治療薬の例のように医薬品が「両刃の剣」であることを踏まえ、医薬品の販売に従事する専門家を含め、関係者が医薬品の安全性の確保に最善の努力を重ねていくことが重要である。

例）花粉症の治療薬

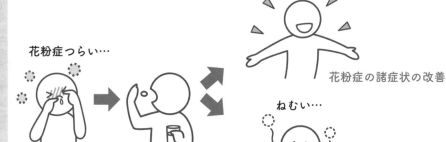

良くなった！

花粉症つらい…

花粉症治療薬

花粉症の諸症状の改善

ねむい…

眠気の副作用

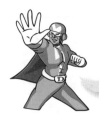

医薬品は、人体にとって本来異物であり、治療上の効能・効果とともに何らかの有害な作用（副作用）等が生じることは避けがたいんだ。だから医薬品にはいい作用も悪い作用もあることを知っておくんだぞ。

②) 医薬品による副作用等にかかる主な訴訟

（a）サリドマイド訴訟

催眠鎮静剤等として販売された<u>サリドマイド製剤</u>※1を妊婦が使用したことにより、出生児に<u>四肢欠損</u>※2や耳の障害等の先天異常が発生したことに対する損害賠償訴訟である。

※1　サリドマイド製剤とは、催眠鎮静成分として承認された医薬品でその鎮静作用を目的として、妊婦のつわりに使用されていた。

※2　四肢欠損とは、四肢（両手と両足）が欠損し不完全な状態であること。

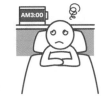

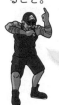

> この訴訟をきっかけに、各国における
> 副作用情報の収集体制の整備が図られ
> ることになりました。

妊婦がサリドマイドを摂取した場合、サリドマイドは血液－胎盤関門を通過して胎児に移行する。胎児はその成長の過程で、諸器官の形成のため細胞分裂が活発に行われるが、<u>血管新生</u>※3が妨げられると細胞分裂が正常に行われず、器官が十分に成長しないことから四肢欠損等の先天異常が発生する。

そのサリドマイドの血管新生を妨げる作用は、<u>光学異性体</u>※4のうち一方の異性体（S体）のみが有する作用である。R体とS体は体内で相互に転換するため、催奇形性は避けられない。

※3　血管新生とは、すでに存在する血管から新しい血管が形成されること。

※4　光学異性体とは、化学の分野で登場する言葉である（下図参照）。右手と左手のように、指の並びは同じでも同じものではないことと似ていて、いわば右手がS体、左手がR体のサリドマイドである。サリドマイドの血管新生を妨げる作用はS体のみにあってR体にはない。つまり形は似ていても（鏡映しの関係でも）作用は異なる物質のことを光学異性体という。

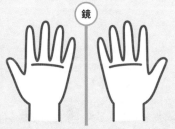

光学異性体

分子の化学的配列
は同じであるが、
鏡像関係にあり、
互いに重ね合わせ
ることができない
もの

鏡

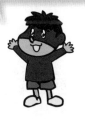

> 要は形は似ているけど、
> 体に入ったときの働きが
> 違うものです。

レオナルド博士からの挑戦問題

問 1 薬害は、医薬品が十分注意して使用されていれば、起こることはない。

問 2 サリドマイド製剤は、当時、解熱鎮痛剤（げねっちんつう）として販売されていた。

問 3 サリドマイドによる薬害事件をきっかけとして、各国における副作用情報の収集体制の整備が図られることとなった。

問 4 血管新生を妨げる作用は、サリドマイドの光学異性体のうち、一方の異性体（S体）のみが有する作用であり、もう一方の異性体（R体）にはないとされている。

解答 問1：× ない⇒ある 問2：× 解熱鎮痛剤⇒催眠鎮静剤等
問3：○ 問4：○

（b）スモン訴訟

整腸剤として販売されていたキノホルム製剤^{※1}を使用したことにより、亜急性脊髄視神経症（スモン）^{※2}に罹患したことに対する損害賠償訴訟である。

※1　キノホルム製剤とは、整腸剤として用いられていた医薬品。当時は腸管から吸収されないと考えられていたが、実際には腸管から吸収されていることがあとになってわかり、スモンの原因となった。

※2　スモン：Subacute Myelo-Optico-Neuropathy の頭文字をとった病名。スモンはその症状として、初期には腹部の膨満感から激しい腹痛を伴う下痢を生じ、次第に下半身の痺れや脱力、歩行困難等が現れる。麻痺は上半身にも拡がる場合があり、ときに視覚障害から失明に至ることもある。

> サリドマイド訴訟、スモン訴訟をきっかけに、1979年、医薬品の副作用による健康被害の迅速な救済を図るため、医薬品副作用被害救済制度が創設されたんだ♪

スモン訴訟の歴史

1924年	キノホルム製剤は整腸剤として販売された。
1958年頃	キノホルム製剤を飲んだ患者に、消化器症状を伴う特異な神経症状が報告されるようになった。

> この症状が亜急性脊髄視神経症（スモン）である

1970年	日本では、キノホルム製剤の販売が停止され、翌年の1971年5月、国と製薬企業が訴えられた。
1979年	全面和解が成立した。医薬品副作用被害救済制度が創設された。

（c）HIV 訴訟

血友病患者が、ヒト免疫不全ウイルス（HIV）が混入した
血液凝固因子製剤の投与を受けたことにより、HIV に感染
したことに対する損害賠償訴訟である。

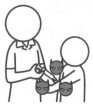

血友病

症状…血が止まりにくくなる
治療…血を固まりやすくする血液凝固因子製剤（原料血漿※から製造）の
　　　投与

※原料血漿とは、血液成分の一部。90％以上が水分からなり、アルブミン、グ
　ロブリン等のタンパク質のほか、微量の脂質、糖質、電解質を含む。似たもの
　に血清があるが、血清とは採血した血液が凝固して血餅が沈殿したときの上澄
　みのことで、血漿からフィブリノゲンが除かれたものである。血漿やアルブミ
　ンという言葉については2章でも登場する。

HIV

HIVは、ヒト免疫不全ウイルスとも呼ばれ、ヒトの身体を病原体やウイルスなどから
守る免疫細胞に感染するウイルスのことである。

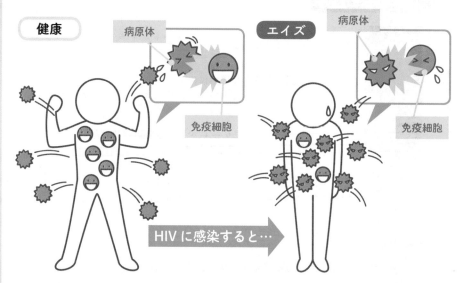

HIVに感染すると、免疫細胞が減るために免疫力が低下する。これをエイズと呼ぶ。

HIV 感染者に対する <ruby>恒久対策<rt>こうきゅうたいさく</rt></ruby> ※や取り組み

※恒久対策とは、一時的なものではなく、長期的に行われる措置のこと。

HIV訴訟は1996年3月に和解が成立した。これを踏まえ、国は下記の対策や取り組みを推進している。

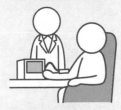

血液製剤の安全確保対策として

- 検査の充実
- <ruby>献血<rt>けんけつ</rt></ruby>時の<ruby>問診<rt>もんしん</rt></ruby>の充実

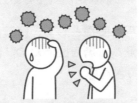

HIV感染者に対して

- エイズ治療・研究開発センター及び拠点病院の整備
- HIV治療薬の早期提供等の取り組み

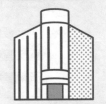

製薬企業に対して

- 従来の副作用報告に加えて感染症報告の義務づけ
- 医薬品を早く供給するための「緊急輸入」制度創設

レオナルド博士からの挑戦問題

問1 スモン訴訟とは、整腸剤として販売されたスルピリンを使用したことにより、亜急性脊髄視神経症に罹患したことに対する損害賠償訴訟である。

問2 スモン訴訟等を契機として、医薬品の副作用による健康被害の迅速な救済を図るため、医薬品副作用被害救済制度が創設された。

問3 HIV訴訟は、血友病患者が、HIVが混入した原料血漿から製造されたヒト免疫グロブリン製剤の投与を受けたことにより、HIVに感染したことに対する損害賠償訴訟である。

解答 問1：× スルピリン⇒キノホルム製剤　問2：○
問3：× ヒト免疫グロブリン製剤⇒血液凝固因子製剤

（d）CJD 訴訟

脳外科手術等に用いられていた<u>ヒト乾燥硬膜</u>※を介してクロイツフェルト・ヤコブ病（CJD）に罹患したことに対する損害賠償訴訟である。

CJD訴訟は2002年3月に和解が成立した。その際、以下の措置が講じられた。

- ●生物由来製品の安全対策の強化
- ●独立行政法人医薬品医療機器総合機構による生物由来製品の感染等被害救済制度の創設等

※ヒト乾燥硬膜とは、人の死体から採取された人の硬膜（頭蓋骨と脳の間に存在する硬く白い皮革様の膜）を凍結乾燥し滅菌処理をしたもので、法に基づき輸入承認を得た医療用具である。

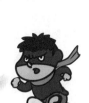

> 試験では、ヒト乾燥硬膜のヒトをウシやブタに変えて出題されます。ヒトを漢字で書くと「人」。「じん」とも読むから、CJDのJとつなげて覚えてください！

クロイツフェルト・ヤコブ病（CJD）

クロイツフェルト・ヤコブ病（CJD）は細菌でもウイルスでもないタンパク質の一種であるプリオンが原因とされ、プリオンが脳の組織に感染し、次第に認知症に似た症状が現れ、死に至る難病である。このプリオンが十分に不活化されないまま流通したことで、CJDが発生した。

> CJDに関する覚え方をもう一つ。試験ではプリオンを細菌の一種である、とか、ウイルスの一種である、とかで出題される。「プリオン」はタンパク質、つまり「プロテイン」の一種じゃ。プで始まってンで終わる言葉同士であることを覚えるんじゃ！

> 総統、それはさすがに無理がありますよ。むしろプリオンとプリンが似てて、カスタードとCJD、どちらもCで始まってDで終わるって覚えた方がマシです。

> そっちの方が無理あるじゃろ！

（e）C 型肝炎訴訟

出産や手術での大量出血などの際に特定のフィブリノゲン製剤※1や血液凝固第IX因子製剤※2の投与を受けたことにより、C型肝炎ウイルスに感染したことに対する損害賠償訴訟である。C型肝炎とは、C型肝炎ウイルスが感染することで起きる肝臓の病気である。主な感染経路は血液感染で、かかった直後は無症状であることがほとんどであるため、気づいたときには病状が進行していることが多い。

2008年1月に特定フィブリノゲン製剤及び特定血液凝固第IX因子製剤によるC型肝炎感染被害者を救済するための給付金の支給に関する特別措置法（平成20年法律第2号）が制定、施行された。

※1　フィブリノゲン製剤とは、人の血液からつくられた製剤。フィブリノゲンは血を固まりやすくする成分で、生まれつき血が止まりにくい人の治療などで用いられる。

※2　血液凝固第IX因子製剤とは、前述の血友病（P.38）に対し用いられる出血傾向を抑える製剤。

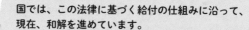

国では、この法律に基づく給付の仕組みに沿って、現在、和解を進めています。

薬害の歴史 Ⅳ

第1章

第2章

第3章

第4章

第5章

Ⅳ 薬害の歴史

絶対覚えるポイント

医薬品による副作用等にかかる主な訴訟

	原　因	被　害	対　応
サリドマイド訴訟	サリドマイド製剤（催眠鎮静剤）	妊婦が使用→胎児に四肢欠損等	副作用情報収集体制の整備（WHO）
スモン訴訟	キノホルム製剤（整腸剤）	亜急性脊髄視神経症（スモン）	医薬品副作用被害救済制度
HIV訴訟	血液凝固因子製剤（HIVが混入していた）	血友病患者が使用→HIVに感染	血液製剤の安全確保対策の強化→献血時の検査
CJD訴訟	ヒト乾燥硬膜（プリオンに汚染）	脳外科手術等で使用→CJDに罹患	生物由来製品による感染等被害救済制度の創設

ここまでで第1章は終わりです。
最後に博士の問題に挑戦してみてください。

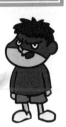

レオナルド博士からの挑戦問題

問1 CJD訴訟は脳外科手術等に用いられたウシ乾燥硬膜を介してCJDに罹患したことに対する損害賠償訴訟である。

問2 CJD訴訟は、生物由来製品による感染等被害救済制度が創設される契機の一つとなった。

問3 CJDは、ウイルスの一種であるプリオンが脳の組織に感染することによって発症する。

解答 問1：× ウシ⇒ヒト 問2：○ 問3：× ウイルス⇒タンパク質

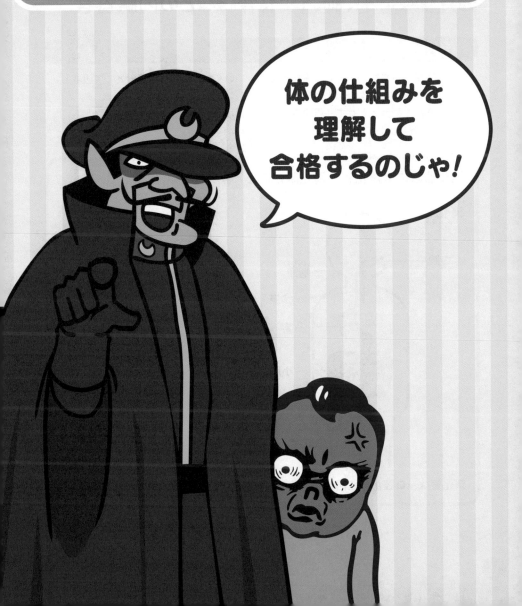

人体の構造と働き

❶ 胃・腸、肝臓、肺、心臓、腎臓などの内臓器官

1) 消化器系

消化器系とは、飲食物を消化して生命を維持していくため必要な栄養分として吸収し、その残滓※を体外に排出する器官系である。

消化：飲食物を栄養分として利用するため、吸収しやすい形に分解すること

※残滓とは、残りかすのこと

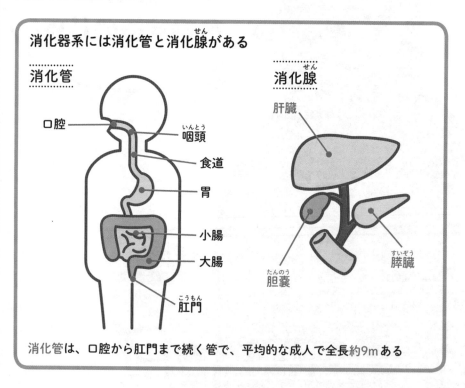

消化器系には消化管と消化腺がある

消化管

口腔
咽頭（いんとう）
食道
胃
小腸
大腸
肛門（こうもん）

消化腺（せん）

肝臓
胆嚢（たんのう）
膵臓（すいぞう）

消化管は、口腔から肛門まで続く管で、平均的な成人で全長約9mある

＜消化の種類＞化学的消化・機械的消化

化学的消化

消化液に含まれる
消化酵素の作用に
よる分解

機械的消化

歯の咀嚼など、
物理的な力を加
え消化管の内容
物を細かくする

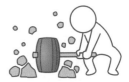

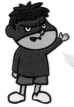

化学的消化ときたら消化酵素というのが
ポイントです。化学的の「化」と
消化酵素の「化」をつなげて覚えましょう。

（a）口腔（こうくう）

歯

歯は、歯周組織によって上下の顎の骨に固定されている。歯槽骨の中に埋没している
歯の部分を歯根、歯頚を境に口腔に露出する部分を歯冠という。

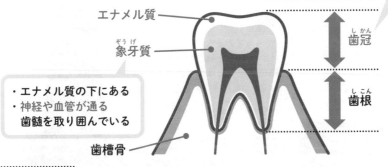

・口腔に露出している部分
・表面はエナメル質で覆われる

エナメル質

象牙質（ぞうげ）

・エナメル質の下にある
・神経や血管が通る
　歯髄を取り囲んでいる

歯槽骨

歯冠（しかん）

歯根（しこん）

舌・唾液腺

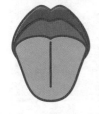

舌

舌の表面に、舌乳頭という
突起があり、味覚を感知する
味蕾（みらい）が分布

唾液腺

唾液によって口腔内はpH
がほぼ中性に保たれ、酸に
よる歯の齲蝕を防ぐ

（b ～ d）食道、胃、小腸

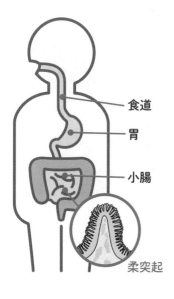

食道
胃
小腸

柔突起

食道

- 食道は喉もとから上腹部のみぞおち近くまで続く、直径1～2cmの管状の器官である
- 消化液の分泌腺※はない

※分泌とは体の中の物質を外に出すことで、分泌腺は物質を出すための蛇口のような細胞の集まりのこと

胃

- 塩酸（胃酸）、ペプシノーゲンなどを分泌
- 滞留時間は、炭水化物主体の食品の場合では比較的短く、脂質分の多い食品の場合では比較的長い

小腸

- 全長6～7mの管状の臓器で、十二指腸、空腸、回腸の3部分に分かれる
  → 小腸のうち十二指腸に続く部分の、概ね上部40％が空腸、残り約60％が回腸であるが、明確な境目はない
- 十二指腸の上部を除く小腸の内壁には輪状のひだがあり、その粘膜表面は絨毛（柔突起）に覆われてビロード状になっている

小腸のうち上部40％が空腸じゃ。
「空」の文字には「エ」が入っておるな？エはア、イ、ウ、エの4番目の文字だから40％と結びつけて覚えるんじゃ！ちなみに回腸の「回」にはカタカナのロが入っているじゃろ？60％とつなげて覚えるんじゃ！

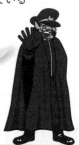

絶対覚えるポイント

- 化学的消化：消化酵素の作用による分解
- 歯冠の表面はエナメル質で覆われる
- 唾液によって口腔内はpHがほぼ中性に保たれる
- 胃内の滞留時間は、脂質分の多い食品の場合では比較的長い
- 十二指腸の上部を除く小腸の内壁は柔突起に覆われている

レオナルド博士からの挑戦問題

問1 機械的消化とは、消化液に含まれる消化酵素の作用によって飲食物を分解することをいう。

問2 肝臓は消化管である。

問3 唾液によって口腔内はpHがほぼ中性に保たれる。

問4 胃内の滞留時間は、脂質分の多い食品の場合、炭水化物主体の食品の場合よりも比較的長い。

問5 十二指腸の上部を除く小腸の内壁には輪状のひだがあり、柔突起に覆われている。

解答 問1：×　機械的⇒化学的　問2：×　消化管⇒消化腺　問3：○
問4：○　問5：○

（e）膵臓（すいぞう）

- 膵臓は、胃の後下部に位置する細長い臓器である
- 膵液を十二指腸へ分泌する
- 膵液は弱アルカリ性➡胃で酸性となった内容物を中和するのに重要
- 炭水化物、タンパク質、脂質を消化する酵素の供給を担っている

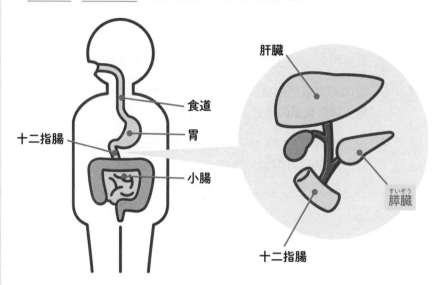

食道

胃

十二指腸

小腸

肝臓

膵臓（すいぞう）

十二指腸

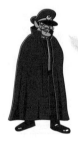

ここでちょっとした豆知識じゃ。
五臓六腑（ごぞうろっぷ）という言葉を聞いたことはあるかな？漢方にも関係のある言葉じゃが、内臓に対する概念じゃ。五臓は心、肝、肺、腎、脾を指し、六腑は胆、胃、小腸、大腸、三焦（さんしょう）※、膀胱を指す。このうち、三焦は存在せず、実在する膵臓は抜けているんじゃ。これは膵臓が重要視されていなかったわけではなくて、中国医学では近代になるまで膵臓の存在が知られていなかったからなんじゃよ。膵液には様々な酵素があるし、血糖値を調整するホルモンを分泌する役割もあるからとても重要な臓器じゃ！

※三焦とは、目に見えた内臓ではなく、身体の水分や血液を体のすみずみにまで送り、不要な物質を尿や便として排出させるという総合的な水路のような働きをする場所のこと

＜栄養素と酵素と吸収のイメージ＞

● 炭水化物は、消化酵素（プチアリン、アミラーゼ、マルターゼなど）の作用によって
単糖類に分解されて吸収される

● タンパク質は、消化酵素（ペプシン、トリプシン、エレプシンなど）の作用によって
アミノ酸に分解されて吸収される

● 脂質（トリグリセリド）は、消化酵素（リパーゼ）の作用によって分解を受ける

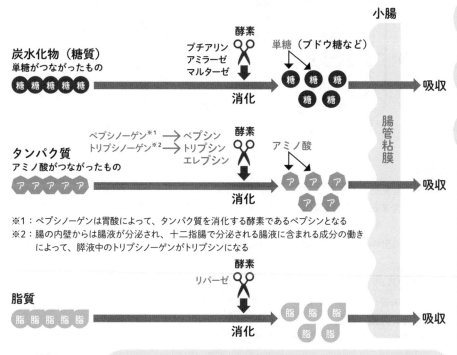

※1：ペプシノーゲンは胃酸によって、タンパク質を消化する酵素であるペプシンとなる
※2：腸の内壁からは腸液が分泌され、十二指腸で分泌される腸液に含まれる成分の働き
によって、膵液中のトリプシノーゲンがトリプシンになる

> ペプシンのように「プシ」が入ってたら「タンパク質（プロテイン）」
> を分解させる…つまり、**プロテインシ**ョウカと覚えてください！
> また、リパーゼは、「オイ**リー**なものを**パー**ッ」と
> 分解するんですよ！

絶対覚えるポイント

- 膵臓は膵液を十二指腸へ分泌する
- 膵液は弱アルカリ性である
- 脂質は、消化酵素（リパーゼ）の作用によって分解を受ける

（f）胆嚢、肝臓

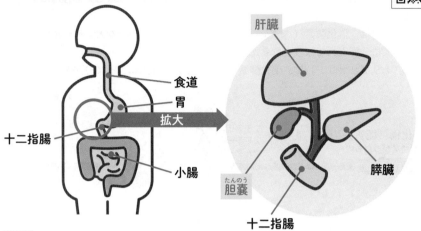

食道
胃
拡大
十二指腸
小腸

肝臓
膵臓
胆嚢
十二指腸

胆嚢

- 肝臓で産生された胆汁を濃縮して蓄える器官
- 胆汁に含まれる胆汁酸塩は、脂質の消化を容易にし、また脂溶性ビタミンの吸収を助ける
- 腸内に放出された胆汁酸塩の大部分は、小腸で再吸収されて肝臓に戻される（腸肝循環）

肝臓の役割

肝臓は、栄養分の代謝・貯蔵や生体に有害な物質の無毒化・代謝などの働きがある。

- **栄養分の代謝・貯蔵**
  - 脂溶性ビタミン（ビタミンA、D等）・水溶性ビタミン（ビタミンB_6やB_{12}等）を貯蔵する
  - 小腸で吸収されたブドウ糖[※1]は、血液によって肝臓に運ばれてグリコーゲン[※2]として蓄えられる
    - ※1　ブドウ糖は、熟したブドウの中に多く含まれていたことから命名されたもので、体内のエネルギー物質のメインとなるもの
    - ※2　グリコーゲンとは、糖の貯蔵形態のことで、ブドウ糖から合成される

- **生体に有害な物質の無毒化・代謝**
  - アルコール→アセトアルデヒド[※3]に代謝→酢酸[※4]に代謝→二酸化炭素と水に分解
  - ビリルビン代謝
    - →ビリルビンが循環血液中に滞留すると黄疸（皮膚や白目が黄色くなる症状）を生じる
    - ※3　アセトアルデヒドは、体内で代謝した結果作られる有害物質で、二日酔いの原因物質である
    - ※4　酢酸とは、お酢に含まれる成分のことであり、お酢は酢酸が含まれているために酸っぱく感じる

（g）大腸

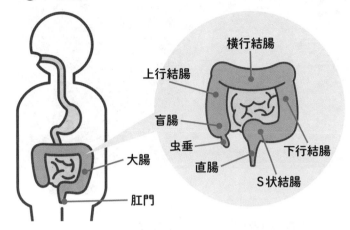

横行結腸
上行結腸
盲腸
虫垂
大腸
肛門
直腸
S状結腸
下行結腸

大腸

● 盲腸、虫垂、上行結腸、横行結腸、下行結腸、S状結腸、直腸からなる

● 小腸と違い内壁粘膜に絨毛（じゅうもう）がないため、消化はほとんど行われない

● 腸内細菌は、血液凝固などに関与するビタミンK等の物質を産生

＜糞便について＞

● 下行結腸・S状結腸に滞留し、直腸は空になっている

● 通常、糞便の成分の大半は水分で、そのほか、はがれ落ちた腸壁上皮細胞の残骸や腸内細菌の死骸が含まれ、食物の残渣（ざんし）は約5％に過ぎない

肛門

● 直腸粘膜と皮膚の境目になる部分には歯状線と呼ばれるギザギザの線がある

● 肛門周囲は肛門括約筋で囲まれており、排便を意識的に調節することができる

● 静脈が細かい網目状に通っている

大腸に関する問題の頻出ポイントは、「絨毛がない」ことです。
覚え方は「絨毛が大（だい）！」。
勢いで覚えましょう。

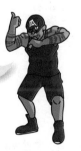

絶対覚えるポイント

- 胆嚢は、肝臓で産生された胆汁を濃縮して蓄える
- 肝臓は、脂溶性ビタミン・水溶性ビタミンを貯蔵する
- アルコールは、アセトアルデヒドに代謝されたのち、さらに代謝されて酢酸となる
- 大腸の内壁粘膜に絨毛はない
- 大腸の腸内細菌はビタミンK等の物質を産生する

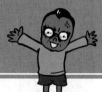

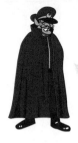

ここまでが消化器系じゃ。消化管と消化腺について学んできたが、ちゃんと頭に入っておるかのぅ？まだ理解できてない人は P.46 に戻って復習じゃ！

レオナルド博士からの挑戦問題

問1 膵液は酸性である。

問2 リパーゼはタンパク質を分解する。

問3 肝臓では胆汁を濃縮する。

問4 アルコールはアセトアルデヒドへの代謝を経て、酢酸に代謝される。

問5 大腸の内壁粘膜に絨毛はない。

解答 問1：× 酸性⇒弱アルカリ性 問2：× タンパク質⇒脂質
問3：× 肝臓⇒胆嚢 問4：○ 問5：○

2）呼吸器系

- 常時外気と接触する器官
- 呼吸を行うための器官系で、鼻腔、咽頭、喉頭、気管、気管支、肺からなる

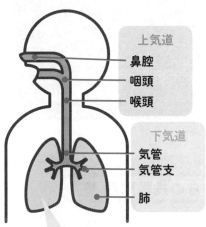

上気道	鼻腔
	咽頭
	喉頭

下気道	気管
	気管支
	肺

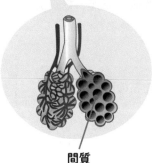

間質

鼻腔（びくう）

- 鼻汁：リゾチーム※が含まれ、気道の防御機構の一つ
- ※リゾチームとは、細菌を分解して溶かす物質

咽頭（いんとう）

- 咽頭の後壁には扁桃（へんとう）※があり、粘膜表面は凸凹
- 扁桃はリンパ組織が集まってできている
- ※扁桃とは、いわゆる「へんとうせん」のことで、微生物などから体を守る場所

喉頭（こうとう）

- 咽頭（いんとう）と気管の間にある軟骨に囲まれた円筒状の器官
- 軟骨の突起した部分がいわゆる「のどぼとけ」である

気管、気管支

- 気管：喉頭（こうとう）から肺へ向かう気道が左右の肺へ分岐するまでの部分
- 気管支：左右の肺へ分岐した部分から肺の中で複数に枝分かれする部分

肺

- 肺自体には肺を動かす筋組織がない
- 間質：肺胞と毛細血管を取り囲んで支持している組織

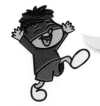

口を大きく開けると書いて「咽」頭、つまり口から見て咽頭が喉頭より先にくることを覚えておけばハッピーです！

- 咽頭の後壁には扁桃があり、粘膜表面が凸凹している
- 喉頭は咽頭と気管の間にある軟骨に囲まれた円筒状の器官
- 気管は喉頭から肺へ向かう気道が左右の肺へ分岐するまでの部分
- 気管支は肺の中で複数に枝分かれする部分
- 肺自体には肺を動かす筋組織がない
- 肺胞間質とは、肺胞と毛細血管を取り囲んで支持している組織

 レオナルド博士からの挑戦問題

問1 呼吸器系を構成する器官は、鼻腔、咽頭、喉頭、気道、気管支、肺である。

問2 喉頭の後壁に扁桃がある。

問3 気管は喉頭から肺へ向かう気道が左右の肺へ分岐するまでの部分である。

問4 肺自体には肺を動かす筋組織がない。

問5 間質は、肺胞と毛細血管を取り囲んで支持している組織である。

解答 問1：× 気道⇒気管 問2：× 喉頭⇒咽頭
問3：○ 問4：○ 問5：○

3）循環器系

循環器系とは、体液（血液やリンパ液）を体内に循環させ、酸素、栄養分等を全身の組織へ送り、老廃物を排泄器官へ運ぶための器官系のことであり、心臓、血管系、血液、脾臓、リンパ系からなる。

（a）心臓

● 心臓の内部は上部左右の心房、下部左右の心室の4つの空洞に分かれている
　※心室には血液を取り込む側と送り出す側にそれぞれ弁が存在する
● 拍動：心房で血液を集めて心室に送り、心室から血液を拍出する心臓の動き

心臓の右側部分（右心房、右心室）は、全身から集まってきた血液を肺へ送り出す

肺でのガス交換が行われた血液は、心臓の左側部分（左心房、左心室）に入り、そこから全身に送り出される

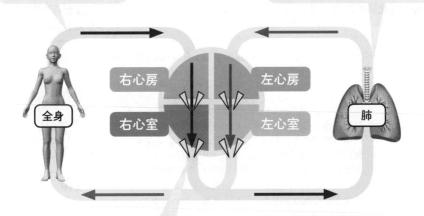

全身　右心房　左心房　右心室　左心室　肺

◇◇ 弁
血液の逆流を
防いでいる

患者さんと向き合った
状態で見た心臓だから
左右逆になっているぞ!!

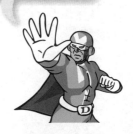

(b) 血管系

血管（動脈・静脈）は自律神経系によって制御されている。

動脈	毛細血管※	静脈
●心臓から拍出された血液を送る血管 ●多くは体の深部を通っている	動脈と静脈の間をつなぐように体中の組織に細かく張り巡らされている細い血管	●心臓へ戻る血液を送る血管 ●四肢を通る静脈では一定の間隔で存在する静脈弁が発達しており、血液の逆流を防ぐ

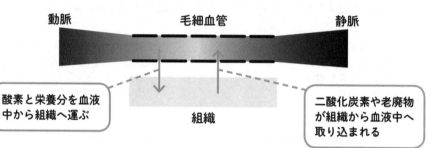

動脈　　　毛細血管　　　静脈

酸素と栄養分を血液中から組織へ運ぶ

組織

二酸化炭素や老廃物が組織から血液中へ取り込まれる

※消化管壁を通っている毛細血管の大部分は、門脈と呼ばれる血管に集まって肝臓に入る

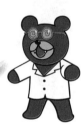

自律神経系についてはP.80～83を参照だ！また、門脈と呼ばれる血管は消化管と肝臓をつなぐ血管だ。食べた物がバラバラに分解されて体の中に入るための入口だから「門」脈という名前がついている。だから門脈は食べ物の吸収を考える上でも薬の吸収を考える上でも重要ってわけだ！

絶対覚えるポイント

- 心臓の上部の空洞は心房、下部の空洞は心室
- 動脈・静脈は、自律神経系により制御されている
- 動脈の多くは、体の深部を通っている
- 門脈を流れる血液は、肝臓に入る

レオナルド博士からの挑戦問題

問1 心臓の上部の空洞は心室である。

問2 動脈・静脈は、自律神経系により制御されている。

問3 動脈の多くは、体の深部を走っている。

問4 門脈を流れる血液は、肝臓に入る。

問5 毛細血管は消化管の組織にのみ張り巡らされている細い血管である。

第1章

第2章

第3章

第4章

第5章

I 人体の構造と働き

解答 問1：×　心室⇒心房　問2：○　問3：○　問4：○
問5：×　消化管の組織にのみ⇒体中の組織に

（c）血液

- ●水分：血漿の90％以上を占める
- ●アルブミン：血液の浸透圧[※1]を保持
- ●グロブリン：免疫反応において、異物を認識する抗体としての役割を担う
- ●その他：血液の粘稠性[※2]は、主として血漿の水分量や赤血球の量で決まり、血中脂質量はほとんど影響を与えない

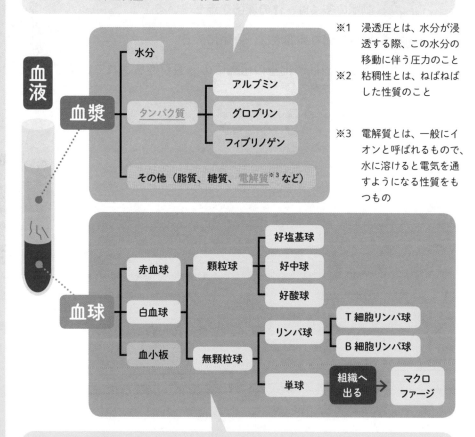

※1　浸透圧とは、水分が浸透する際、この水分の移動に伴う圧力のこと

※2　粘稠性とは、ねばねばした性質のこと

※3　電解質とは、一般にイオンと呼ばれるもので、水に溶けると電気を通すようになる性質をもつもの

血漿
- 水分
- タンパク質
  - アルブミン
  - グロブリン
  - フィブリノゲン
- その他（脂質、糖質、電解質[※3]など）

血球
- 赤血球
- 白血球
  - 顆粒球
    - 好塩基球
    - 好中球
    - 好酸球
  - 無顆粒球
    - リンパ球
      - T細胞リンパ球
      - B細胞リンパ球
    - 単球 → 組織へ出る → マクロファージ
- 血小板

血液

- ●赤血球：血液全体の約40％を占め、赤い血色素（ヘモグロビン）を含む
  　　　　※ヘモグロビンは酸素分子と結合し運搬
- ●好中球：白血球のうち最も数が多く、約60％を占めている
- ●T細胞リンパ球：細菌、ウイルス等の異物を認識
- ●B細胞リンパ球：抗体（免疫グロブリン）を産生
- ●単球：血管壁を通り抜けて組織の中に入り込むことができ、組織の中ではマクロファージと呼ばれる

血液凝固の仕組み

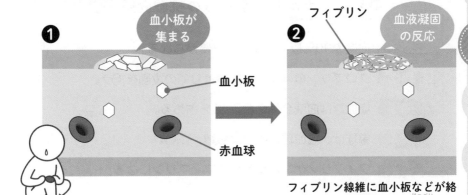

❶ 血小板が集まる

血小板

赤血球

❷ フィブリン 血液凝固の反応

フィブリン線維に血小板などが絡まり合い、血の凝固物（血餅<ruby>血餅<rt>けっぺい</rt></ruby>）となって傷口をふさぎ、止血

①損傷部位に **血小板** が粘着、凝集して傷口を覆う
②血漿タンパク質の一種である **フィブリノゲン** が傷口で重合して
線維状の **フィブリン** となる

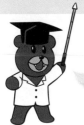

ケガをしたときは、まず血小板で軟らかいかさぶたを、次にフィブリンで硬いかさぶたを作るイメージだ！

絶対覚えるポイント

- 血漿の90％以上は水分からなる
- グロブリンの多くは、抗体としての役割を担う
- 赤血球は、血液全体の約40％を占める
- 好中球は最も数が多く、白血球の約60％を占める
- フィブリノゲンが重合してフィブリンになる

レオナルド博士からの挑戦問題

問1 血漿の90％以上はタンパク質からなる。

問2 グロブリンの多くは、抗体としての役割を担う。

問3 赤血球は血液全体の約70％を占める。

問4 単球は、白血球の中で最も数が多い。

問5 フィブリノゲンが重合してフィブリンになる。

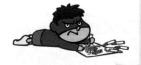

違う単語や数字でひっかけてくる問題が多いので、たくさん問題を解いてひっかけパターンを知るのが良さそうですね。ズル問で試験形式の問題も解いてみましょう。

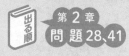

第2章
問題 28,41

解答　問1：×　タンパク質⇒水分　問2：○　問3：×　70％⇒40％
問4：×　単球⇒好中球　問5：○

（d）脾臓（ひ）

●主な働きは、古くなった赤血球を処理することである

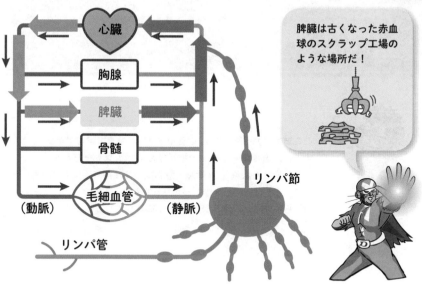

脾臓は古くなった赤血球のスクラップ工場のような場所だ！

（e）リンパ系（リンパ液、リンパ管、リンパ節）

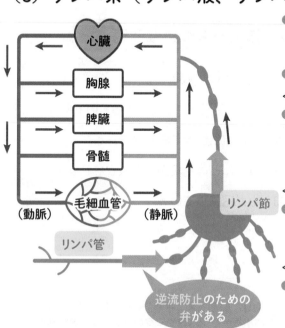

逆流防止のための弁がある

●心臓のようにポンプの働きをする器官がなく、リンパ液の流れは主に骨格筋の収縮によるもの
●流速は血流に比べて緩やか

＜リンパ液＞
●組織中の老廃物のほとんどは毛細血管で吸収されて血液に還元されるが、一部はリンパ管に入ってリンパ液となる

＜リンパ管＞
●逆流防止のための弁があって、リンパ液は一定の方向に流れている

＜リンパ節＞
●リンパ球やマクロファージ（貪食細胞）が密集
　→細菌やウイルス等は、免疫反応によって排除

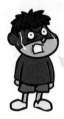

ここまでが循環器系です。心臓からリンパ系まで学んできました。
え！ま、まさかもう心臓の絶対覚えるポイントを忘れちゃってたりしませんよね？ 「動脈・静脈は、体性神経系により制御されている」は、○か×か。わかりますか？
わからなかった人は P.58 に戻って復習しましょう！

 レオナルド博士からの挑戦問題

問 1 脾臓は、古くなった白血球を処理する。

問 2 リンパ液の流れは、主に平滑筋の収縮によるものである。

問 3 リンパ液の流速は、血流に比べて緩やかである。

問 4 組織中の老廃物のほとんどは毛細血管で吸収される。

問 5 リンパ節には血小板が密集している。

解答　問1：×　白血球⇒赤血球　問2：×　平滑筋⇒骨格筋　問3：○
問4：○　問5：×　血小板⇒リンパ球やマクロファージ（貪食細胞）

④ 泌尿器系

●血液中の老廃物を、尿として体外へ排泄するための器官系

（a） 腎臓

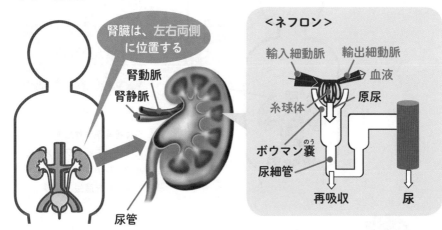

●腎臓に入る動脈は細かく枝分かれして、毛細血管が小さな球状になった糸球体を形成する
●腎小体（糸球体＋ボウマン嚢）＋尿細管＝ネフロン
●腎小体では、肝臓でアミノ酸が分解されて生成する尿素など、血液中の老廃物が濾過され、原尿として尿細管へ入る
●尿細管では、原尿中の成分が再吸収される

＜腎臓の働き＞

●食品から摂取あるいは体内で生合成されたビタミンDを活性化
　➡骨の形成や維持の作用を発揮
●骨髄における赤血球の産生を促進するホルモンを分泌する

> ネフロンについて少し解説するぞ。
> ネフロンは1つの腎臓に約100万個あると言われておる。
> つまり上の図が100万個並んで、尿を一滴一滴作っているんじゃ。ちなみにネフロンという言葉は、ギリシャ語の"腎"に由来していると言われているぞ。

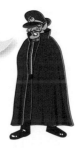

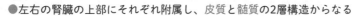

副腎

●左右の腎臓の上部にそれぞれ附属し、皮質と髄質の2層構造からなる

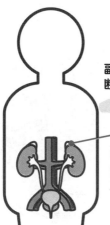

副腎皮質　副腎皮質ホルモン（アルドステロンなど）を産生・分泌

副腎の断面図

体内に塩分と水を貯留し、カリウムの排泄を促す

副腎髄質　自律神経系に作用するアドレナリン（エピネフリン）とノルアドレナリン（ノルエピネフリン）を産生・分泌

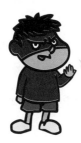

副腎皮質からはアルドステロンというホルモンが分泌されます。アルドステロンについては第2章（P.101）、第3章（P.115）の偽アルドステロン症という病気とまとめて学習しましょう。

（b）尿路（膀胱、尿道）

尿路とは、腎臓から膀胱を経て尿道に至る尿の通り道をいう。

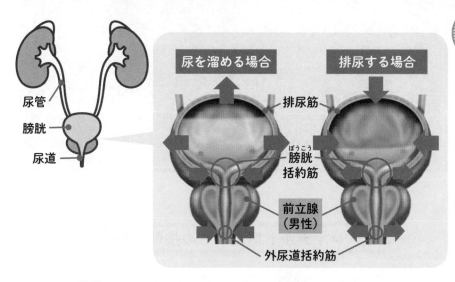

尿管
膀胱
尿道

尿を溜める場合　　排尿する場合

排尿筋
膀胱括約筋
前立腺（男性）
外尿道括約筋

●男性には、膀胱の真下に尿道を取り囲むように前立腺がある

●加齢とともに前立腺が肥大し、尿道を圧迫して排尿困難等を生じることがある

- 糸球体+ボウマン嚢＝腎小体
- 腎小体では血液中の老廃物が濾過され、原尿として尿細管へ入る
- 尿細管では、原尿中の成分が再吸収される
- 腎臓は、ビタミンDを活性化する
- 副腎皮質ホルモンの一つであるアルドステロンは体内に塩分と水を貯留し、カリウムの排泄を促す
- 加齢とともに前立腺が肥大することがある

 レオナルド博士からの挑戦問題

問1 腎小体は糸球体とボウマン嚢からなる。

問2 血液中の老廃物の濾過は、尿細管で行われる。

問3 腎臓はビタミンEを活性化する。

問4 アルドステロンはナトリウムの排泄を促す。

問5 加齢とともに前立腺が萎縮する。

解答　問1：○　問2：×　尿細管⇒腎小体
問3：×　ビタミンE⇒ビタミンD　問4：×　ナトリウム⇒カリウム
問5：×　萎縮⇒肥大

❷目、鼻、耳などの感覚器官

外界における種々の現象を刺激として、脳に伝えるための器官である。
目、鼻、耳は、その対象とする特定の感覚情報を捉えるため独自の機能を持っている。

1）目

（a）眼球

頭蓋骨のくぼみに収まっている球形の器官で、外側は、正面前方付近（黒目の部分）のみ透明な角膜が覆い、その他の部分は強膜（白目の部分）という乳白色の結合組織が覆っている。

前から見た目

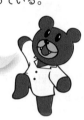

瞳孔

角膜
（黒目の部分）

強膜
（白目の部分）

瞳孔は光が入る部分で、交感神経が興奮すると散大し、副交感神経が興奮すると縮小するぞ!!
だから、副交感神経の働きを抑える配合成分（抗コリン成分）を使うと、交感神経が興奮するから瞳孔は散大だ!!

房水

●房水は角膜と水晶体の間を満たしている組織液で眼内に一定の圧（眼圧）を生じさせている

●透明な角膜や水晶体には血管が通っておらず、房水によって栄養分や酸素が供給されている

眼球の断面図

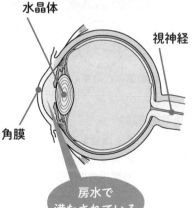

水晶体

視神経

角膜

房水で満たされている

房水（眼房水）が排出されにくくなると眼圧が上昇し、視神経がダメージを受けて視覚障害を生じることがあります。
視神経は目の中に入ってきた光の情報を脳に送る神経です。その結果、脳は光を映像としてとらえ、物が見える状態になります。

光の入り方

角膜に射し込んだ光は、角膜、房水、水晶体、硝子体を透過しながら屈折して網膜に焦点を結ぶ。

その際、下記の順で光が入り、その情報が脳に送られ、視覚情報を認識する。

①虹彩が瞳孔を散大・縮小させて眼球内に入る光の量を調節する

②水晶体の周りを囲んでいる毛様体が収縮または弛緩することで、遠近の焦点調節が行われる

③網膜にある視細胞が、光や色を感受する

④視細胞が受容した光の情報は網膜内の神経線維に伝えられる

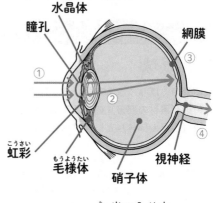

眼球の断面図

水晶体　瞳孔　網膜　③　①　②　こうさい　虹彩　もうようたい　毛様体　硝子体　視神経　④

⟶ 光の入り方

＜遠近の焦点調節＞

毛様体の収縮・弛緩（しかん）によって、水晶体の厚さを調節している。

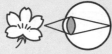

近くの物を見るとき

水晶体の厚みが増す

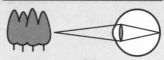

遠くの物を見るとき

水晶体が扁平（へんぺい）になる

＜網膜の視細胞＞

●視細胞には、色を識別する細胞と、わずかな光でも敏感に反応する細胞の二種類がある

●光を感じる反応にはビタミンＡが不可欠

➡不足すると夜間視力の低下（夜盲症）を生じる

（b）眼瞼、結膜、涙器、眼筋
（がんけん）

眼瞼
（がんけん）

● 「まぶた」のこと

涙器

● 涙液を分泌する涙腺と涙液を鼻腔に導出する涙道からなり、涙腺では血漿（けっしょう）から涙液を産生する

結膜

● 眼瞼の裏側と眼球前方の強膜（白目の部分）とを結ぶように覆って組織を保護している

※目の充血は血管が拡張して赤く見える状態であるが、結膜の充血は白目の部分だけでなく眼瞼の裏側も赤くなる。これに対し強膜が充血した場合、眼瞼の裏側は赤くならず、白目の部分がピンク味を帯びる

眼筋

● 眼球を上下左右斜めに各方向に向けるため、6本の眼筋が眼球側面の強膜につながっている

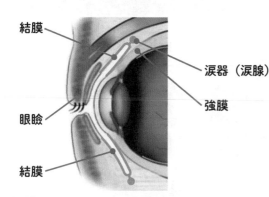

結膜

眼瞼

結膜

涙器（涙腺）

強膜

絶対覚えるポイント

- 角膜や水晶体には血管が通っていない
- 網膜には光を受容する細胞（視細胞）が密集している
- 毛様体の収縮・弛緩によって、水晶体の厚さを調節
  ➡近くの物を見るとき水晶体の厚みが増す
  ➡遠くの物を見るとき水晶体が扁平になる
- 光を感じる反応にはビタミンＡが不可欠
- 涙腺で血漿から涙液を産生

第1章　第2章　第3章　第4章　第5章

I 人体の構造と働き

2）鼻

鼻は嗅覚情報の受容器官 → においに対する感覚は順応を起こしやすい

鼻腔（びくう）

●鼻中隔の前部は、毛細血管が豊富に分布している

●鼻腔の粘膜に炎症を起こして腫れた状態を鼻炎という

副鼻腔（ふくびくう）

●副鼻腔は鼻腔と同様に線毛を有し、粘液を分泌
する細胞でできた粘膜で覆われている

●副鼻腔に入った粒子は、粘液に捉えられて線毛
の働きによって鼻腔内へ排出される

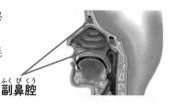

副鼻腔（ふくびくう）

3）耳

聴覚情報と平衡感覚を
感知する器官である。

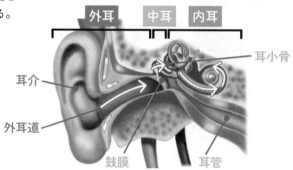

外耳　中耳　内耳

耳介

外耳道

鼓膜

耳小骨

耳管

（a）外耳

●外耳道にある耳垢腺（じこう）や皮脂腺からの分泌
物に、埃や外耳道上皮の老廃物などが混
じって耳垢（じこう）（耳あか）となる

（b）中耳

●鼓膜、鼓室、耳小骨、耳管からなる

●小さな子供では、耳管が太く短い

（c）内耳

●蝸牛（か）と前庭からなる

●蝸牛（か）（聴覚器官）と前庭（平衡器官）の内部はリンパ液で満たされている

●前庭は、水平・垂直方向の加速度を感知する部分（耳石器官）と、体の回転や傾きを
感知する部分（半規管）に分けられる

絶対覚えるポイント

- 鼻中隔の前部は、毛細血管が豊富に分布している
- 副鼻腔（ふくびくう）は鼻腔（びくう）と同様に線毛を有する
- 蝸牛（か）と前庭の内部はリンパ液で満たされている

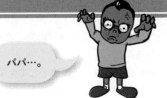

パパ…。

レオナルド博士からの挑戦問題

問1 角膜には血管が通っている。

問2 網膜には光を受容する細胞が密集している。

問3 近くの物を見るとき、水晶体は扁平になる。

問4 副鼻腔（ふくびくう）には線毛が存在しない。

問5 蝸牛（か）と前庭の内部はリンパ液で満たされている。

解答　問1：× 通っている⇒通っていない　問2：○
問3：× 扁平になる⇒厚みが増す
問4：× 存在しない⇒存在する　問5：○

❸皮膚、骨・関節、筋肉などの運動器官

1）外皮系

身体を覆う皮膚と、汗腺、皮脂腺、乳腺等の皮膚腺、爪や毛等の角質を総称して外皮系という。

皮膚

●皮膚の表面には常に一定の微生物が付着しており、それにより、病原菌の繁殖が抑えられる

　➡病原菌を排除する反応として免疫機能を活性化させ、その結果、皮膚に炎症を生じる

●皮膚は、表皮、真皮、皮下組織の3層構造からなる

表皮

●表皮は角質層※1と表皮細胞の層に分けられる

●角質層はケラチンでできた角質細胞とセラミドでできた細胞間脂質で構成されている

●皮膚に物理的な刺激が繰り返されると角質層が肥厚して、「たこ」や「うおのめ」ができる

※1　角質層とは、皮膚の最も外側の部分のこと

表皮	
真皮	
皮下組織	

<皮膚のイメージ図>

真皮

●線維芽細胞※2とその細胞で産生された線維性のタンパク質からなる結合組織の層

●毛細血管や知覚神経の末端が通っている

※2　線維芽細胞とは、皮膚のうるおい成分を作る細胞のこと

●皮膚の色は、表皮や真皮に沈着したメラニン色素※3による

●メラニン色素は、表皮の最下層にあるメラニン産生細胞（メラノサイト）で産生される

　➡紫外線から皮膚組織を防護

<汗腺>
・アポクリン腺…腋窩（わきのした）などの毛根部に分布
・エクリン腺…全身に分布
※精神的緊張による発汗は手のひらや足底、脇の下、顔面などの限られた皮膚に生じる

※3　メラニン色素とは、太陽光に含まれる紫外線から皮膚を守る色素のことでシミやホクロの色素でもある

人体の構造と働き **I**

第1章
第2章
第3章
第4章
第5章

I
人体の構造と働き

絶対覚えるポイント

- 表皮では角質層が肥厚し、「たこ」や「うおのめ」ができる
- 真皮は毛細血管や知覚神経の末端が通っている結合組織の層
- メラニン色素は、表皮の最下層にあるメラニン産生細胞（メラノサイト）で産生される
- エクリン腺：全身に分布
- 精神的緊張による発汗は手のひらや足底、脇の下、顔面などの限られた皮膚に生じる

皮膚の問題はよく出題されています！
ドラッグストアの売り場でも皮膚関連のお薬は
多いですから、皮膚のことがきちんとわかって
いる必要があるわけですね。

2）骨格系

骨格系は骨と関節からなり、骨と骨が関節で接合し、相連なって体を支えている。

骨

●骨組織の構成成分は、無機質（炭酸カルシウムやリン酸カルシウム等）と
　有機質（タンパク質及び多糖体）

●成長が停止した後も一生を通じて破壊と修復が行われている

●骨髄は造血を行う

筋組織

●筋組織は筋細胞と結合組織からできているのに対して、
　腱は結合組織のみでできているため、伸縮性はあまりない

●随意筋➡意識的にコントロールできる
　　　　　　体性神経系（運動神経）支配

●不随意筋➡意識的にコントロールできない
　　　　　　　自律神経系支配

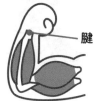

腱

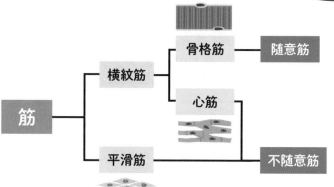

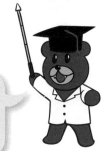

頭で考えて動かせる腕の筋肉は随意筋で、心臓の
ように無意識に動く筋肉が不随意筋だ！
あとイメージしにくいのが腱だ。腱は筋肉と骨を
つないでいるところで、「アキレス腱」が代表例だぞ！

人体の構造と働き ❶

第1章

第2章

第3章

第4章

第5章

❶ 人体の構造と働き

絶対覚えるポイント

- 造血は骨髄で行われる
- 骨は成長が停止した後も一生を通じて破壊と修復が行われている
- 筋組織は筋細胞と結合組織からできているのに対して、腱は結合組織のみでできているため、伸縮性はあまりない
- 随意筋➡意識的にコントロールできる、体性神経系（運動神経）支配
- 不随意筋➡意識的にコントロールできない、自律神経系支配

 レオナルド博士からの挑戦問題

問1　皮膚の炎症に免疫機能は関与しない。

問2　エクリン腺は全身に分布する。

問3　精神的緊張による発汗は、手のひらや足底、脇の下、顔面などの限られた皮膚に生じる。

問4　造血は骨髄で行われる。

問5　不随意筋は体性神経系が支配する。

解答　問1：×　関与しない⇒関与する　問2：○　問3：○ 問4：○
　　　　問5：×　体性神経系⇒自律神経系

❹脳や神経系の働き

神経系は、中枢神経系と末梢神経系とに大別される。
人間の身体は個々の部位が単独で動いているものではなく総合的に制御されており、
このような制御する部分を中枢といい、一方、中枢によって制御される部分を末梢と呼ぶ。

1）中枢神経系

中枢神経系は脳と脊髄から構成される。

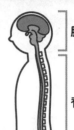

脳における ┌ 血液の循環量　　：心拍出量の約15%
　　　　　　├ 酸素の消費量　　：全身の約20%
　　　　　　└ ブドウ糖の消費量：全身の約25%

脳
●視床下部：自律神経系、ホルモン分泌等の調節機能を担っている
●延髄：心臓中枢、呼吸中枢等がある

> 試験で「●●中枢」がある場所ときたら「延髄」じゃ!!
> 逆に「延髄」以外だったら×を疑ったほうがいいぞ。

血液脳関門について

●脳の血管は物質の透過に関する選択性が高い

●小児では、血液脳関門が未発達であるため、
　医薬品の成分が脳の組織に達しやすい

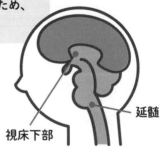

脊髄
●末梢からの刺激の一部に対して脳を介さずに刺激を返す場合があり、これを脊髄反射
　と呼ぶ

人体の構造と働き **I**

第1章
第2章
第3章
第4章
第5章

I 人体の構造と働き

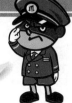

絶対覚えるポイント

- 延髄には、心臓中枢、呼吸中枢等がある
- 脳の血管は物質の透過に関する選択性が高い
- 小児では、血液脳関門が未発達であるため、医薬品の成分が脳の組織に達しやすい

> 脳はとくに大切な臓器だから、どんな物質でも自由に入れるわけではないんですね。

 レオナルド博士からの挑戦問題

問1 中枢神経系は脳と骨髄からなる。

問2 心臓中枢は視床下部に存在する。

問3 脳の血管は物質の透過に関する選択性が高い。

問4 小児では、血液脳関門が未発達である。

問5 小児では、医薬品の成分が脳の組織に到達しにくい。

解答 問1：× 骨髄⇒脊髄 問2：× 視床下部⇒延髄 問3：○
問4：○ 問5：× 到達しにくい⇒達しやすい

2) 末梢神経系

脳や脊髄から体の各部へと伸びている末梢神経系は、随意運動（自分の意思で動く運動のこと）、知覚等を担う体性神経系と、生命や身体機能の維持のため無意識に働いている機能を担う自律神経系に分類される。さらに、自律神経系は交感神経系と副交感神経系に分類される。

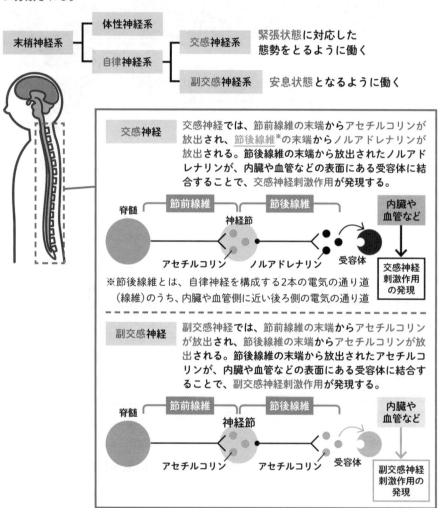

	体性神経系		
末梢神経系	自律神経系	交感神経系	緊張状態に対応した態勢をとるように働く
		副交感神経系	安息状態となるように働く

交感神経

交感神経では、節前線維の末端からアセチルコリンが放出され、節後線維*の末端からノルアドレナリンが放出される。節後線維の末端から放出されたノルアドレナリンが、内臓や血管などの表面にある受容体に結合することで、交感神経刺激作用が発現する。

脊髄 ─ 節前線維 ─ 節後線維 ─ 神経節 ─ アセチルコリン ─ ノルアドレナリン ─ 受容体 → 内臓や血管など → 交感神経刺激作用の発現

※節後線維とは、自律神経を構成する2本の電気の通り道（線維）のうち、内臓や血管側に近い後ろ側の電気の通り道

副交感神経

副交感神経では、節前線維の末端からアセチルコリンが放出され、節後線維の末端からアセチルコリンが放出される。節後線維の末端から放出されたアセチルコリンが、内臓や血管などの表面にある受容体に結合することで、副交感神経刺激作用が発現する。

脊髄 ─ 節前線維 ─ 節後線維 ─ 神経節 ─ アセチルコリン ─ アセチルコリン ─ 受容体 → 内臓や血管など → 副交感神経刺激作用の発現

※汗腺を支配する交感神経線維の末端では、例外的にアセチルコリンが伝達物質として放出される。エクリン腺を支配する交感神経線維の末端ではアセチルコリンが神経伝達物質として放出されるが、アポクリン腺を支配する交感神経線維の末端ではノルアドレナリンが神経伝達物質として放出される。

自律神経系の働き

効果を及ぼす各臓器・器官（効果器）に対して、交感神経系と副交感神経系の二つの神経系が支配している（自律神経系の二重支配）。通常、交感神経系と副交感神経系は、互いに拮抗して働き、一方が活発になっているときには他方は活動を抑制して、効果器を制御している。

<自律神経系の各臓器への影響>

	交感神経	副交感神経
瞳孔	散大	収縮
唾液腺	少量の粘性の高い唾液を分泌	唾液分泌亢進
心臓	心拍数増加	心拍数減少
末梢血管	収縮（➡血圧上昇）	拡張（➡血圧降下）
気管・気管支	拡張	収縮
胃	血管収縮	胃液分泌亢進
腸	運動低下	運動亢進
肝臓	グリコーゲン分解（ブドウ糖の放出）	グリコーゲン合成
膀胱	排尿筋の弛緩（➡排尿抑制）	排尿筋の収縮（➡排尿促進）

各臓器への影響は、頻出だ！
交感神経系の働きと副交感神経系の働きは基本的に逆。
イメージしやすいように P.82、83 にイメージの絵を載せているぞ！
3 章のアドレナリン作動薬、抗コリン薬の作用や 5 章の別表とも絡むので、しっかり覚えるのが重要だ！！！

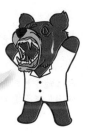

交感神経系

交感神経系は体が闘争や恐怖等の緊張状態に対応した態勢をとるように働く。

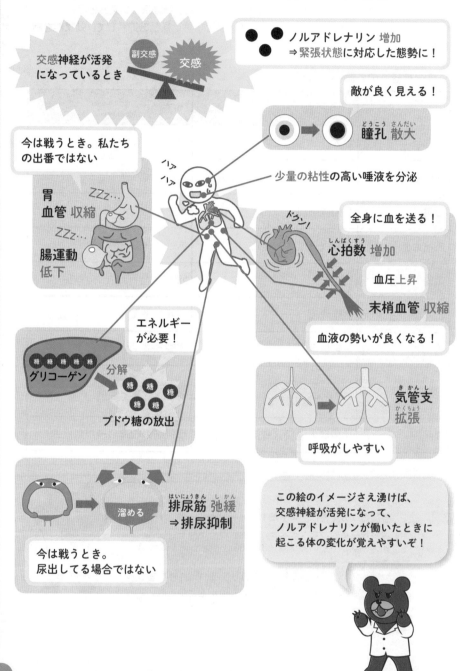

交感神経が活発
になっているとき

副交感　交感

ノルアドレナリン 増加
⇒ 緊張状態に対応した態勢に！

敵が良く見える！

瞳孔 散大

今は戦うとき。私たち
の出番ではない

少量の粘性の高い唾液を分泌

胃
血管 収縮

腸運動
低下

全身に血を送る！

心拍数 増加

血圧上昇

末梢血管 収縮

血液の勢いが良くなる！

エネルギー
が必要！

グリコーゲン　分解

糖 糖 糖

ブドウ糖の放出

気管支
拡張

呼吸がしやすい

溜める

排尿筋 弛緩
⇒ 排尿抑制

今は戦うとき。
尿出してる場合ではない

この絵のイメージさえ湧けば、
交感神経が活発になって、
ノルアドレナリンが働いたときに
起こる体の変化が覚えやすいぞ！

人体の構造と働き **I**

第1章
第2章
第3章
第4章
第5章

I 人体の構造と働き

副交感神経系

副交感神経系は体が食事や休憩等の安息状態となるように働く。

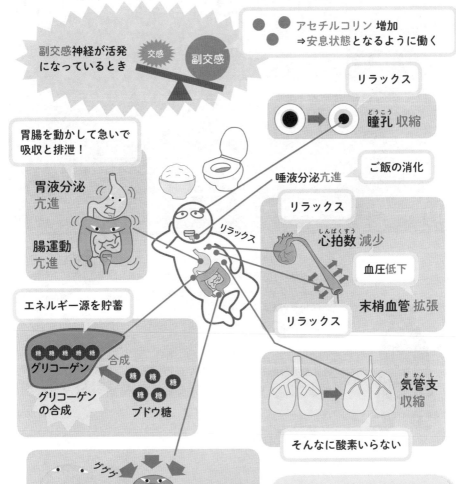

アセチルコリン 増加
⇒安息状態となるように働く

副交感神経が活発
になっているとき

交感　副交感

リラックス

瞳孔（どうこう） 収縮

胃腸を動かして急いで
吸収と排泄！

胃液分泌
亢進

腸運動
亢進

唾液分泌亢進

ご飯の消化

リラックス

心拍数（しんぱくすう） 減少

血圧低下

末梢血管 拡張

リラックス

リラックス

エネルギー源を貯蓄

糖 糖 糖 糖 糖

グリコーゲン

合成

グリコーゲン
の合成

糖 糖 糖
糖 糖

ブドウ糖

気管支（きかんし）
収縮

そんなに酸素いらない

ググッ

出す

排尿筋（はいにょうきん） 収縮
⇒排尿促進

次の戦いに備えて、
出しとかないと。

副交感神経が活発になって、アセ
チルコリンが働いたときに起こる
体の変化は、交感神経が活発に
なったときとほぼ逆です。前の
ページと比較してみてください！

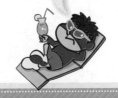

83

- 自律神経系は、交感神経系（緊張状態に対応した態勢をとるように働く）と副交感神経系（安息状態となるように働く）からなる
- 交感神経の節後線維から放出されるのはノルアドレナリン
  ※汗腺の一部はアセチルコリン
- 副交感神経の節後線維から放出されるのはアセチルコリン

<自律神経系の各臓器への影響>

	交感神経	副交感神経
瞳孔	散大	収縮
唾液腺	少量の粘性の高い唾液を分泌	唾液分泌亢進
腸	運動低下	運動亢進
肝臓	グリコーゲン分解	グリコーゲン合成

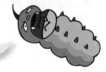

ボクは今、副交感神経が優位なんです。
あぁ、グリコーゲンが肝臓で合成されているのを感じるなぁ。

そんなのわかるワケないじゃろ！

COLUMN

運動不足でなぜ太るのか？

人間の体のエネルギー源は3大栄養素である糖質、脂質、タンパク質です。運動では、まず糖質からエネルギーを作り出します。そのため運動不足だと、糖質はエネルギーに変換されず、体内では脂質に変換されて体内に蓄えられます。脂質が皮下脂肪に蓄えられていくことで肥満の原因となります。

レオナルド博士からの挑戦問題

問1 副交感神経系は安息状態となるように働く。

問2 副交感神経の節後線維の末端からは、アセチルコリンが放出される。

問3 交感神経の働きにより、瞳孔は収縮する。

問4 副交感神経の働きにより、腸の運動は亢進する。

問5 副交感神経の働きにより、グリコーゲン分解が促進する。

上のような問題は試験頻出！文章形式の問題だけでなく組み合わせ形式でも出題されるのでズル問で解いてみろ！

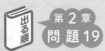

第2章
問題19

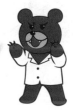

解答 問1：○　問2：○　問3：×　収縮⇒散大　問4：○
問5：×　分解⇒合成

薬が働く仕組み

全身作用と局所作用

医薬品の作用には、有効成分が消化管などから吸収されて循環血液中に移行し、全身を巡って薬効をもたらす全身作用と、特定の狭い身体部位において薬効をもたらす局所作用とがある。

全身作用とは

- 有効成分が消化管などから吸収されて循環血液中に移行し、全身を巡って薬効をもたらす

  （例）　内服薬の多く

- 適用部位から吸収された有効成分が、循環血液中に移行して全身作用を示す

  （例）　坐剤※、経皮吸収製剤などの外用薬

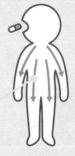

循環する血液によって全身に運ばれてから効果が現れる

局所作用とは

- 特定の狭い身体部位において薬効をもたらす

  （例）　外用薬の多く

- 有効成分が消化管内で作用

  （例）　生菌製剤等の内服薬

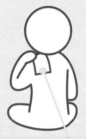

特定の狭い部位で効果が現れる

※坐剤とは、おしりの穴にいれる医薬品。坐薬ともいう。

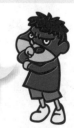

全身作用と局所作用の違いを一言で言うと、薬の成分が血液の中に入るかどうかです。入る方が全身作用、入らない方が局所作用と考えるとわかりやすいですよ。

1）薬の生体内運命

医薬品が体内で引き起こす作用（薬効と副作用）を理解するには、使用された医薬品が体内でどのような挙動を示し、どのように体内から消失していくのか（薬物動態）に関する知識が不可欠である。

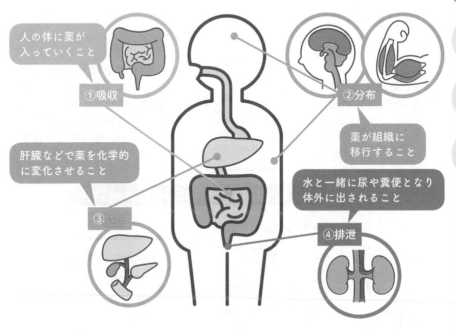

人の体に薬が
入っていくこと

①吸収

②分布

薬が組織に
移行すること

肝臓などで薬を化学的
に変化させること

水と一緒に尿や糞便となり
体外に出されること

③代謝

④排泄

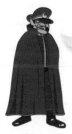

薬が体内に入って出ていく一連の流れについて研究する学問のことを、薬物動態学というんじゃ。
薬が吸収され体の中に入っていき、分布し薬が組織に移行することで薬効を発揮する。さらに一定のタイミングで肝臓などで代謝され、尿や便とともに排泄されていく。
体の中で薬がどのように動いているかは体の外からは見えないから、科学的な様々な指標によって見えないものを見るための学問と思っておくんじゃ。

（a）有効成分の吸収

全身作用を目的とする医薬品では、その有効成分が消化管等から吸収されて、循環血液中に移行することが不可欠である。また、局所作用を目的とする医薬品の場合は、目的とする局所の組織に有効成分が浸透して作用するものが多い。

①消化管吸収

錠剤、カプセル剤等の固形剤の場合
➡消化管内で崩壊
➡有効成分が溶け出す

胃で有効成分が溶出（ようしゅつ）するものが大部分

主に小腸で吸収される
※一般に消化管からの吸収は、濃度の高い方から低い方へ受動的に拡散していく現象である

内服薬のほとんどは、その有効成分が消化管から吸収されて循環血液中に移行し、全身作用を現す

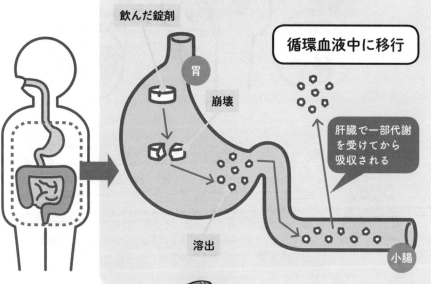

胃と腸を横に引き伸ばしたイメージ図

飲んだ錠剤

胃

崩壊

溶出

小腸

循環血液中に移行

肝臓で一部代謝を受けてから吸収される

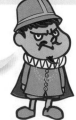

コーヒーにミルクを入れると勝手に広がりますが、この現象が「拡散」です。

薬が働く仕組み **Ⅱ**

第1章
第2章
第3章
第4章
第5章

Ⅱ 薬が働く仕組み

絶対覚えるポイント

<錠剤、カプセル剤等の固形剤>

- 胃で有効成分が溶出するものが大部分
- 主に小腸で吸収される
- 消化管からの吸収は、濃度の高い方から低い方へ
  - ➡受動的な拡散

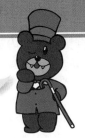

「受動的」について説明するぞ！
体における吸収は大きく受動的な吸収と能動的な吸収に分かれる。受動的な吸収は特に体側が何もしなくても勝手に吸収されることを言うぞ。反対に、体にとってなんとしても吸収しておきたい栄養素があった場合に、体側が吸収を促進するような働きをすることがあり、これは能動的という。
こんな感じで普段何気なく食べている物は、受動的・能動的吸収により体の中に入ってくるんだ。

②内服以外の用法における粘膜からの吸収

直腸内壁の粘膜からの吸収

●肛門から医薬品（坐剤）を挿入する

→直腸内で溶解させ、薄い直腸内壁の粘膜から有効成分を吸収させる

→直腸の粘膜下には静脈が豊富に分布して通っており、有効成分は容易に循環血液中に入るため、内服の場合よりも全身作用が速やかに現れる

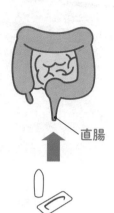

直腸

口腔粘膜からの吸収

●有効成分が口腔粘膜から吸収されて全身作用を現す

→初めに肝臓で代謝を受けることなく全身に分布する

例）ニトログリセリン（舌下錠、舌下スプレー）

禁煙補助薬のニコチン（咀嚼剤※）

※咀嚼剤とは、ゆっくりと断続的に噛むことで、口の中から吸収させることを目的とした医薬品
（P.241【禁煙補助剤 注意点】参照）

坐剤

<**消化管からの吸収のイメージ図**>

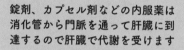

錠剤、カプセル剤などの内服薬は消化管から門脈を通って肝臓に到達するので肝臓で代謝を受けます

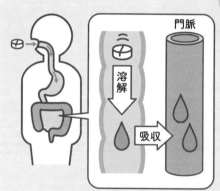

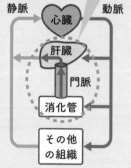

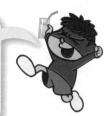

上（消化管からの吸収のイメージ図）にある通り、錠剤のような内服薬は肝臓を通って循環血液中に移行します。でも舌下錠や口腔内スプレーは、有効成分が口腔粘膜、つまり舌の下部分の粘膜などから肝臓を通らずに循環血液中に移行するので、循環血液中に至る前には肝臓での代謝を受けないんです！

絶対覚えるポイント

- **坐剤**：内服の場合より全身作用が速やかに現れる
- **ニトログリセリン（舌下錠、舌下スプレー）**：肝臓で代謝を受けることなく全身に分布する

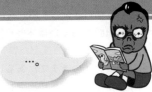

…。

 レオナルド博士からの挑戦問題

問1 錠剤は、小腸で有効成分が溶出するものが大部分である。

問2 錠剤、カプセル剤等の固形剤は、主に胃で吸収される。

問3 一般的に、消化管からの医薬品の吸収は、能動的に拡散していく現象である。

問4 坐剤は、内服の場合よりも全身作用が緩やかに現れる。

問5 口腔粘膜から吸収された医薬品は、肝臓で代謝を受けることなく全身に分布する。

解答 問1：×　小腸⇒胃　問2：×　胃⇒小腸
問3：×　能動的⇒受動的　問4：×　緩やか⇒速やか　問5：○

（b）薬の代謝、排泄

①消化管で吸収されてから循環血液中に入るまでの間に起こる代謝

代謝とは、物質が体内で化学的に変化することであるが、有効成分も循環血液中へ移行して体内を循環するうちに徐々に代謝を受けて、分解されたり、体内の他の物質が結合するなどして構造が変化する。その結果、作用を失ったり（不活性化）、作用が現れたり（代謝的活性化）、あるいは体外へ排泄されやすい水溶性の物質に変化したりする。

排泄とは、代謝によって生じた物質（代謝物）が尿等で体外へ排出されることであり、有効成分は未変化体のままで、あるいは代謝物として、腎臓から尿中へ、肝臓から胆汁中へ、又は肺から呼気中へ排出される。

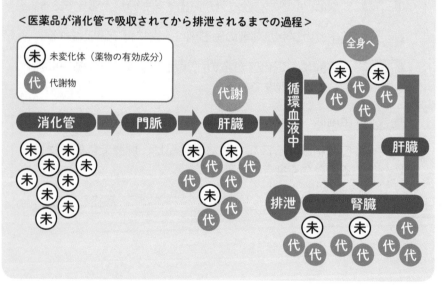

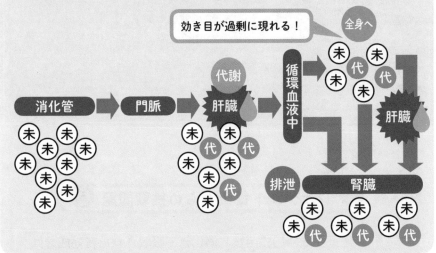

<肝機能が低下した人における、医薬品が消化管で吸収されてから排泄されるまでの過程>

効き目が過剰に現れる！

- 肝機能が低下した人では**医薬品を代謝する能力が低い**ため、全身循環に到達する有効成分の量がより多くなり、効き目が過剰に現れやすくなる
- 肝臓だけでなく**小腸などの消化管粘膜**や**腎臓**にも、代謝活性がある

②循環血液中に移行した有効成分の代謝と排泄

●**複合体**：多くの有効成分は血液中で血漿タンパク質と結合して複合体を形成している

血漿
タンパク質

薬

複合体

複合体を形成していない

- 代謝される
- 尿中に排泄される（腎臓で濾過※される）

※濾過とは、液体のごみなどをこしとること。

複合体を形成している

- 代謝されない
- 尿中に排泄されない（腎臓で濾過されない）

実は血液の中を流れるものには、赤血球や白血球などの他に、血漿タンパク質というものがあるんです。
主な働きに物質の運搬があって、薬とくっつくことで複合体を形成することがあります。そうすると腎臓で濾過できるサイズより大きくなるので複合体になっているものは濾過されないんですよ！

- 代謝を受けると、排泄されやすい水溶性の物質に変化する
- 肝機能が低下した人では、薬の効き目が過剰に現れやすくなる
- 複合体を形成している有効成分の分子は代謝されない
- 複合体は腎臓で濾過されない（有効成分が長く循環血液中に留まる）

 レオナルド博士からの挑戦問題

問1 医薬品を経口投与後、消化管で吸収された有効成分は全身循環に入る前に門脈を経由して肝臓を通過する。

問2 肝機能が低下した人では、医薬品の効き目が過剰に現れやすい。

問3 腎臓に、薬物の代謝活性はない。

問4 複合体を形成している有効成分の分子は肝臓で代謝されない。

問5 複合体を形成している有効成分の分子は腎臓で濾過されない。

解答 問1：○ 問2：○
問3：× 代謝活性はない⇒代謝活性がある 問4：○ 問5：○

②) 薬の体内での働き

●薬は、標的となる細胞に存在する受容体、酵素、トランスポーターなどの<u>タンパク質</u>と結合し、その機能を変化させることで薬効や副作用を現す

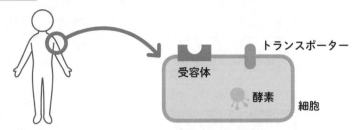

受容体、酵素、トランスポーターは、体の最小単位である細胞などに存在する。
体のいたるところに存在しているため、薬物の働きを理解するうえで重要である。

> 例えば3章のP.204のヒスタミン受容体は受容体、
> P.211のコリンエステラーゼは酵素です。

薬の血中濃度と薬の効果

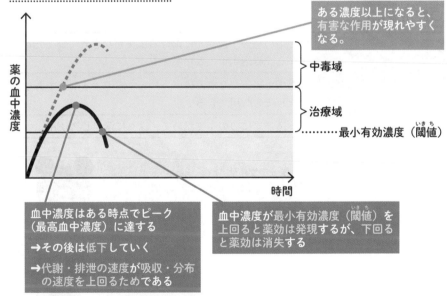

ある濃度以上になると、有害な作用が現れやすくなる。

中毒域

治療域

………最小有効濃度（閾値）

血中濃度はある時点でピーク（最高血中濃度）に達する

➡その後は低下していく

➡代謝・排泄の速度が吸収・分布の速度を上回るためである

血中濃度が最小有効濃度（閾値）を上回ると薬効は発現するが、下回ると薬効は消失する

薬は吸収されると血中濃度が上昇していく。
吸収された薬は分布するか、代謝されるか、排泄されていくんじゃが、その過程で徐々に血中濃度が低下していき次第になくなる。それを表したのがこのグラフじゃな。

- 薬は、標的となる細胞に存在する受容体、酵素、トランスポーターなどのタンパク質と結合し、その機能を変化させることで薬効や副作用を現す
- 薬の血中濃度が最小有効濃度（閾値）を下回ると、薬効は消失する

3）剤形ごとの違い、適切な使用方法

●医薬品がどのような形状で使用されるかは、その医薬品の使用目的と有効成分の性状とに合わせて決められる。そうした医薬品の形状のことを剤形という
●消化管から吸収させ、全身に分布させることにより薬効をもたらす剤形としては、錠剤（内服）、口腔用錠剤、カプセル剤、散剤・顆粒剤、経口液剤・シロップ剤等がある
●有効成分を患部局所に直接適用する剤形としては、軟膏剤、クリーム剤、外用液剤、貼付剤、スプレー剤等がある

口腔用錠剤

口腔内崩壊錠	口の中の唾液で速やかに溶ける工夫がなされているため、水なしで服用することができる
チュアブル錠	口の中で舐めたり噛み砕いたりして服用する剤形であり、水なしでも服用できる
トローチ、ドロップ	飲み込まずに口の中で舐めて、徐々に溶かして使用

> チュアブルは英語で chewable！
> chew（噛む）able（できる）だ！

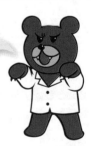

散剤、顆粒剤

散剤

錠剤のように固形状に固めず、粉末状にしたもの

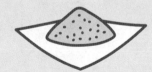

顆粒剤

小さな粒状にしたもの

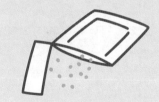

経口液剤、シロップ剤

既に有効成分が液中に溶けたり分散したりしているため、服用後、比較的速やかに消化管から吸収される

外用局所に適用する剤形

軟膏剤、クリーム剤

軟膏剤
適用部位を水から遮断したい場合等に使用

使用した場合 →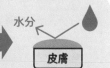

水分

皮膚

クリーム剤
患部を水で洗い流したい場合等に使用

使用した場合 →

水分

皮膚

スプレー剤

手指等では塗りにくい部位や、広範囲に適用する場合に適する

- **チュアブル錠**：口の中で舐めたり噛み砕いたりして服用する剤形で あり、水なしでも服用できる
- **経口液剤、シロップ剤**：服用後、比較的速やかに消化管 から吸収される
- **軟膏剤**：適用部位を水から遮断したい場合等に使用
- **クリーム剤**：患部を水で洗い流したい場合等に使用

軟膏剤とクリーム剤って似てますよね？でも実は違う ものなんです。軟膏剤は油性の基剤で水をはじくし、 クリーム剤は、油性基剤に水分を加えたもので、水で 洗い流すのが簡単なんですよ。

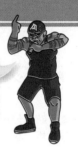

🐻 レオナルド博士からの挑戦問題 🐻

問1 薬の血中濃度が閾値を下回ると、薬効は消失する。

問2 チュアブル錠は、舐めたり噛み砕いたりして服用する 剤形である。

問3 経口液剤は、服用後、比較的速やかに消化管から吸収 される。

問4 患部を水から遮断したい場合、クリーム剤が適している。

問5 患部を水で洗い流したい場合、軟膏剤が適している。

解答 問1：○ 問2：○ 問3：○ 問4：× クリーム剤⇒軟膏剤
問5：× 軟膏剤⇒クリーム剤

症状からみた主な副作用

医薬品は、十分注意して適正に使用された場合でも、副作用を生じることがある。
副作用は「全身的に現れる副作用」、「精神神経系に現れる副作用」、「体の局所に現れる副作用」に分類することができる。

❶全身的に現れる副作用

1）ショック（アナフィラキシー）

- ●即時型のアレルギー反応の一種
- ●発症後の進行が非常に速やか（通常、2時間以内に急変する）
- ●以前にその医薬品によってアレルギーを起こしたことがある人で起きる可能性が高い
- ●呼吸困難等を生じることがある

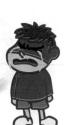

最悪の場合、死に至ることもあるみたいです！

2）重篤な皮膚粘膜障害

重篤な皮膚粘膜障害として皮膚粘膜眼症候群（スティーブンス・ジョンソン症候群：SJS）
と中毒性表皮壊死融解症（ライエル症候群：TEN）がある

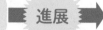

皮膚粘膜眼症候群
（スティーブンス・ジョンソン症候群）　　進展　　中毒性表皮壊死融解症
（ライエル症候群）

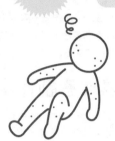

共通の特徴

●発症機序の詳細は不明で発症の予測は
　極めて困難
●原因医薬品の使用開始後2週間以内に
　発症することが多い
●38℃以上の高熱を伴って発症する
●皮膚に、発赤、火傷様の水疱等の症状
　が現れる

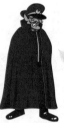

スティーブンス・ジョンソン症候群は、
皮膚にも粘膜にも眼にも症状が出るから、
皮膚粘膜眼症候群というんじゃ！

3）肝機能障害

医薬品により生じる肝機能障害は中毒性のものと、アレルギー性のものに大別される

分類

●中毒性：有効成分又はその代謝物の直接的肝毒性が原因
●アレルギー性：有効成分に対する抗原抗体反応が原因

主な症状

●黄疸：ビリルビン（黄色色素）が胆汁中へ排出されず
　　　　血液中に滞留し、皮膚や白眼が黄色くなる病態

④ 偽アルドステロン症

- 体内に塩分（ナトリウム）と水が貯留し、体からカリウムが失われることによって血圧上昇、筋肉痛、倦怠感などが生じる病態
- 副腎皮質からのアルドステロン分泌が増加していないにもかかわらず生じる
- カンゾウに含まれるグリチルリチン酸二カリウムがアルドステロンと同じような影響を体に与えることで起きる

アルドステロンの分泌について

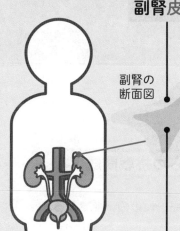

副腎皮質
副腎皮質ホルモン（アルドステロンなど）を産生・分泌

副腎の断面図

体内に塩分と水を貯留し、カリウムの排泄を促す

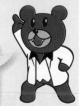

第3章 Ⅰ グリチルリチン酸二カリウムと一緒に勉強すると整理しやすいぞ!!（P.115）

副腎髄質
自律神経系に作用する<u>アドレナリン</u>（エピネフリン）とノルアドレナリン（ノルエピネフリン）を産生・分泌

⑤ 病気等に対する抵抗力の低下等

医薬品（ステロイド性抗炎症薬や抗癌薬など）の使用が原因で血液中の白血球（好中球）が減少し、細菌やウイルスの感染に対する抵抗力が弱くなって、突然の高熱、悪寒、喉の痛み、口内炎、倦怠感等の症状を呈することがある。進行すると<u>易感染性</u>※をもたらし重症の細菌感染を繰り返し、致命的となることがある。

※易感染性とは、細菌やウイルスに感染しやすくなることをいう

レオナルド博士からの挑戦問題

問1 ショックは、即時型アレルギー反応の一種である。

問2 ショックは、以前にその医薬品でアレルギーを起こしたことがある人で起きる可能性が高い。

問3 スティーブンス・ジョンソン症候群の発症機序の詳細は不明である。

問4 黄疸の原因は、アルブミンである。

問5 偽アルドステロン症では、カリウムが貯留する。

解答　問1：○　問2：○　問3：○　問4：×　アルブミン⇒ビリルビン
問5：×　カリウム⇒塩分（ナトリウム）と水

❷精神神経系に現れる副作用

1）精神神経障害

- ●物事に集中できない、眠気等の症状が生じる
- ●不適正な使用がなされた場合に限らず、通常の用法・用量でも発生することがある

2）無菌性髄膜炎

髄膜炎のうち、髄液に細菌が検出されないものを無菌性髄膜炎という。

＜髄膜と脳・脊髄の位置関係（イメージ）＞

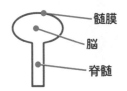

髄膜
脳
脊髄

> 髄膜は脳と脊髄を守っているんだ。
> だから髄膜に炎症が起こる髄膜炎だと、
> 腫れた髄膜が脳を圧迫して頭痛などの
> 症状が起こるぞ！

- ●首筋のつっぱりを伴った激しい頭痛等の症状が現れる
- ●早期に原因医薬品の使用を中止すれば予後は比較的良好だが、重篤な中枢神経系の後遺症が残った例も報告されている
- ●基礎疾患（全身性エリテマトーデスなど）がある人で発症リスクが高い

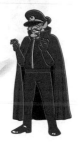

> 全身性エリテマトーデスというのは、自己免疫疾患の
> 一つじゃ。およそ２万人に１人の割合で発症すると
> され、難病に指定されている。
> 体を守る物質であるプロスタグランジンを減らす
> イブプロフェンが無菌性髄膜炎の原因薬物として、
> 試験では出題されているので要注意じゃ。

絶対覚えるポイント

- 精神神経障害は、不適正な使用がなされた場合に限らず、通常の用法・用量でも発生することがある
- 無菌性髄膜炎は、早期に原因医薬品の使用を中止すれば予後は比較的良好だが、重篤な中枢神経系の後遺症が残った例も報告されている

❸体の局所に現れる副作用

1) 消化器系に現れる副作用

消化性潰瘍

●胃や十二指腸の粘膜組織が傷害されて、粘膜組織の一部が粘膜筋板※を超えて欠損する状態

※粘膜筋板とは、粘膜と粘膜下層を分けている平滑筋の層

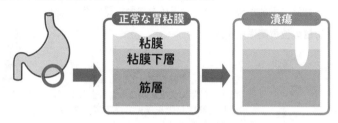

●インドメタシン、イブプロフェンなどが原因医薬品

<主な症状>

●消化管出血に伴って糞便が黒くなる

●貧血症状の検査時や突然の吐血・下血によって発見されることもある

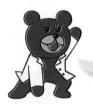

> もし潰瘍のために出血を起こしていると、それが原因となり血の量が減るから貧血になる。だからただの貧血かと思って受診したら、胃潰瘍でしたなんてこともあるぞ！
> 健康診断はちゃんと受けろよ！

イレウス様症状（腸閉塞様症状）

●腸内容物の通過が阻害された状態

●医薬品の作用によって腸管運動が麻痺して腸内容物の通過が妨げられると、著しい便秘が現れる

●腹痛などの症状のために水分や食物の摂取が抑制され、嘔吐がない場合でも脱水状態となることがある

●小児や高齢者のほか、普段から便秘傾向のある人は、発症のリスクが高い

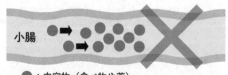

小腸

●：内容物（食べ物や薬）

2) 呼吸器系に現れる副作用

間質性肺炎

●肺の中で肺胞と毛細血管を取り囲んで支持している組織（間質）が炎症を起こしたもの

●生薬の「サイコ」を含む小柴胡湯（しょうさいことう）などが原因医薬品

●医薬品の使用開始から1〜2週間程度で起きることが多い

●かぜや気管支炎の症状と区別が難しい

肺胞間質

喘息（ぜんそく）

●原因となる医薬品の使用後、短時間（1時間以内）のうちに症状が生じる

●喘鳴（ぜんめい）及び呼吸困難を生じる

●成人になってから喘息を発症した人、季節に関係なく喘息発作が起こる人等で発症しやすい

●医薬品（内服薬に限らない）で喘息発作を起こしたことがある人は重症化しやすい

　➡同種の医薬品の使用を避ける

●合併症を起こさない限り、原因となった医薬品の有効成分が体内から消失すれば症状は寛解する

3) 循環器系に現れる副作用

不整脈

●心筋の自動性や興奮伝導の異常が原因で心臓の拍動リズムが乱れる病態

●代謝機能の低下によって発症リスクが高まる

うっ血性心不全

●全身が必要とする量の血液を心臓から送り出すことができなくなり、肺に血液が貯留して、種々の症状を示す疾患

- 消化性潰瘍：胃や十二指腸の粘膜組織が傷害されて、粘膜組織の
  　　　　　　一部が粘膜筋板を超えて欠損する状態
- イレウス様症状：腸内容物の通過が阻害された状態
- 間質性肺炎：肺の中で肺胞と毛細血管を取り囲んで支持している
  　　　　　　組織（間質）が炎症
- 喘息：医薬品（内服薬に限らない）で喘息発作を起こした
  　　　ことがある人は重症化しやすい
  　　　➡同種の医薬品の使用を避ける
- うっ血性心不全：全身が必要とする量の血液を心臓から
  　　　　　　　　送り出すことができなくなる

レオナルド博士からの挑戦問題

問1 無菌性髄膜炎で、後遺症が残った例は報告されていない。

問2 消化性潰瘍は胃や十二指腸の粘膜組織が傷害されて、粘膜組織の一部が粘膜筋板を超えて欠損した状態である。

問3 普段から便秘傾向のある人は、イレウス様症状発症のリスクが高い。

問4 間質性肺炎は、かぜの症状と区別が難しい。

問5 これまでに医薬品で喘息発作を起こしたことがある人は、喘息の症状が重症化しやすい。

解答 問1：× 後遺症が残った例は報告されていない⇒後遺症が残った例が報告されている　問2：○　問3：○　問4：○　問5：○

4) 泌尿器系に現れる副作用

排尿困難、尿閉

- ●副交感神経系の機能を抑制する作用がある成分（抗コリン成分）が配合された医薬品を使用すると、膀胱の排尿筋の収縮が抑制されることがある
- ●前立腺肥大等の基礎疾患がない人でも現れる

尿を溜める場合	排尿する場合

- 排尿筋
- 膀胱
- 括約筋
- 前立腺（男性）
- 外尿道括約筋

「副交感神経系の機能の抑制」から「排尿抑制」までを下のフローチャートの順で考えると整理しやすいです。

| 副交感神経の機能抑制 | ▶ | 交感神経の興奮 | ▶ | 排尿筋の弛緩 | ▶ | 排尿抑制 |

5) 感覚器系に現れる副作用

眼圧上昇

- ●眼球内の角膜と水晶体の間を満たしている眼房水が排出されにくくなると、眼圧が上昇して視覚障害を生じることがある
- ●特に眼房水の出口である隅角が狭くなっている閉塞隅角緑内障がある人では厳重な注意が必要

その他

- ●瞳の拡大（散瞳）による異常な眩しさや目のかすみ等の副作用が現れることがある

目の断面図

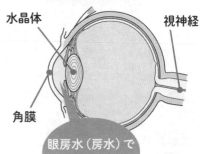

- 水晶体
- 視神経
- 角膜

眼房水（房水）で満たされている

眼房水と眼圧の関係を下のフローチャートで覚えると整理しやすいです。

| 眼房水が排出されない | ▶ | 眼圧上昇 | ▶ | 視神経を障害 | ▶ | 視覚障害 | ▶ | 緑内障を発症又は悪化 |

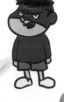

6) 皮膚に現れる副作用

接触皮膚炎

- 一般に「かぶれ」と呼ばれる症状である
- いわゆる「肌に合わない」という状態
- 医薬品が触れた皮膚の部分にのみ生じ、正常な皮膚との境界がはっきりしているのが特徴

光線過敏症

- 太陽光線に曝されて初めて起こるかぶれ症状のことである
- 医薬品が触れた部分だけでなく、全身へ広がって重篤化する場合がある
- 貼付剤の場合は剥がした後でも発症することがある
- 症状が現れた場合は、医薬品の使用を中止して、十分に患部を洗浄する必要がある

薬疹

- 医薬品によって引き起こされるアレルギー反応の一種で、発疹・発赤等の皮膚症状を呈する
- あらゆる医薬品で起きる可能性があり、同じ医薬品でも生じる発疹の型は人によって様々
- 医薬品の使用後1～2週間で起きることが多いが、長期使用後に現れることもある

絶対覚えるポイント

- 排尿困難、尿閉は前立腺肥大等の基礎疾患がない人でも現れる
- 眼圧上昇は、特に眼房水の出口である隅角が狭くなっている閉塞隅角緑内障がある人では厳重な注意が必要
- 感覚器系に現れる副作用には、瞳の拡大（散瞳）による異常な眩しさや目のかすみ等もある
- 光線過敏症は、医薬品が触れた部分だけでなく、全身へ広がって重篤化する場合がある

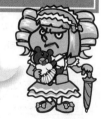

皮膚に現れる副作用については、「接触皮膚炎」以外は全身に広がる可能性があると覚えておくと問題が解きやすくなります。

レオナルド博士からの挑戦問題

問1 副交感神経系の機能を抑制する作用がある成分が配合された医薬品を使用すると、膀胱の排尿筋の収縮が促進する。

問2 眼房水が排出されにくくなると、眼圧が低下する。

問3 接触皮膚炎は、医薬品が触れた皮膚の部分にのみ生じる。

問4 光線過敏症は、全身へ広がることはない。

問5 薬疹は、医薬品を長期使用した後に現れることがある。

解答
問1：× 膀胱の排尿筋の収縮が促進⇒膀胱の排尿筋の収縮が抑制
問2：× 低下⇒上昇　問3：○
問4：× 広がることはない⇒広がって重篤化する場合がある
問5：○

2章　よく出る数字系のまとめ

消化管	①消化管の全長は？		約9m
	②小腸の長さは？		6～7m
	③空腸と回腸の比率で空腸は？		上部40%
血液	④血漿中の水分は？		90%以上
	⑤血液全体の赤血球は？		約40%
	白血球中の	⑥好中球は？	約60%
		⑦リンパ球は？	約1/3
		⑧単球は？	約5%
腎臓	⑨腎臓に流れる血液は、心臓から拍出される血液の？		1/5～1/4
眼	⑩眼球側面の強膜につながる眼筋は何本？		6本
脳	⑪脳への血液の循環量は心拍出量の？		約15%
	⑫脳の酸素消費量は全身の？		約20%
	⑬脳のブドウ糖の消費量は全身の？		約25%

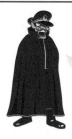

覚え方は下に記載しておる!!
苦手な人は、繰り返し見て覚えるのじゃ！

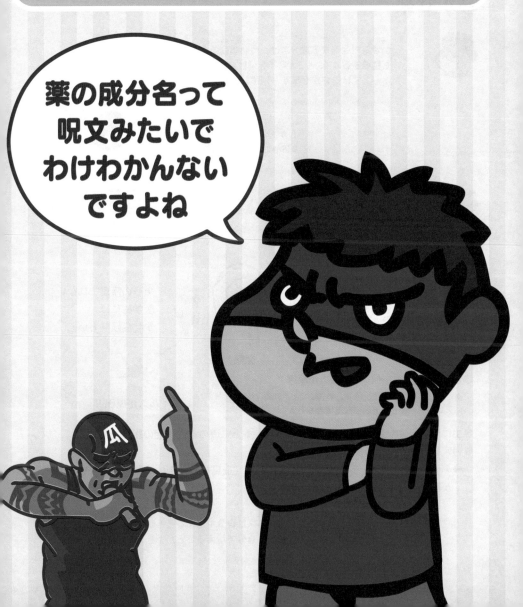

精神神経に作用する薬

❶かぜ薬

かぜ薬で登場する成分名は、解熱鎮痛薬^{げねっちんつうやく}などでも登場するので、どこから手を付けていいか迷ったらまずはこのかぜ薬から勉強しましょう！

しかも年とエリアによっては
3問でることもあるぞ！

1）かぜの諸症状、かぜ薬の働き

「かぜ」（感冒^{かんぼう}）

くしゃみ

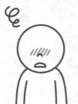

鼻閉^{びへい}（鼻づまり）

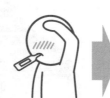

発熱 など

- ・ 単一の疾患ではない
- ・ 医学的には
  かぜ症候群という

ウイルスが原因‼

- ●かぜの8割はウイルスの感染が原因
  ※それ以外に細菌感染、冷気、乾燥、
  アレルギーなどが要因になる場合もある
- ●主にウイルスが鼻や喉などに感染して起こる上気道の急性炎症の総称である
- ●通常は数日〜1週間程度で自然に治る
  - ➡4日以上続くとき、又は症状が非常に悪い（重篤な）ときは、かぜではない可能性が高い

ウイルスは自分で増えることができず
細菌は自分で増えることができます。

インフルエンザ（流行性感冒）

- ●ウイルスの呼吸器感染症
- ●感染力が強い
- ●重症化しやすい

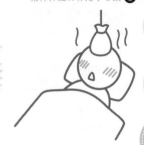

かぜとは
区別！！

インフルエンザの原因は、インフルエンザウイルスだ。こいつが気道にはりつき、そこで爆発的に増殖するから、咳とかくしゃみで他の人にうつるってわけだな。だからもしかかったら家でおとなしく休め！インフルエンザのインフルエンサーになるなよ！

かぜ薬（総合感冒薬）

- ●通常複数の有効成分が配合
  - ➡副作用に注意する
- ●咳で眠れなかったり、発熱で体力が消耗しそうな時に、それらの諸症状の緩和を図る対症療法薬
  - ➡ウイルスの増殖を抑えたり、体内から除去するものではない

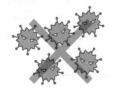

ウイルスの増殖を抑える

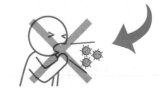

ウイルスを体内から除去

- ●必ずしもかぜ薬を選択するのが最適とは限らない
- ●症状がはっきりしている場合には、その症状を緩和させる薬などを選択することが望ましい
  - ➡解熱鎮痛薬、鎮咳去痰薬、鼻炎を緩和させる薬など

② 主な配合成分等

下の表に作用と配合成分を記載する。

作　用		配合成分
発熱を鎮め、痛みを和らげる（解熱鎮痛）		アセトアミノフェン、サリチルアミド、エテンザミド
		【生薬】鎮痛作用：センキュウ、コウブシ
くしゃみや鼻汁を抑える	抗ヒスタミン	クロルフェニラミン、メキタジン、クレマスチン、ジフェンヒドラミン
	抗コリン	ベラドンナ総アルカロイド
鼻粘膜の充血を和らげ、気管・気管支を拡げる（アドレナリン作動成分）		メチルエフェドリン（依存性あり）
		【生薬】マオウ（依存性あり）
咳を抑える（鎮咳）		ジヒドロコデイン（依存性あり）、ノスカピン
痰の切れを良くする（去痰）		グアイフェネシン、ブロムヘキシン
炎症による腫れを和らげる（抗炎症）		①トラネキサム酸 ②グリチルリチン酸二カリウム

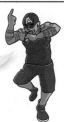

語尾が●●ラミンで終わるものは「抗ヒスタミン」と覚えると問題が解きやすいです。但し、例外的に、「スコポラミン」は「抗コリン」です。

炎症による腫れを和らげる成分（抗炎症成分）

①トラネキサム酸

● 凝固した血液を溶解されにくくする

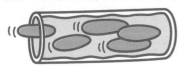

つまり、血液が固まりやすくなるから、血液が固まることで病気が悪化する人（脳血栓など）には注意が必要！
「血栓のある人」、「血栓症を起こすおそれのある人」は「相談すること」とされている

②グリチルリチン酸二カリウム

●化学構造が<u>ステロイド性抗炎症</u>成分に類似
　➡<u>抗炎症作用</u>を示す
●大量摂取で偽アルドステロン症の可能性あり
●医薬品として1日摂取量が
　200mgを超えない
●甘味料としても用いられる

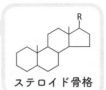

ステロイド骨格

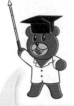

偽アルドステロン症について説明するぞ！
体内でアルドステロン（水分と塩分を体内に溜め込み、カリウムという物質を体外に出すことで、血圧をあげる物質）が増えていないのに、増えているときと同じような症状が出てしまう。
アルドステロンとグリチルリチン酸は似た形をしているからな。
だから構成生薬としてカンゾウを含む漢方は、グリチルリチン酸が含まれているため、注意が必要なんだ！

絶対覚えるポイント

- かぜは主に<u>ウイルス</u>の感染が原因である
- かぜは通常<u>数日〜1週間</u>程度で自然寛解する
- かぜ薬は、ウイルスを体内から除去するもの<u>ではない</u>
- メチルエフェドリンは<u>アドレナリン</u>作動成分
- トラネキサム酸は<u>抗炎症</u>成分である
- グアイフェネシンは<u>痰の切れ</u>を良くする

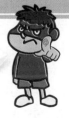

ウイルスと細菌は別モノ。「かぜの8割は細菌の感染が原因である」ときたら×です！

漢方処方成分（かぜ薬に配合）

下記の表では試験に出やすい漢方処方製剤のポイントをまとめる。

体　力	漢方処方製剤	キーワード	含まれる生薬 （含む→○ 含まない→×）	
			カンゾウ	マオウ
体力充実	麻黄湯 （まおうとう）	身体のふしぶしが痛い	○	○
体力中等度以上	葛根湯 （かっこんとう）	・感冒の初期 ・汗をかいていないもの	○	○
体力中等度	小柴胡湯 （しょうさいことう）	舌に白苔	○	×
	半夏厚朴湯 （はんげこうぼくとう）	・咽喉・食道部に異物感 ・のどのつかえ感	×	×
体力中等度以下	麦門冬湯 （ばくもんどうとう）	・咽頭の乾燥感 ・「水様痰の多い人」には不向き	○	×
体力中等度 又はやや虚弱	柴胡桂枝湯 （さいこけいしとう）	かぜの中期以降	○	×
	小青竜湯 （しょうせいりゅうとう）	・アレルギー性鼻炎、花粉症 ・うすい水様の痰を伴う咳や鼻水	○	○
体力虚弱	桂枝湯 （けいしとう）	汗が出るもの	○	×
	香蘇散 （こうそさん）	かぜ＋血の道症※	○	×

※血の道症…臓器・組織の形態的異常がなく、抑鬱や寝つきが悪くなる、神経質、集中力の低下
　　等の精神神経症状が現れる病態

COLUMN

ココアが風邪の症状にきく!?

ココアに含まれる「テオフィリン」という成分は、空気の通り道を広げて呼吸を楽にしてくれます。また、免疫力をアップさせてかぜの予防に効くといわれている「カカオポリフェノール」が含まれます。

人の体は風邪をひくと、咳をすることによってウイルスを外に追い出そうとしたり、空気の通り道を狭くして、体の外からそれ以上のウイルスが入ってこないように体を守ろうとします。しかし、その作用が強く出すぎて呼吸がつらくなる場合には…ココアの出番かもしれません。

カフェイン類

● 解熱鎮痛成分の鎮痛作用を補助する目的で
　配合される場合がある

● 必ずしも眠気が解消されるわけではない

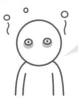

> 眠気が
> 解消されない…

3) 主な副作用、相互作用、受診勧奨

> 下の表は、かぜ薬で生じることがある
> 主な副作用です。

副作用	生じることがある主な成分
偽アルドステロン症	グリチルリチン酸二カリウム
無菌性髄膜炎	イブプロフェン（解熱鎮痛）
便秘	コデインリン酸塩

絶対覚えるポイント

- 半夏厚朴湯は、構成生薬にカンゾウを含まない
- カンゾウ、マオウを含む漢方は、葛根湯、麻黄湯、小青竜湯である

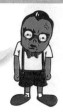

> パパ…。

レオナルド博士からの挑戦問題

問1 かぜ薬は、ウイルスの増殖を抑えたり、ウイルスを体内から除去するものである。

問2 ブロムヘキシン塩酸塩は、解熱鎮痛薬である。

問3 トラネキサム酸は、くしゃみや鼻汁を抑える。

問4 半夏厚朴湯は、構成生薬としてカンゾウを含む。

問5 香蘇散は、体力虚弱で、神経過敏で気分がすぐれず胃腸の弱いもののかぜの初期、血の道症に適すとされる。

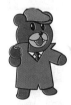

問5は解けたか？かぜ薬の漢方処方製剤の問題は難しそうに見えるが、キーワードが分かれば意外と解けるぞ！試験でどんなふうに問われるかズル問で確認するんだ！

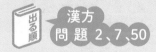

出る順 **漢方 問題 2、7、50**

解答

問1：× 除去するものである⇒除去するものではない
問2：× 解熱鎮痛薬⇒去痰成分（痰の切れを良くする）
問3：× くしゃみや鼻汁を抑える⇒抗炎症（炎症の発生を抑え、腫れを和らげる） 問4：× 含む⇒含まない 問5：○

❷解熱鎮痛薬
げねつちんつう

痛みや発熱が起こる仕組み

痛みや発熱は<u>プロスタグランジン</u>により下記の順番でおこる。

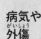

| 病気や
外傷
（がいしょう） | → | 体内ではプロスタグランジンという物質をたくさん作って、体を守ろうとする | → | ・痛みの感覚を強める
・熱を上げる
・胃粘膜の保護　など |

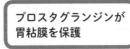

プロスタグランジンが
胃粘膜を保護

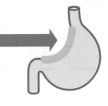

【プロスタグランジンとは】

　ホルモンに似た働きをする物質で、病気や外傷（がいしょう）があるときに活発に産生される。

解熱鎮痛薬の働き
げねつちんつうやく

●プロスタグランジンの産生を抑えることで、痛み・発熱を緩和（かんわ）する
　➡病気や外傷（がいしょう）を根本的に治すことはできない
●胃粘膜の保護が出来なくなるため胃腸（胃粘膜）障害を起こすことがある
　➡胃への悪影響を軽減するため、空腹時を避けて服用する

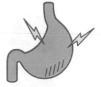

| 解熱鎮痛薬
（げねつちんつうやく） | → | プロスタグランジンの産生抑制 | → | ・鎮痛
・解熱
・胃粘膜障害 |

② 代表的な配合成分等、主な副作用

代表的な配合成分と、その特徴は下記の表の通りである。

代表的な配合成分	特徴
アスピリン、 イブプロフェン	・胃腸障害を起こしやすい （アスピリンの方がイブプロフェンより起こりやすい） ・出産予定日12週以内の妊婦には使用しない ・15歳未満の小児に対しては、いかなる場合も使用しない
エテンザミド、 サリチルアミド	インフルエンザにかかっている15歳未満の小児に対しては、使用を避ける
イソプロピルアンチピリン	唯一のピリン系※解熱鎮痛成分
アセトアミノフェン	・小児に用いる坐薬がある ・主として中枢作用により解熱・鎮痛作用をもたらすため、末梢における作用は期待できない

※ピリン系とは「ピラゾロン」という名前の化学式の構造をもった物質のこと
　同じピリンでも、アスピリンは「サリチル酸」という名前の化学式の構造を持っていて「サリチル酸系」と表現される

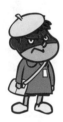

アスピリン、イブプロフェンなどについては、第5章
別表の「主な使用上の注意の記載とその対象成分・
薬効群等」の「してはいけないこと」、「相談すること」
でも頻出です。
試験に頻出の配合成分とその理由を次のページにまとめて
おきました！

してはいけないこと

「次の人は使用（服用）しないこと」	代表的な配合成分
「15歳未満の小児」	アスピリン、イブプロフェン
「出産予定日12週以内の妊婦」	
「本剤又は他のかぜ薬、解熱鎮痛薬を使用してぜんそくを起こしたことがある人」	アスピリン、イブプロフェン、アセトアミノフェン、イソプロピルアンチピリン

相談すること

「相談すること」	代表的な配合成分
「水痘（水ぼうそう）もしくはインフルエンザにかかっている又はその疑いのある乳・幼・小児（15歳未満）」	サリチルアミド、エテンザミド
「次の診断を受けた人」として「胃・十二指腸潰瘍」	アスピリン、アセトアミノフェン、イソプロピルアンチピリン、エテンザミド、サリチルアミド
「次の病気にかかったことのある人」として「胃・十二指腸潰瘍、潰瘍性大腸炎、クローン病」	イブプロフェン

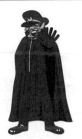

「してはいけないこと」「相談すること」については対応を細かく覚えようとしないことが重要じゃ。
おおまかに、解熱鎮痛成分は小児、出産予定の妊婦、ぜんそく、インフルエンザ、胃・十二指腸潰瘍には相性が悪いと覚えておけば、問題は解けるはずじゃ。

生薬成分（解熱又は鎮痛）

生薬成分	特　徴
ボウイ	ツヅラフジ科、尿量増加（利尿）作用
シャクヤク	ボタン科、鎮痛鎮痙作用
ジリュウ	フトミミズ科、古くから「熱さまし」として用いられてきた

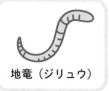

地竜（ジリュウ）

ボウイとジリュウを入れ替えた問題がよく出題されます！特徴に記載されているキーワードを確認しておきましょう。

③ 相互作用、受診勧奨

解熱鎮痛薬の注意点
<small>げ ねつちんつうやく</small>

●頭痛の症状が軽いうちに服用すると効果的

➡ただし、症状が現れないうちに予防的に使用することは適切でない

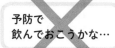

予防で飲んでおこうかな…

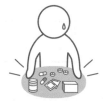

絶対覚えるポイント

- 解熱鎮痛薬は、病気や外傷を根本的に治すものではない
- アスピリン、イブプロフェンは、15歳未満の小児に対していかなる場合も使用しない
- アセトアミノフェンは、主として中枢作用によって解熱・鎮痛をもたらす

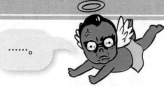

……。

精神神経に作用する薬 **Ⅰ**

第1章
第2章
第3章
第4章
第5章

Ⅰ
精神神経に作用する薬

 レオナルド博士からの挑戦問題

問1 解熱鎮痛薬とは、病気や外傷が原因で生じている発熱や痛みを緩和するために使用される医薬品（内服薬）の総称である。

問2 アスピリンは、15歳未満の小児に対しては、いかなる場合も一般用医薬品として使用してはならない。

問3 アセトアミノフェンは、主として末梢における抗炎症作用をもたらす。

問4 ジリュウは、ツヅラフジ科の生薬成分である。

問5 イソプロピルアンチピリンは、唯一のピリン系解熱鎮痛成分である。

解答
問1：○　問2：○
問3：×　末梢における抗炎症作用⇒中枢作用によって解熱鎮痛（げねつちんつう）
問4：×　ツヅラフジ科⇒フトミミズ科
問5：○

❸眠気を促す薬

1）代表的な配合成分等、主な副作用

ヒスタミンについて

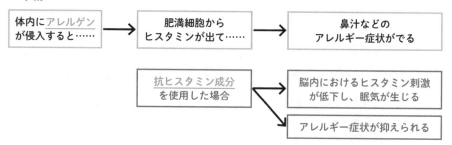

＜中枢＞

| 脳内のヒスタミン | → | 脳の下部で神経細胞の刺激を介して…… | → | 覚醒の維持や調節を担う |

＜末梢＞

| 体内にアレルゲンが侵入すると…… | → | 肥満細胞からヒスタミンが出て…… | → | 鼻汁などのアレルギー症状がでる |

| 抗ヒスタミン成分を使用した場合 | → | 脳内におけるヒスタミン刺激が低下し、眠気が生じる |
| | → | アレルギー症状が抑えられる |

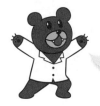

ヒスタミンは、ダニや花粉などのアレルゲンに反応して、
体の中にある肥満細胞という細胞からでてくる物質だ！

①抗ヒスタミン成分：ジフェンヒドラミン塩酸塩 など

● 一時的な睡眠障害（寝つきが悪いなど）の緩和に用いる
　➡ 慢性的に不眠症状がある人を対象とするものではない！

● 妊娠中に生じる睡眠障害は、睡眠改善薬の適用対象ではない
　（妊婦への使用は避ける）

● 小児や若年者では、抗ヒスタミン成分により、眠気とは反対の神経過敏や中枢興奮
　などが現れることがある
　➡ 特に15歳未満の小児では副作用が起きやすいため、使用は避ける

精神神経に作用する薬 **I**

第1章
第2章
第3章
第4章
第5章

I 精神神経に作用する薬

②ブロモバレリル尿素、アリルイソプロピルアセチル尿素

- 少量でも眠気を催しやすい
  - ➡医薬品を使用した後は、乗り物や危険を伴う機械類の運転操作は避ける！
- ブロモバレリル尿素は胎児に障害を引き起こす可能性がある
  - ➡妊婦への使用は避ける

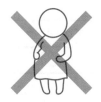

生薬成分（神経の興奮・緊張緩和を期待）

生薬成分	科名	使用部位
チョウトウコウ	アカネ科	とげ
サンソウニン	クロウメモドキ科	種子
カノコソウ	オミナエシ科	根及び根茎^{こんけい}
チャボトケイソウ	トケイソウ科	茎及び葉
ホップ	アサ科	果穂^{かすい}

- 生薬成分のみからなる鎮静薬であっても、長期連用は避ける

COLUMN

サンソウニンという生薬の名前と由来から問題が解きやすくなる

サンソウニンは酸棗仁と書きます。
酸という文字があるということから、酸っぱいことを連想しましょう。
サンソウニンはクロウ・メ・モドキ科です。
科名で悩んだら、酸っぱいとウ・メをつなげて思い出せるようにしておきましょう。

漢方処方製剤（神経質、精神不安、不眠等の症状の改善）

体　力	漢方処方製剤	キーワード
体力中等度以上	柴胡加竜骨牡蛎湯 （さいこ　かりゅうこつぼれいとう）	「高血圧の随伴症状」に適す
体力中等度	抑肝散 （よくかんさん）	「イライラなどがある」人に適す
体力中等度以下	酸棗仁湯 （さんそうにんとう）	「心身が疲れ、精神不安、不眠など」があるものの不眠症に適す
	加味帰脾湯 （かみきひとう）	「ときに熱感を伴うものの貧血」に適す
	桂枝加竜骨牡蛎湯 （けいし　かりゅうこつぼれいとう）	「眼精疲労」に適す

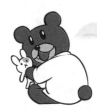

「加味」とつく漢方処方製剤は「加味帰脾湯（かみきひとう）」「加味逍遥散（かみしょうようさん）」があるが、どちらも体力中等度以下に適する製剤だ！
「加味」＝「体力を補う」と覚えると問題が解きやすくなるぞ！

絶対覚えるポイント

- 抗ヒスタミン成分を主薬とする催眠鎮静薬は、慢性的に不眠症状がある人を対象とするものではない
- 妊娠中に生じる睡眠障害は、睡眠改善薬の適用対象ではない
- 小児や若年者では、神経過敏や中枢興奮などが現れることがある
- ブロモバレリル尿素は胎児に障害を引き起こす可能性がある
  ➡妊婦への使用は避ける

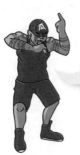

ぼくが眠くなってきましたよ…。

ヨシダさん、がんばってください。
次は「眠気を防ぐ薬」です。

❹眠気を防ぐ薬

⒈カフェインの働き、主な副作用

カフェイン

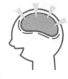

● 脳に軽い興奮状態を引き起こし、一時的に眠気や倦怠感を抑える

● 腎臓におけるナトリウムイオン（同時に水分）の再吸収抑制があり、尿量の増加（利尿）をもたらす

● 反復摂取により依存を形成する性質がある

● 眠気防止薬における1回摂取量はカフェインとして200mg、1日摂取量はカフェインとして500mgが上限とされている

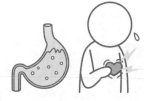

● 摂取されたカフェインの一部は乳汁中に移行する

● カフェインの血中濃度が最高血中濃度の半分に低減するのに要する時間は、通常の成人と比べ乳児では非常に長い

＜注意すべき作用＞

● 胃液分泌亢進作用⇒副作用：胃腸障害

⇒「胃潰瘍」の診断を受けた人は「使用（服用）しないこと」の記載が、添付文書にある

● 心筋を興奮させる作用⇒副作用：動悸

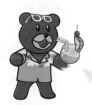

> カフェインはコーヒーに含まれる成分だから、なじみがあるよな。コーヒーを飲んでいるとトイレに行きたくなるのはカフェインに利尿作用があるからだ。普段ヒトの体では腎臓で水分を再吸収してもう一度体内に戻したりして水分のバランスを調整してるんだが、カフェインはそれを抑えるから利尿を促すってわけだな。

眠気防止薬の使用方法

- かぜ薬やアレルギー用薬などを使用したことによる眠気を抑えるために、眠気防止薬を使用するのは適切ではない
- 一時的に精神的な集中を必要とするときに、眠気や倦怠感を除去する目的で使用する
  → 疲労解消、睡眠が不要になるというものではない

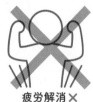

疲労解消✕　　　　睡眠が不要✕

- 小児用の眠気防止薬はない

絶対覚えるポイント

- カフェインは、腎臓におけるナトリウムイオン（同時に水分）の再吸収抑制があり、尿量の増加（利尿）をもたらす
- カフェインは、反復摂取により依存を形成する性質がある
- 眠気防止薬における1回摂取量はカフェインとして200mg、1日摂取量はカフェインとして500mgが上限とされている
- カフェインの注意すべき作用に胃液分泌亢進作用、心筋を興奮させる作用がある

パパ♪

レオナルド博士からの挑戦問題

問1 抗ヒスタミン成分は、慢性的に不眠症状がある人を対象とするものである。

問2 小児及び若年者では、抗ヒスタミン成分により眠気とは反対の神経過敏や中枢興奮などが現れることがある。

問3 ブロモバレリル尿素は、妊婦又は妊娠していると思われる女性には使用を避けるべきである。

問4 カフェインは、腎臓におけるナトリウムイオン（同時に水分）の再吸収促進があり、尿量の低下をもたらす。

問5 眠気防止薬におけるカフェインの1回摂取量は、カフェインとして500mgが上限とされている。

解答

問1：×　対象とするものである⇒対象とするものではない
問2：○　問3：○
問4：×　再吸収促進があり、尿量の低下をもたらす⇒再吸収抑制があり、尿量の増加（利尿）をもたらす　問5：×　500mg⇒200mg

❺鎮暈薬（乗物酔い防止薬）

めまいを抑える
お薬です

1) 代表的な配合成分、主な副作用

分　類	代表的な配合成分	特　徴
抗めまい成分	ジフェニドール	・内耳にある前庭と脳を結ぶ神経（前庭神経）の調節作用のほか、内耳への血流を改善 ・副作用：頭痛、排尿困難、散瞳など
抗ヒスタミン成分	ジメンヒドリナート	延髄にある嘔吐中枢への刺激や内耳の前庭における自律神経反射を抑える
	メクリジン	他の抗ヒスタミン成分と比べて、作用が現れるのが遅く持続時間が長い
抗コリン成分	気分の悪化を抑える スコポラミン 感覚の混乱を抑える	・中枢に作用して自律神経系の混乱を軽減 ・消化管からよく吸収される ・肝臓で速やかに代謝される ・抗ヒスタミン成分等と比べて作用持続時間が短い ・副作用：眠気、散瞳 　→乗り物の運転操作は控える
キサンチン系成分	カフェイン、ジプロフィリン	脳に軽い興奮を起こさせて平衡感覚の混乱によるめまいを軽減

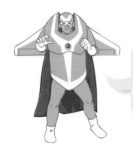

スコポラミンは、スコし（少し）の間効くから
作用持続時間が短いんだ。メクリジンは、
ゆっくりジワジワ効くから、作用が現れるのが遅く
持続時間が長いと覚えると問題が解きやすいぞ！

精神神経に作用する薬 **I**

第1章

第2章

第3章

第4章

第5章

② 相互作用、受診勧奨等

● かぜ薬（総合感冒薬）と鎮暈薬（乗物酔い防止薬）との併用は避ける
　➡ 抗ヒスタミン成分、抗コリン成分、カフェイン類等の配合成分が重複して
　　副作用が強く現れるおそれがあるため

かぜ薬　　　　　　併用避ける　　　　　　鎮暈薬

● 3歳未満では、乗物酔いが起こることはほとんどない

絶対覚えるポイント

- ジフェニドールは、内耳への血流を改善し抗めまい作用を示す
- ジメンヒドリナートは、延髄に作用し、抗ヒスタミン作用を示す
- 抗コリン成分のスコポラミンは、消化管からよく吸収され、肝臓で速やかに代謝されてしまうため、作用の持続時間が短い

❻小児の疳を適応症とする生薬製剤・漢方処方製剤(小児鎮静薬)

1) 代表的な配合生薬等、主な副作用

小児の疳

- ●成長に伴って自然に治まるのが通常
- ●「乾」という意味もあるといわれ、痩せて血が少ないことから生じると考えられている
- ●血液の循環を促す作用があるとされる生薬成分を中心に配合
- ●小児鎮静薬は、症状の原因となる体質の改善を主眼とする

生薬成分(小児の疳)

生薬成分	科 名
レイヨウカク	ウシ科
ジンコウ	ジンチョウゲ科

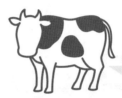

レイヨウ**カク**
→「**角**」
→「**ウシ(科)**」

漢方処方製剤(小児の疳)

- ●生後3ヵ月未満の乳児には使用しないこと
- ●主な漢方処方製剤:柴胡加竜骨牡蛎湯、桂枝加竜骨牡蛎湯、抑肝散、抑肝散加陳皮半夏、小建中湯
- ※柴胡加竜骨牡蛎湯、抑肝散の主な特徴は、眠気を促す薬(P.126)を参照
- ●ほとんどが、構成生薬としてカンゾウを含む(主として健胃作用を期待)

健胃作用とは、消化液の分泌をうながし、胃の機能を高める作用をいいます。

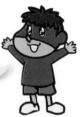

2) 相互作用、受診勧奨

- ●一定期間又は一定回数服用させても症状の改善が見られない場合は、漫然と使用を継続しない

精神神経に作用する薬 **I**

第1章
第2章
第3章
第4章
第5章

I
精神神経に作用する薬

絶対覚えるポイント

- 小児鎮静薬は、血液の循環を促す作用があるとされる生薬成分を中心に配合される
- 漢方処方製剤は、生後3ヵ月未満の乳児には使用しない
- 小建中湯は、体力が虚弱な人に適す

 レオナルド博士からの挑戦問題

問1 抗コリン成分では、眠気を促すほかに、縮瞳による目のかすみを引き起こすことがある。

問2 ジメンヒドリナートは、内耳にある前庭と脳を結ぶ神経（前庭神経）の調節作用のほか、内耳への血流を改善する作用を示す。

問3 抗ヒスタミン成分は、中脳にある嘔吐中枢への刺激を抑える。

問4 小建中湯は、体力中等度以上の小児に用いる。

解答

問1：× 縮瞳⇒散瞳
問2：× ジメンヒドリナート⇒ジフェニドール
問3：× 中脳⇒延髄
問4：× 体力中等度以上⇒体力虚弱

呼吸器官に作用する薬

❶咳止め・痰を出しやすくする薬（鎮咳去痰薬）

1）咳や痰が生じる仕組み、鎮咳去痰薬の働き

- 鎮咳去痰薬は、咳を鎮める（鎮咳）、痰の切れを良くする（去痰）、また、喘息症状を和らげることを目的とする医薬品の総称である
- 咳：気管や気管支に何らかの異変が起こったときに、その刺激が中枢神経系に伝わり、延髄[※1]にある咳嗽中枢[※2]の働きによって引き起こされる
- 痰：呼吸器官に感染を起こしたときに、気道粘膜からの粘液分泌が増えて痰がつくられる

※1　延髄は、脳の一部であり、首のあたりに位置し、呼吸の命令などを体に送るところ

※2　咳嗽中枢は、咳をしなさいと体に命令するところ

2）代表的な配合成分等、主な副作用

作　用	配合成分	
中枢神経系（延髄の咳嗽中枢）に作用して咳を抑える（鎮咳）	【麻薬性】：依存性あり コデイン、ジヒドロコデイン	副作用：便秘
	ノスカピン、デキストロメトルファン、ジメモルファン	
交感神経を刺激して気管支を拡張させる（アドレナリン作動性）	メチルエフェドリン、トリメトキノール、メトキシフェナミン	
	【生薬】マオウ（作用が強く、依存性あり）	
自律神経を介さずに気管支平滑筋に直接作用して弛緩させ、気管支を拡張させる	ジプロフィリン	
痰の切れを良くする（去痰）	グアイフェネシン、カルボシステイン、ブロムヘキシン	

生薬成分（鎮咳又は去痰）

作　用	配合成分
咳を抑える （鎮咳作用）	キョウニン、 ナンテンジツ、 ゴミシ
痰の切れを 良くする （去痰作用）	シャゼンソウ、 キキョウ、 セネガ、 オンジ、 セキサン、 バクモンドウ （鎮咳作用もあり）

生薬成分は、咳を抑える成分なのか、痰の切れを良くする成分なのかを区別するような問題がよく出題されます。咳を抑える3つの生薬成分は覚えましょう！
また、キキョウ、セネガ、オンジ、バクモンドウに関しては使用部位の入れ替えが出題されてるから、根であることを確認しておきましょう！

交感神経刺激成分（アドレナリン作動成分）の名前の法則性

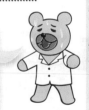

交感神経刺激成分（アドレナリン作動成分）は、交感神経節後線維の終末から放出されるノルアドレナリンと同じ作用を体にもたらすんだ!!
気管支なら拡張だし、血管なら収縮だ！
その交感神経刺激成分（アドレナリン作動成分）の名前の法則性としてメトキ、ドリン、ゾリン、レフリンが入ってることを覚えておくと問題が解きやすいぞ！

入っているフレーズ	交感神経刺激成分 （アドレナリン作動成分）	主な配合目的
～メトキ～	トリメトキノール、 メトキシフェナミン	気管支拡張
～ドリン	メチルエフェドリン、 プソイドエフェドリン ※メチルエフェドリン、プソイドエフェ 　ドリンはマオウの成分	気管支拡張、 血管収縮
～ゾリン	ナファゾリン、 テトラヒドロゾリン	血管収縮
～レフリン	フェニレフリン	血管収縮

漢方処方製剤（咳止めや痰を出しやすくする）

体 力	漢方処方製剤	キーワード		含まれる生薬（含む→○ 含まない→×）		
				カンゾウ	マオウ	ダイオウ
体力に関わらず	甘草湯 (かんぞうとう)	外用では痔・脱肛の痛み		○	×	×
体力中等度以上	五虎湯 (ご ことう)	発汗傾向の強い人には不向き	咳が強くでるものの咳	○	○	×
	麻杏甘石湯 (ま きょうかんせきとう)		のどが渇くものの咳	○	○	×
体力中等度	神秘湯 (しんぴとう)		痰が少ないものの小児喘息 (ぜんそく)	○	○	×
	半夏厚朴湯 (はん げ こうぼくとう)	• 咽喉・食道部に異物感 • のどのつかえ感		×	×	×
	柴朴湯 (さいぼくとう)（小柴胡合半夏厚朴湯 (しょうさいこ ごうはん げ こうぼくとう)）	• 咽喉、食道部に異物感 ※「のどのつかえ感」は記載なし		○	×	×
体力中等度以下	麦門冬湯 (ばくもんどうとう)	• 咽頭の乾燥感 • 水様痰の多い人には不向き		○	×	×

絶対覚えるポイント

• 咳は、延髄 (えんずい) にある咳嗽中枢 (がいそう) の働きによって引き起こされる
• コデインとジヒドロコデインは中枢神経系に作用する麻薬性鎮咳成 (ちんがい) 分であり、副作用で便秘を起こすことがある
• ノスカピン、デキストロメトルファンは鎮咳成分である
• ジプロフィリンは自律神経を介さずに気管支を拡張させる
• 麦門冬湯 (ばくもんどうとう) は水様痰の多い人に不向き

医薬品の箱の裏が気になる！～鎮咳去痰薬編～

コロナ禍において、病院の置かれている状況は大きく変化しました。そして同時にドラッグストアにも影響を及ぼしています。大きな変化の1つとして、風邪を引いた方の病院を受診する割合が減少し、市販の薬で処方するケースが増えているといわれています。今後ますます登録販売者は、需要者のセルフメディケーションへの貢献が求められるでしょう。

実際、現場では下記のようなケースで、的確な判断と適切なアドバイスが求められます。

シチュエーションを読んで質問の答えを考えてみてください。

親子と思われる2人のお客様が来店なさいました。会話の内容から、どうやら子供が咳をしていて、母親が薬を選んでいるようです。母親と思われる女性が薬の箱を手に取り、レジに来ました。箱の裏の成分を見ると下の内容でした。

成分分量	［6錠中］ L-カルボシステイン：750mg クレマスチンフマル酸塩：1.34mg ジヒドロコデインリン酸塩：30mg dl-メチルエフェドリン塩酸塩：75mg 無水カフェイン：90mg セネガ乾燥エキス：36mg

母親と思われる女性から、レジで下記の内容を聞かれました。
どのように返答したらよいでしょうか？

（Q1）痰がひどいんです。痰に効く成分はどれですか？
（Q2）咳に効く成分はどれですか？

（Q1）痰がひどいんです。痰に効く成分はどれですか？

L-カルボシステインが該当します（P.134）。

（Q2）咳に効く成分はどれですか？

ジヒドロコデインリン酸塩が該当します（P.134）。

該当する成分を正確に答えられましたか？

こうしたケースを問う問題が登録販売者試験ではよく見られますので、間違えた方は見直しておきましょう。

レオナルド博士からの挑戦問題

問1 コデインリン酸塩は中枢神経系に作用して咳を抑える成分である。

問2 ノスカピンは気管支を拡げる成分（気管支拡張成分）である。

問3 ジプロフィリンは、自律神経系を介さずに気管支平滑筋に直接作用して弛緩させ、気管支を拡張させる成分である。

問4 キョウニンは、去痰作用を示す生薬成分である。

解答 問1：○ 問2：× 気管支を拡げる成分（気管支拡張成分）⇒中枢神経系に作用して咳を抑える成分（鎮咳成分）
問3：○ 問4：× 去痰作用⇒鎮咳作用

❷口腔咽喉薬、うがい薬（含嗽薬）

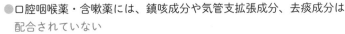

【口腔咽喉薬・含嗽薬に関する一般的な注意事項】

● 口腔咽喉薬・含嗽薬には、鎮咳成分や気管支拡張成分、去痰成分は配合されていない

● トローチ剤やドロップ剤は、噛まずにゆっくり溶かすようにして使用
➡ 噛み砕いて飲み込んでしまうと効果は期待できない

● 噴射式の液剤では、軽く息を吐きながら噴射することが望ましい

● 含嗽薬は、調製した濃度が濃すぎても薄すぎても効果が十分に得られない

● 含嗽薬の使用後すぐに食事を摂ると、殺菌消毒効果が薄れやすい

● 口腔咽喉薬・含嗽薬は、局所的な作用を目的とする

1) 代表的な配合成分等、主な副作用

作　用	配合成分
喉の腫れの症状を鎮める（抗炎症）	トラネキサム酸、グリチルリチン酸二カリウム
口腔内や喉に付着した細菌等の微生物を死滅、増殖を抑える（殺菌消毒）	ポビドンヨード（ヨウ素系殺菌消毒成分）
	クロルヘキシジン、ベンゼトニウム塩化物、セチルピリジニウム塩化物、デカリニウム塩化物
喉の粘膜を刺激から保護する（局所保護）	グリセリン

●●ニウム塩化物（セチルピリジニウム塩化物、ベンゼトニウム塩化物）ときたら、殺菌・消毒成分です！ただし、例外として「カルプロニウム塩化物」は「発毛効果を期待して用いられる成分」ですので、知っておきましょう。

生薬成分（口腔咽喉薬、うがい薬（含嗽薬）に配合）

【ラタニア】

● クラメリア科
● 炎症の寛解※を促す効果を期待

※寛解……治るまではいかないが、状態がよくなること

漢方処方製剤（口腔咽喉薬、うがい薬（含嗽薬）に配合）

	漢方処方製剤	特　徴	
体力に関わらず	桔梗湯（ききょうとう）	「ときに咳が出るものの扁桃炎」に適す	構成成分にカンゾウを含む
	駆風解毒散（くふうげどくさん）	「喉が腫れて痛む扁桃炎」に適す	
	響声破笛丸（きょうせいはてきがん）	「しわがれ声」に適す	
体力中等度以上	白虎加人参湯（びゃっこかにんじんとう）	「熱感と口渇が強いものの喉の渇き」に適す	

響声破笛丸（きょうせいはてきがん）と白虎加人参湯（びゃっこかにんじんとう）を入れ替えた問題が多いので、体力の違いで区別できるようにしろ！

2）相互作用、受診勧奨

ヨウ素系殺菌消毒成分

● お茶などに含まれるビタミンC等を摂取した直後の使用や混合は避ける
→ 酸化により殺菌作用を示すヨウ素系殺菌消毒成分は、抗酸化作用を有するビタミンCにより殺菌作用が失われるため

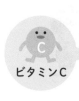
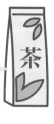

摂取直後に使用しない

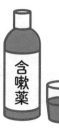

ビタミンC

茶

含嗽薬

絶対覚えるポイント

- トローチ剤やドロップ剤は、噛み砕いて飲み込んでしまうと効果は期待できない
- 噴射式の液剤では、軽く息を吐きながら噴射する
- 含嗽薬は、調製した濃度が濃すぎても効果が十分に得られない
- 口腔咽喉薬・含嗽薬は、全身的な影響を生じることがある
- ポビドンヨードは、口腔内や喉に付着した細菌等の微生物を死滅させたり、増殖を抑えることを目的とする殺菌消毒成分である
- 喉の粘膜を刺激から保護する成分として、グリセリンが配合される

COLUMN　ビタミンCによる美肌効果

ビタミンCは、みかん、レモンなどの柑橘系果物や野菜に多く含まれている栄養素です。

体の中では沢山の働きをしていますが、その中でも代表的なのが

・しみの原因となるメラニンが体で作られるのを抑える
・体をウイルス感染から守る白血球の活性化
　などです。

レオナルド博士からの挑戦問題

問1 トローチ剤やドロップ剤は、噛み砕いて飲み込むことで効果が期待される。

問2 噴射式の液剤では、息を吸いながら噴射することが望ましい。

問3 含嗽薬の使用後すぐに食事を摂ると、殺菌消毒効果が薄れやすい。

問4 ポビドンヨードは、口腔内や喉に付着した細菌等の微生物を死滅させたり、増殖を抑えることを目的として使用される。

問5 グリセリンは、喉の粘膜を刺激から保護する成分として配合される場合がある。

解答　問1：×　効果が期待される⇒効果が期待できない　問2：×　息を吸いながら噴射する⇒軽く息を吐きながら噴射する　問3：○
問4：○　問5：○

胃腸に作用する薬 **Ⅲ**

第1章
第2章
第3章
第4章
第5章

Ⅲ 胃腸に作用する薬

Ⅲ

胃腸に作用する薬

❶胃の薬（制酸薬、健胃薬、消化薬）

1）胃の不調、薬が症状を抑える仕組み

● 制酸薬：胃液の分泌亢進による胃酸過多やそれに伴う胸やけ等の症状を緩和する
● 健胃薬：胃液の分泌を促して胃の働きを活発にする
● 消化薬：<u>炭水化物</u>、脂質、<u>タンパク質</u>等の分解に働く酵素を
　　　　　補う等により、胃や腸の内容物の消化を助ける
● 医薬部外品として製造販売されているものもある

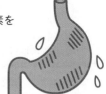

2）代表的な配合成分等、主な副作用、相互作用、受診勧奨

分　類	配合成分	特　徴
制酸成分	炭(酸)水素ナトリ(ウム) メタケイ(酸)アルミン(酸)マグネシ(ウム) 乾燥水(酸)化アルミニ(ウム)ゲル	・ 中和反応によって胃酸の働きを弱める ・ 腎臓病の診断を受けた人では、ナトリウム、マグネシウム、アルミニウム等の排泄が遅れたり、体内に貯留しやすくなる

制酸成分の覚え方です。「酸＋ウム」が入っている成分は制酸成分なので、「酸を生むのを制する制酸成分」と覚えましょう！

143

生薬成分（健胃成分）

分 類	生薬成分
苦味による健胃成分	オウレン、オウバク、センブリ、ゲンチアナ、リュウタン、ユウタン

<**特徴**>
ユウタンは、クマ科の *Ursus arctos* Linné 又はその他近縁動物の胆汁を乾燥したものを基原とする。

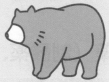

散剤をオブラートで包む等、味や香りを<u>遮蔽</u>※する方法で服用すると効果が期待できない。
※遮蔽とは、覆ったり隠したりして人目などからさえぎること

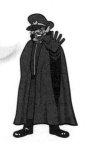

ユウタンは他の健胃成分と入れ替えて出題される。
まずは苦味による健胃成分であることを確認しよう！
また、リュウタンと名前が似ているから注意が必要じゃな。
ちなみにリュウタンは竜胆と書くんじゃが、その理由は苦くて有名なユウタン（熊胆）よりも苦いことから、竜の胆と名付けられたそうじゃ。リュウタンはリンドウ科の植物なんじゃがな。
リュウタンはリンドウ科だから「リ」つながりで覚えておくと問題を解くとき便利じゃな。

「良薬は口に苦し」がピッタリなセンブリ

センブリの名前の由来は、全草（その植物の全ての部分）が非常に苦く、植物体を煎じて「千回振出してもまだ苦い」ということから、「千度振り出し」が略されて名付けられたとされています。苦味が口中に残ることで舌先を刺激して、反射的に胃の働きを活発にするとされています。

胃腸に作用する薬 Ⅲ

第1章

第2章

第3章

第4章

第5章

Ⅲ 胃腸に作用する薬

絶対覚えるポイント

- 腎臓病の診断を受けた人では、ナトリウム、マグネシウム、アルミニウム等の排泄が遅れたり、体内に貯留しやすくなる
- 散剤をオブラートで包む等、味や香りを遮蔽する方法で服用すると効果が期待できない

その他の成分

分類	成分	特徴
胃粘膜保護・修復成分 （胃粘液の分泌を促す、荒れた胃粘膜の修復を促す等）	アルジオキサ、スクラルファート	アルミニウムを含むため、透析患者は使用を避ける
	ソファルコン、テプレノン	まれに重篤な副作用として肝機能障害を生じる
	セトラキサート	
消泡成分	ジメチルポリシロキサン	
胃液分泌抑制成分 （過剰な胃液の分泌を抑える：副交感神経の伝達物質であるアセチルコリンの働きを抑える（抗コリン））	ロートエキス、ピレンゼピン	・ 排尿困難の症状がある人に使用すると、症状の悪化を招くおそれがある ・ 脈が速くなる（頻脈）

漢方処方製剤（胃の不調を改善）

	漢方処方製剤	キーワード
体力中等度以上	平胃散 （へいいさん）	「食べすぎによる胃のもたれ」に適す
体力中等度以下	安中散 （あんちゅうさん）	「腹部は力がなく」に適す
	六君子湯 （りっくんしとう）	「みぞおちがつかえ、疲れやすく」に適す
体力虚弱	人参湯 （にんじんとう）	「手足などが冷えやすいものの胃腸虚弱」に適す

安中散の「中」はお腹を意味します。他に「中」が入っている漢方に小建中湯や大建中湯がありますが、これらもお腹に使う漢方です。

- アルジオキサやスクラルファートはアルミニウムを含む成分であるため、透析を受けている人では使用を避ける
- ロートエキスやピレンゼピンは、副交感神経の伝達物質であるアセチルコリンの働きを抑える
- 体力中等度以下であり、「腹部は力がなく」に適す漢方は、安中散である

  レオナルド博士からの挑戦問題

問1 肝臓病の診断を受けた人では、ナトリウム、カルシウム、マグネシウム、アルミニウム等の無機塩類の排泄が遅れることがある。

問2 オウバクは、苦味による健胃作用を期待して用いられる。

問3 リュウタンは、クマ科の *Ursus arctos* Linné 又はその他近縁動物の胆汁を乾燥したものを基原とする生薬である。

問4 アルジオキサは、過度な胃粘液の分泌を弱める働きがある。

問5 ロートエキスは、副交感神経の伝達物質であるアセチルコリンの働きを促す。

解答

問1：× 肝臓病⇒腎臓病 問2：○ 問3：× リュウタン⇒ユウタン 問4：× 過度な胃粘液の分泌を弱める働き⇒胃粘膜保護・修復成分（胃粘液の分泌を促す、荒れた胃粘膜の修復を促す等）問5：× 促す⇒抑える

❷腸の薬（整腸薬、止瀉薬、瀉下薬）

1) 腸の不調、薬が症状を抑える仕組み

止瀉薬と瀉下薬の違いは下のような違いがある。

> 「瀉」：お腹を下すという意味
> 止瀉薬➡お腹が下るのを止める➡下痢止め
> 瀉下薬➡下剤（便秘薬）

具体的な仕組みは2）の表で配合成分とともに記載する。

2) 代表的な配合成分等、主な副作用

整腸成分

分　類	配合成分	特　徴
整腸成分	ビフィズス菌、ラクトミン、乳酸菌	腸内細菌のバランスを整える ※腸内細菌：腸内に生息している　細菌のこと
	トリメブチン	消化管（胃及び腸）の平滑筋※に直接作用して、消化管の運動を調整する ※横紋筋とは異なり、横しま模様を持たない　筋で、血管や内臓の動きを調節する筋肉
	【生薬】ケツメイシ、ゲンノショウコ	煎薬として整腸、腹部膨満感に用いる ※煎薬：生薬を煎じた飲み薬

止瀉成分

分　類	配合成分	特　徴
収斂成分 （腸粘膜のタンパク質と結合して不溶性の膜を形成し、腸粘膜をひきしめる）	次没食子酸ビスマス	・腸内で発生した有毒物質を分解する ・1週間継続して使用しないこととされている ・「胃・十二指腸潰瘍の診断を受けた人」は「相談すること」とされている
	タンニン酸アルブミン	アルブミンは、牛乳に含まれるタンパク質から精製 ➡牛乳アレルギーがある人　では使用を避ける

分類	配合成分	特徴
下痢止め成分 （食べすぎ・飲みすぎによる下痢、寝冷えによる下痢の症状に用いられる）	ロペラミド	食あたりによる下痢については適用対象でない
腸内殺菌成分 （細菌感染による下痢の症状を鎮める）	タンニン酸ベルベリン	ベルベリン（殺菌作用）は、生薬のオウバクやオウレンの中に存在する物質
吸着成分 （腸管内の異常発酵等によって生じた有害物質を吸着）	炭酸カルシウム	腸管内の異常発酵等によって生じた有害な物質を吸着させる
生薬成分	木（もく）クレオソート	・過剰な腸管の（蠕動（ぜんどう））運動を正常化し、あわせて水分や電解質の分泌も抑える止瀉作用がある ・歯に使用の場合、局所麻酔作用もあるとされる

止瀉（ししゃ）成分がどう効くのか？

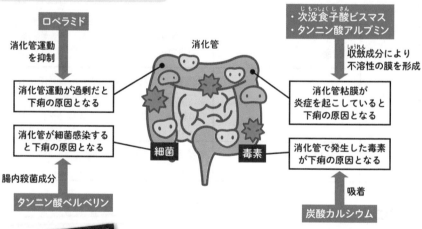

ロペラミド
消化管運動を抑制
→ 消化管運動が過剰だと下痢の原因となる

消化管が細菌感染すると下痢の原因となる
↑ 腸内殺菌成分
タンニン酸ベルベリン

消化管

細菌　毒素

・次没食子酸（じもっしょくし さん）ビスマス
・タンニン酸アルブミン
収斂（しゅうれん）成分により不溶性の膜を形成
→ 消化管粘膜が炎症を起こしていると下痢の原因となる

消化管で発生した毒素が下痢の原因となる
↑ 吸着
炭酸カルシウム

絶対覚えるポイント

- タンニン酸アルブミンに含まれるアルブミンは、牛乳に含まれるタンパク質から精製される
- ロペラミドは、食あたりによる下痢については適用対象でない

パ・パ。

瀉下成分
しゃげ

腸管を刺激して反射的な腸の運動を引き起こすことによる
瀉下作用を目的として配合される成分である。
しゃげ

分　類	配合成分	特　徴
小腸刺激性 瀉下成分 しゃげ	ヒマシ油	小腸でリパーゼの働きによって生じる分解物が、小腸を刺激
大腸刺激性 瀉下成分 しゃげ 	センナ、 センノシド、 ダイオウ	大腸に生息する腸内細菌によって分解され、分解生成物が大腸を刺激
	ビサコジル	大腸のうち特に結腸や直腸の粘膜を刺激
	ピコスルファート	胃や小腸では分解されないが、大腸に生息する腸内細菌によって分解されて、大腸を刺激
無機塩類	酸化マグネシウム、 硫酸マグネシウム	・腸内容物の浸透圧を高めることで糞便中の水分量を増し、大腸を刺激 ・腎臓病の診断を受けた人では、高マグネシウム血症を生じるおそれあり
膨潤性 瀉下成分	カルメロースナトリウム、 カルメロースカルシウム	腸管内で水分を吸収して腸内容物に浸透し、糞便のかさを増やすとともに糞便を柔らかくする
浸潤性下剤	ジオクチルソジウムスルホサクシネート （DSS）	腸内容物に水分が浸透しやすくする作用があり、糞便中の水分量を増して柔らかくする
乳幼児用 便秘薬	マルツエキス	・主成分である麦芽糖※が腸内細菌によって分解（発酵）して生じるガスによって便通を促す ・比較的作用が穏やか 　➡主に乳幼児の便秘に用いられる

※麦芽糖とは、ブドウ糖が2つ結合したもの

ヒマシ油、センナ、センノシド、ダイオウが、大腸に作用するか？
小腸に作用するか？を区別させる問題は試験頻出だ！
下のゴロで覚えると覚えやすいぞ！

「**セン** **ダイ**（先代）　は　**ひ**　**ま**　で　**しょ**」

センノシド　大腸　　　　　ヒマシ油　　小腸
センナ　　　ダイオウ

漢方処方製剤（腸の不調を改善）

漢方処方製剤	カンゾウ含む	ダイオウ含む
桂枝加芍薬湯 （けいしかしゃくやくとう）	○	×
大黄甘草湯 （だいおうかんぞうとう）	○	○
大黄牡丹皮湯 （だいおうぼたんぴとう）	×	○
麻子仁丸 （ましにんがん）	×	○

③ 相互作用、受診勧奨

● 過敏性腸症候群の便通障害のように下痢と便秘が繰り返し現れるものもある
　→ 症状が長引くような場合には、医師の診療を受ける
● 下痢に発熱を伴う場合は、食中毒菌等による腸内感染症の
　可能性がある

絶対覚えるポイント

- ヒマシ油は、小腸を刺激することで瀉下作用をもたらす
- センナ、センノシド、ダイオウは、大腸刺激性瀉下成分である
- ビサコジルは、大腸のうち特に結腸や直腸の粘膜を刺激する瀉下成分である
- 酸化マグネシウムは、腸内容物の浸透圧を高めることで糞便中の水分量を増し、大腸を刺激する

瀉下成分は試験にもよく出題されるから、配合成分とその特徴を要チェックじゃ！

❸ 胃腸鎮痛鎮痙薬
ちんつう ちんけい

① 代表的な鎮痙成分、症状を抑える仕組み、主な副作用

抗コリン成分　ブチルスコポラミン、ロートエキス、メチルベナクチジウム

● 副交感神経の伝達物質であるアセチルコリンと受容体の反応を妨げる
　（伝達物質がうまく働けないようにブロックする➡副交感神経の作用低下）

● ブチルスコポラミン：まれに重篤な副作用としてショック（アナフィラキシー）を
　　　　　　　　　　　　生じることがある

● ロートエキス：吸収された成分の一部が母乳中に移行して乳児の脈が速くなる（頻脈）
　　　　　　　　　おそれがある

● 副作用：散瞳による目のかすみや異常な眩しさ、便秘
　➡医薬品を使用した後は、乗物又は機械類の運転操作を避ける

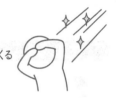

瞳孔 小　　散瞳　　瞳孔 大

瞳孔が大きくなる
➡光が多く入ってくる
➡眩しい

抗コリン成分とは異なる成分　パパベリン

● 消化管の平滑筋に直接働いて胃腸の痙攣を鎮める
● 抗コリン成分と異なり、胃酸分泌を抑える作用は見出されない
● 抗コリン成分と異なり、自律神経系を介した作用ではない
● 眼圧を上昇させる作用を示す

局所麻酔成分　アミノ安息香酸エチル、オキセサゼイン

● 麻酔作用による鎮痛鎮痙（胃痛、腹痛、さしこみを鎮める）作用がある
　　　　　　　　　　ちんつうちんけい

● アミノ安息香酸エチル：6歳未満の小児への使用は避ける
　➡メトヘモグロビン血症（赤血球中のヘモグロビンの一部がメトヘモグロビンに変化
　　し、酸素の運搬能力が落ちる）を起こすおそれがあるため

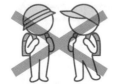

● オキセサゼイン：胃液分泌を抑える作用もある
　➡胃腸鎮痛鎮痙薬と制酸薬（胃酸が出るのを抑える）の両方の目的で使用される
　　ちんつうちんけい

＜抗コリン成分、パパベリン、オキセサゼインの違い＞

下記は抗コリン成分、パパベリン、オキセサゼインの違いについて、試験頻出のポイントをまとめた表である。

配合成分	受容体の反応	けいれん	胃酸分泌	自律神経
抗コリン成分	妨げる	鎮める	抑制	介する
パパベリン	妨げない	鎮める	抑制しない	介さない
オキセサゼイン	妨げない	鎮める	抑制	介さない

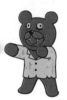

特にパパベリンがけいれんを鎮めること、オキセサゼインが
胃酸分泌を抑えることが良く出題される。
下のゴロで覚えると覚えやすいぞ！

「　オ　キセ　サゼイン　は胃酸分泌を　おさ　える」

生薬成分　　エンゴサク、シャクヤク

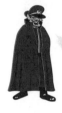

シャクヤクが含まれる芍薬甘草湯は<u>こむらがえり</u>や腹痛に使われる。
どちらも筋肉のけいれんから痛むわけだが、シャクヤクには鎮痛鎮痙
作用があるからそういった筋肉のけいれんを抑えることができるんじゃ。

2) 相互作用、受診勧奨

● 原因不明の腹痛に安易に胃腸鎮痛鎮痙薬を使用することは好ましくない
● 下痢に伴う腹痛については、基本的に下痢への対処が優先され、胃腸鎮痛鎮痙薬の
　適用となる症状でない

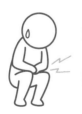

原因不明の腹痛　➡

下痢に伴う腹痛　➡

❌　**胃腸鎮痛
鎮痙薬**

絶対覚えるポイント

- ブチルスコポラミンは、まれに重篤な副作用としてショックを生じることがある
- ロートエキスは、吸収された成分の一部が母乳中に移行して乳児の脈が速くなるおそれがある
- 抗コリン成分の副作用には、散瞳による目のかすみや異常な眩しさや便秘がある
- パパベリンは、胃酸分泌を抑える作用は見出されない

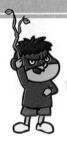

胃腸鎮痛鎮痙薬（ちんつうちんけい）では、成分も大切ですが、特徴がよくきかれるのでまずこの4点は確認しておきましょう！

❹その他の消化器官用薬

1）浣腸薬

●浣腸薬は便秘の場合に排便を促すことを目的として直腸内に適用される

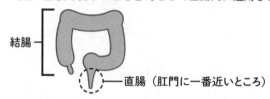

結腸

直腸（肛門に一番近いところ）

●繰り返し使用すると直腸の感受性の低下（いわゆる慣れ）が生じて効果が弱くなる
　➡連用しないこと
●便秘以外のときに直腸内容物の排除を目的として用いることは適当でない
●浣腸薬は一般に、直腸の急激な動きに刺激されて流産・早産を誘発するおそれがある
　➡妊婦には使用を避ける

注入剤

【用法に関連した注意】

●注入する薬液は人肌程度に温めておくと不快感が生じにくい
●薬液を注入した後すぐに排便を試みると、薬液のみが排出されて効果が十分得られない
　➡便意が強まるまでしばらく我慢する
●半量等を使用する用法がある場合、残量を再利用すると感染のおそれがあるので
　使用後は廃棄する

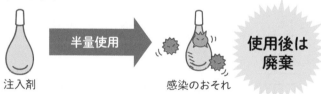

注入剤　　半量使用　　感染のおそれ　　使用後は廃棄

<配合成分>

●グリセリン

・浸透圧※の差によって腸管壁から水分を取り込んで直腸粘膜を刺激
し、排便を促す効果を期待して用いられる

・排便時に血圧低下を生じて、立ちくらみの症状が現れるとの報告
があり、そうした症状は体力の衰えている高齢者や心臓に基礎疾
患がある人で特に現れやすいため、高齢者又は心臓病の診断を受
けた人では、使用する前にその適否につき、治療を行っている医
師等に相談がなされるべきである

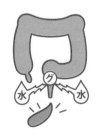

※浸透圧…水分が浸透する際、この水分の移動に伴う圧力を浸透圧という

坐剤
_{ざざい}

【用法に関連した注意】

●硬すぎる場合は、柔らかくなった後に使用

　➡無理に挿入すると直腸粘膜を傷つけるおそれがある

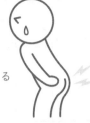

<配合成分>

●炭酸水素ナトリウム：直腸内で徐々に分解して炭酸ガスの
　　　　　　　　　　　微細な気泡を発生することで直腸を
　　　　　　　　　　　刺激する作用を期待

── 炭酸ガス

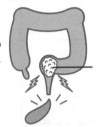

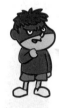

グリセリンと炭酸水素ナトリウムを入れ替えて出題されます
ので、作用をイメージできるようにしておきましょう！

2) 駆虫薬

●駆虫薬は、腸管内の寄生虫に対して、これを駆除するために用いられる
●一般用医薬品の駆虫薬が対象とする寄生虫：回虫[※1]と蟯虫[※2]
　　　　　　　　　　　　　　　　　　　　　　　　　_{ぎょうちゅう}
●駆虫薬は腸管内に生息する虫体にのみ作用する

　➡虫卵や腸管内以外に潜伏した幼虫には駆虫作用が及ばない

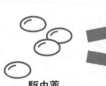

虫体
（回虫、蟯虫）
_{ぎょうちゅう}

虫卵

駆虫薬

※1　回虫は、比較的大型の寄生虫
※2　蟯虫は、回虫よりも小さい寄生虫で大腸などに寄生しやすい特徴がある
　　　_{ぎょうちゅう}

●複数の駆虫薬を併用しても駆虫効果が高まることはない

　➡副作用が現れやすくなり、組合せによってはかえって
　　駆虫効果が減弱することもある

代表的な駆虫成分、主な副作用

駆虫成分	回虫	蟯虫	特　徴	
サントニン	○		主に肝臓で代謝される ➡肝臓病の診断を受けた人では肝機能障害を悪化させるおそれあり	虫体を糞便とともに排出させる
カイニン酸	○		カイニン酸を含む生薬成分として、マクリがある	
ピペラジン	○	○	アセチルコリン伝達を妨げて、回虫及び蟯虫の運動筋を麻痺させる作用を示す	
パモ酸ピルビニウム		○	尿や糞便が赤くなることがある	殺虫作用

「パモ酸ピルビニウム」は「ルビ」が入ってるから、ルビーのイメージで赤、尿や糞便が赤くなると覚えるんじゃ。

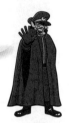

絶対覚えるポイント

- 浣腸薬を繰り返し使用すると直腸の感受性の低下（いわゆる慣れ）が生じて効果が弱くなる
- 半量等を使用する用法がある場合、残量を再利用すると感染のおそれがあるので使用後は廃棄する
- グリセリンは、浸透圧の差によって腸管壁から水分を取り込んで直腸粘膜を刺激し、排便を促す効果を期待して用いられる
- 駆虫薬は腸管内に生息する虫体にのみ作用する

レオナルド博士からの挑戦問題

問1 ビサコジルは、大腸のうち特に結腸や直腸の粘膜を刺激して、排便を促す。

問2 パパベリン塩酸塩は、アセチルコリンと受容体の反応を妨げることで胃腸の痙攣を鎮める。

問3 浣腸薬は、繰り返し使用すると直腸の感受性の低下が生じて、効果が弱くなる。

問4 複数の駆虫薬を併用することで駆虫効果が高まる。

問5 ピペラジンリン酸塩は、アドレナリン伝達を妨げて、回虫及び蟯虫の運動筋を麻痺させる作用を示す。

問2は抗コリン成分、パパベリン、オキセサゼインの違いが分かっていたら解けるぞ！間違えた人はズル問の問題も解いてみるんだ！

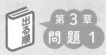
出る順 第3章 問題1

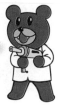

解答
問1：○　問2：×　アセチルコリンと受容体の反応を妨げることで
⇒消化管の平滑筋に直接働いて　問3：○
問4：×　駆虫効果が高まる⇒駆虫効果が高まることはなく、副作用が現れやすくなる。　問5：×　アドレナリン⇒アセチルコリン

心臓などの器官や血液に作用する薬

❶強心薬

1）動悸、息切れ等を生じる原因と強心薬の働き

● 心臓は通常、自律神経系によって無意識のうちに調整がなされている

● 体の不調による動悸※は、心臓の働きが低下して十分な血液を
送り出せなくなり、脈拍数を増やすことによってその不足を
補おうとして起こる

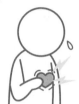

※動悸：心臓の拍動が強く若しくは速くなり、又は脈拍が乱れ、それが不快に
感じられる状態

● 体の不調による息切れ※は、心臓から十分な血液が送り出されないと体の各部への
酸素の供給が低下するため、呼吸運動によって取り込む空気の量を増やすことで
それを補おうとして起こる

※息切れ：息をすると胸苦しさや不快感があり、意識的な呼吸運動を必要とする状態

動悸、息切れを生じる一連の流れ

うまく
働けない

❶血液出せない

❷心拍数増やす
命令

動悸

心拍数を
増やさなきゃ！

体に酸素が
足りないぞ！！
→呼吸を増や
して酸素を取
り込まなきゃ！

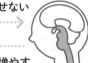

❷呼吸回数、
量を増やす命令

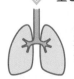

息切れ

心臓などの器官や血液に作用する薬 **Ⅳ**

第1章
第2章
第3章
第4章
第5章

Ⅳ 心臓などの器官や血液に作用する薬

強心薬の働き

● 疲労やストレス等による軽度の心臓の働きの乱れについて、心臓の働きを整えて、動悸や息切れ等の症状の改善を目的とする医薬品

● 心筋に作用して、その収縮力を高めるとされる成分（強心成分）を主体として配合される

強心薬は、
強く心臓を収縮
させる薬です！

絶対覚えるポイント

- 心臓は、自律神経系によって無意識のうちに調整がなされている
- 強心薬は、心筋に作用して、その収縮力を高めるとされる成分（強心成分）を主体として配合される

2) 代表的な配合成分等、主な副作用

生薬成分（強心成分）

科 名	生 薬	特 徴
ヒキガエル科	センソ	・ 口中で噛み砕くと舌等が麻痺することがあるため、噛まずに服用すること ・ 有効域が比較的狭い （薬の作用が現れ、毒性が現れない範囲が狭い） ➡1日5mgを超えて含有する医薬品は劇薬に指定
ウシ科	ゴオウ	末梢血管の拡張による血圧低下、興奮を静める等
シカ科	ジャコウ	・ 雄の麝香腺分泌物※を基原とする ・ 呼吸中枢を刺激して呼吸機能を高める
	ロクジョウ	・ 雄鹿の角化していない幼角を基原とする ・ 強壮、血行促進等の作用あり

※メスを引きつけるフェロモンとして機能していると考えられている物質

センソは蟾酥と書くんだが、蟾がヒキガエル、酥が煮つめて濃くしたものという意味なんだ。ちなみに他の3つは、牛黄、麝香、鹿茸と書くぞ。

生薬成分（強心成分以外の配合成分）

生　薬	特　徴
リュウノウ	フタバガキ科 中枢神経系の刺激作用による気つけ※の効果を期待 ※気つけ：心臓の働きの低下による一時的なめまい、立ちくらみ 　　　　等の症状に対して、意識をはっきりさせたり、 　　　　活力を回復させる効果のこと
シンジュ	ウグイスガイ科 鎮静作用等を期待して用いる

漢方処方製剤（水毒の排出を促す）

【苓桂朮甘湯】
りょうけいじゅつかんとう

●体力中等度以下に適する

●強心作用が期待される生薬は含まれない

　➡主に利尿作用により、水毒（漢方の考え方で、体の水分が停滞したり
　　偏在して、その循環が悪いこと）の排出を促す

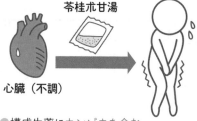

心臓（不調）　　苓桂朮甘湯

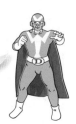

尿は血液をろ過して作られ
るから、尿をたくさん出す
と、心臓に戻る血液の量が
減るんだ。つまり、心臓の
負担を減らすことができる
というわけだな！

●構成生薬にカンゾウを含む

「苓桂朮甘湯」は甘草の「甘」が名前に含まれている
りょうけいじゅつかんとう　　　かんぞう

絶対覚えるポイント

- センソは、ヒキガエル科の生薬である
- センソは、口の中で噛み砕くと舌等が麻痺することがあるため、
  噛まずに服用する
- ゴオウには、興奮を静める作用もある
- ジャコウとロクジョウは、シカ科の生薬である
- 苓桂朮甘湯には、強心作用が期待される生薬は含まれない
  りょうけいじゅつかんとう

レオナルド博士からの挑戦問題

問1 心臓は、通常、体性神経系によって無意識のうちに調整がなされている。

問2 ロクジョウは、ヒキガエル科のアジアヒキガエル等の耳腺の分泌物を集めたものを基原とする生薬である。

問3 センソが配合された錠剤等の内服固形製剤は、口中で噛み砕いて服用することとされている。

問4 ジャコウは、シカ科のジャコウジカの雄の麝香腺分泌物を基原とする生薬である。

問5 苓桂朮甘湯には、強心作用が期待される生薬は含まれない。

解答 問1：× 体性⇒自律 問2：× ロクジョウ⇒センソ
問3：× 口中で噛み砕いて服用⇒口中で噛み砕くと舌等が麻痺することがあるため、噛み砕かずに服用 問4：○ 問5：○

❷高コレステロール改善薬

1）血中コレステロールと高コレステロール改善成分の働き

コレステロールは、細胞の構成成分や副腎皮質ホルモンの原料として利用される。

コレステロールの供給・排泄ルート

下記の番号は、次のページの＜コレステロールの供給・排泄ルートイメージ図＞の番号の通りである。

①コレステロールは食事中からの摂取と肝臓での産生によって供給される

②コレステロールは、肝臓で代謝されてリポタンパク質（LDL）となる

リポタンパク質とは

●コレステロールは水に溶けにくい**物質であるため、血液中では血漿タンパク質と結合した**リポタンパク質となって存在する

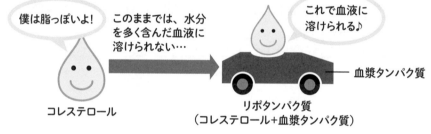

僕は脂っぽいよ！

このままでは、水分を多く含んだ血液に溶けられない…

これで血液に溶けられる♪

血漿タンパク質

コレステロール

リポタンパク質
（コレステロール＋血漿タンパク質）

③肝臓から血液中に放出されたリポタンパク質（LDL）によって、血管壁や末梢組織に供給される

④血管壁や末梢組織に供給された余分なコレステロールはリポタンパク質（HDL）によって肝臓に回収される

⑤コレステロールは、肝臓から胆汁中に異化・排泄される

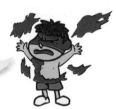

異化は、大きなものを小さく分解する（分解して異なる物質に変える）という意味です。

＜コレステロールの供給・排泄ルートイメージ図＞

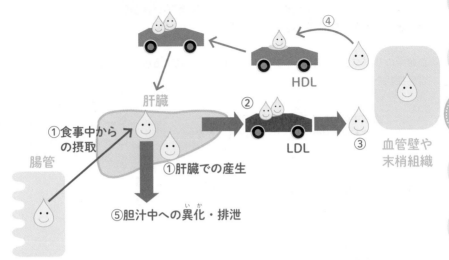

④

HDL

肝臓

①食事中から
の摂取

②

LDL

③

血管壁や
末梢組織

腸管

①肝臓での産生

⑤胆汁中への異化・排泄

LDL と HDL

低密度リポタンパク質（LDL）
：コレステロールを肝臓から血管壁や末梢組織へと運ぶ

高密度リポタンパク質（HDL）
：末梢組織のコレステロールを取り込んで肝臓へと運ぶ

LDLがいわゆる悪玉コレステロールで、
HDLがいわゆる善玉コレステロールだ！

●血液中の LDL が多く、HDL が少ないと…

　➜コレステロールは末梢組織に多く運ばれ、回収が追い付かない

　➜心臓病や肥満、動脈硬化症等の危険性が高まる

●血漿中のリポタンパク質のバランスの乱れは、生活習慣病を生じる以前の段階では
　自覚症状を伴うものではない

> 血液中のコレステロール値が高く、
> 血液がドロドロでも、自分では気づかない

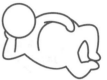

＜医療機関で測定する検査値＞

● LDL 　　：140mg/dL 以上

● HDL 　　：40mg/dL 未満

● 中性脂肪 ：150mg/dL 以上

治療

＜高コレステロール改善薬＞

血中コレステロール異常の改善、血中コレステロール異常に伴う末梢血行障害
（手足の冷え、痺れ）の緩和等を目的として使用される

絶対覚えるポイント

- コレステロールの産生及び代謝は、主として肝臓で行われる
- HDLは、末梢組織のコレステロールを取り込んで肝臓へと運ぶ
- LDLが140mg/dL以上、HDLが40mg/dL未満、中性脂肪が150mg/dL以上のいずれかである状態を脂質異常症という

レオナルド博士からの挑戦問題

問1 コレステロールの産生及び代謝は、主として膵臓で行われる。

問2 高密度リポタンパク質（HDL）は、肝臓のコレステロールを取り込んで末梢組織へと運ぶリポタンパク質である。

問3 血中のLDLが多く、HDLが少ないと、心臓病や肥満、動脈硬化症等の生活習慣病につながる危険性が高くなる。

問4 医療機関で測定する検査値として、LDLが150mg/dL以上、HDLが50mg/dL未満、中性脂肪が160mg/dL以上のいずれかである状態を脂質異常症という。

問5 高コレステロール改善薬は、血中コレステロール異常の改善、血中コレステロール異常に伴う末梢血行障害（手足の冷え、痺れ）の緩和等を目的として使用される医薬品である。

解答
問1：× 膵臓⇒肝臓 問2：× 肝臓のコレステロールを取り込んで末梢組織へと⇒末梢組織のコレステロールを取り込んで肝臓へと 問3：○ 問4：× LDLが150mg/dL以上、HDLが50mg/dL未満、中性脂肪が160mg/dL以上⇒LDLが140mg/dL以上、HDLが40mg/dL未満、中性脂肪が150mg/dL以上 問5：○

② 代表的な配合成分、主な副作用

高コレステロール改善成分

成　分	働　き
大豆油不けん化物 （ソイステロール）	腸管におけるコレステロールの吸収を抑える
リノール酸、 ポリエンホスファチジルコリン	コレステロールと結合して代謝されやすいコレステロールエステルを形成するとされ、肝臓におけるコレステロールの代謝を促す
パンテチン	LDL等の異化排泄を促進し、HDL産生を高める作用がある

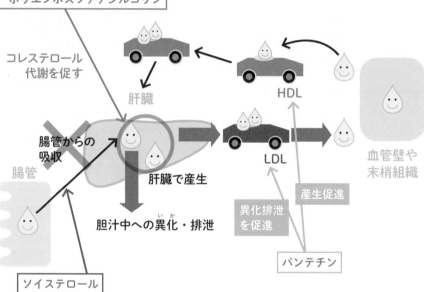

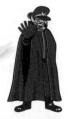

ソイステロールとパンテチンを入れ替えた問題がよく出題されておる。上の表とイラストを見て区別できるようにしておくんじゃ！

166

ビタミン成分

成　分	作　用
ビタミンB₂ （リボフラビン酪酸エステル等）	・コレステロール生合成抑制と排泄・<u>異化促進作用</u>[※1]、中性脂肪抑制作用、<u>過酸化脂質分解作用</u>[※2]を有する ・リボフラビンの摂取によって尿が黄色くなることがあるが、これは使用の<u>中止</u>を要する副作用等の異常ではない 尿がいつもより黄色い！
ビタミンE （トコフェロール酢酸エステル）	コレステロールからの過酸化脂質の<u>生成</u>を抑えるほか、末梢血管における血行を促進する作用がある ➡血中コレステロール異常に伴う末梢血行障害（手足の冷え、痺れ）の緩和等を目的に使用される

※1　異化促進作用は、大きな物質を小さく分解するのを促す作用のこと

※2　過酸化脂質分解作用は、過酸化脂質をバラバラに分解する作用のこと。必要以上に脂質に酸素がくっついた物質である過酸化脂質は血管の壁をボロボロにする有害物質である

ビタミン成分とコレステロールの関係

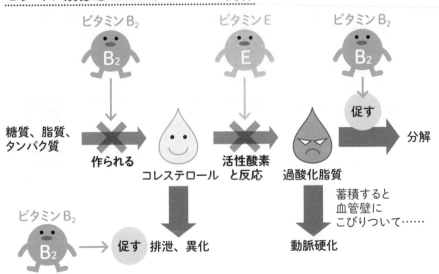

●コレステロール異常の改善は、生活習慣の改善を図ることが重要
→高コレステロール改善薬の使用は、食事療法、運動療法の補助

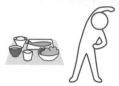

生活習慣の改善が大切！　　　　**薬はあくまでも、補助として飲む**

●高コレステロール改善薬は、ウエスト周囲径
（腹囲）を減少させるなどの痩身効果を目的と
する医薬品ではない

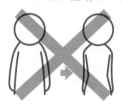

絶対覚えるポイント

- ソイステロールは、腸管におけるコレステロールの吸収を抑える
- パンテチンは、LDL等の異化排泄を促進し、HDL産生を高める作用がある
- ビタミンEは、コレステロールからの過酸化脂質の生成を抑えるほか、末梢血管における血行を促進する作用がある

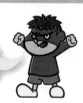

ビタミンEは
イーやつだなぁー。

レオナルド博士からの挑戦問題

問1 リノール酸には、腸管におけるコレステロールの吸収を抑える働きがある。

問2 ポリエンホスファチジルコリンは、コレステロールと結合して、代謝されやすいコレステロールエステルを形成する。

問3 パンテチンは、HDL等の異化排泄を促進し、リポタンパクリパーゼ活性を高めて、LDL産生を高める作用があるとされる。

問4 リボフラビンの摂取によって尿が黄色くなることがあるが、これは使用の中止を要する副作用の異常ではない。

問5 ビタミンB₁は、コレステロールからの過酸化脂質の生成を抑えるほか、末梢血管における血行を促進する作用がある。

解答
問1：× リノール酸⇒大豆油不けん化物（ソイステロール）
問2：○ 問3：× HDL等の異化排泄を促進し、リポタンパクリパーゼ活性を高めて、LDL産生を高める⇒LDL等の異化排泄を促進し、リポタンパクリパーゼ活性を高めて、HDL産生を高める
問4：○ 問5：× ビタミンB₁⇒ビタミンE

❸貧血用薬（鉄製剤）

1）貧血症状と鉄製剤の働き

● 貧血の一般的な症状として、疲労、動悸、息切れ、血色不良、頭痛などが現れる

● 鉄分は、赤血球が酸素を運搬するうえで重要なヘモグロビンの産生に不可欠なミネラルである

赤血球

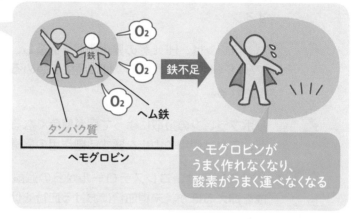

タンパク質
ヘモグロビン
ヘム鉄
鉄不足

ヘモグロビンが
うまく作れなくなり、
酸素がうまく運べなくなる

● 鉄分の摂取不足を生じても、初期はヘモグロビンの量自体は変化せず、ただちに貧血の症状は現れない
　→体内にある鉄を使ってヘモグロビンを作るため、すぐに貧血症状は現れない

こんなこともあろうかと、体の中に少し貯めてあったんだ！

● 持続的に鉄が欠乏すると、ヘモグロビンが減少して貧血症状が現れる
　→体内の鉄を使い切り、ヘモグロビンを作るために鉄が全く足りない状態
　→貧血症状が現れる

● 鉄欠乏状態を生じる要因としては、日常の食事からの鉄分の摂取不足及び鉄の消化管からの吸収障害による鉄の供給量不足がある

知ってるか？鉄は腸からの吸収が悪いんだ。
もし貧血で悩んでるなら吸収されやすいヘム鉄を摂取
する必要がある。だからヘム鉄を含むレバーを食え！

②代表的な配合成分、主な副作用

成　分		特　徴
鉄分（鉄製剤）		・食後に服用する ・服用すると便が黒くなることがある 　→使用中止を要する副作用等の異常ではない ・服用の前後30分にタンニン酸を含む飲食物（緑茶、紅茶、コーヒー、ワイン等）を摂取すると、鉄の吸収が悪くなることがある
鉄以外の金属成分	銅	・ヘモグロビンの産生過程で鉄の代謝や輸送に重要 ・ヘモグロビンが産生されるのを助ける目的で配合
	コバルト	・ビタミンB$_{12}$の構成成分 ・骨髄での造血機能を高める目的で配合 ・ビタミンB$_{12}$の不足により巨赤芽球貧血が起こる
	マンガン	・糖質・脂質・タンパク質の代謝をする際に働く酵素の構成物質 ・エネルギー合成を促進する目的で配合
ビタミン成分	ビタミンB$_6$	ヘモグロビン産生に必要
	ビタミンC （アスコルビン酸等）	消化管内で鉄が吸収されやすい状態に保つことを目的として用いる

イメージ図（上記の表の成分と赤血球との関係）

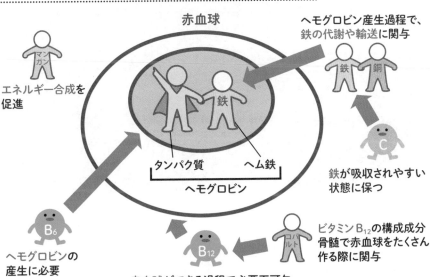

赤血球

ヘモグロビン産生過程で、鉄の代謝や輸送に関与

エネルギー合成を促進

鉄が吸収されやすい状態に保つ

タンパク質　　ヘム鉄

ヘモグロビン

ビタミンB$_{12}$の構成成分 骨髄で赤血球をたくさん作る際に関与

ヘモグロビンの産生に必要

赤血球ができる過程で必要不可欠

③ 相互作用、受診勧奨等

● 貧血のうち鉄製剤で改善できるのは、鉄欠乏性貧血のみである
● 鉄欠乏性貧血は、食生活の改善を図ることが重要である

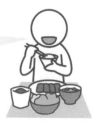

貧血にはいろんな種類があるけど、「鉄製剤」
は鉄の補充しかできないので、鉄分が不足
して起こる「鉄欠乏性貧血」にのみ有効！
もちろん、薬に頼りきりではなく、食事から
鉄分を摂るように食生活を見直そう。

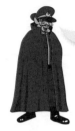

貧血用薬に関しては、代表的な配合成分の出題が多く、
特徴と成分を入れ替えて出題されることが多い。
試験までに成分とそれぞれの特徴を覚えるんじゃ。

絶対覚えるポイント

- 鉄分の摂取不足を生じても、初期はヘモグロビンの量自体は変化せず、ただちに貧血の症状は現れない
- 鉄製剤は食後に服用することが望ましい
- 鉄製剤を服用すると便が黒くなることがある
- 服用の前後30分にタンニン酸を含む飲食物を摂取すると、鉄の吸収が悪くなることがある
- コバルトは、骨髄での造血機能を高める目的がある
- ビタミンCは、消化管内で鉄が吸収されやすい状態に保つことを目的とする

レオナルド博士からの挑戦問題

問 1 　鉄分の摂取不足を生じても、ヘモグロビン量自体は変化せず、ただちに貧血の症状は現れない。

問 2 　鉄製剤を服用すると便が白くなることがある。

問 3 　ビタミンB₆は、消化管内で鉄が吸収されやすい状態に保つことを目的として用いられる。

問 4 　鉄分の吸収は空腹時の方が高いとされているが、消化器系への副作用を軽減するには、食後に服用することが望ましい。

問 5 　鉄製剤を服用の前後30分にタンニン酸を含む飲食物（緑茶、紅茶、コーヒー、ワイン）を摂取すると、タンニン酸と反応して鉄の吸収が良くなることがある。

解答　問1：○　問2：×　白く⇒黒く
問3：×　ビタミンB₆⇒ビタミンC　問4：○
問5：×　良くなる⇒悪くなる

❹その他の循環器用薬

1) 代表的な配合成分等、主な副作用

生薬成分（循環器用薬に配合）

コウカ：末梢の血行を促して<u>うっ血</u>を除く
作用がある
→冷え症及び血色不良に用いられる

コウカは紅花、つまり
ベニバナのことです。

生薬成分以外の成分

成　分	特　徴
ユビデカレノン （別名：コエンザイムQ10）	・ エネルギー代謝に関与する酵素の働きを助ける成分 ・ 摂取された栄養素からエネルギーが産生される際にビタミンB群とともに働く ・ 心筋の酸素利用効率を高める ・ 2週間くらい使用して症状の改善がみられない場合には、漫然と使用を継続することは適当でない ・ 15歳未満の小児向けの製品はない
ヘプロニカート イノシトールヘキサニコチネート	ニコチン酸が遊離し、そのニコチン酸の働きによって末梢の血液循環を改善する
ルチン	高血圧等における毛細血管の補強、強化の効果を期待

ユビデカレノンは、ユ**び**ーデカレノンと発音すると
アルファベットのBが聞こえるよな！
ヘプロ**ニカ**ート、イノシトールヘキサ**ニコ**チネートの
「ニカ」、「ニコ」からニコチン酸をイメージすると
覚えやすいぞ！

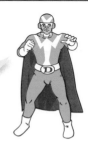

漢方処方製剤（循環器用薬）

体　力	漢方処方製剤	特　徴
体力中等度以上	三黄瀉心湯 （さんおうしゃしんとう）	・「のぼせ気味で顔面紅潮」「便秘傾向」がある人の高血圧の<u>随伴症状</u>※に適す ・本剤を使用している間は、瀉下薬（しゃげ）の使用を避ける 　→「三黄瀉心湯（さんおうしゃしんとう）」にも瀉下作用があるため ・構成生薬としてダイオウを含む ※随伴症状とは、何かの病気によっておこる症状のこと
体力中等度以下	七物降下湯 （しちもつこうかとう）	・「顔色が悪く疲れやすい」人の高血圧に伴う随伴症状に適す ・15歳未満の小児への使用は避ける

② 相互作用、受診勧奨等

● コエンザイムQ10については、強心薬等の併用は避ける必要がある
　→強心薬の作用が増強されて、心臓に負担を生じたり副作用が現れやすくなるため

絶対覚えるポイント

- コウカは、末梢の血行を促してうっ血を除く作用がある
- ユビデカレノンは、摂取された栄養素からエネルギーが産生される際に、ビタミンB群とともに働く
- ユビデカレノンは、心筋の酸素利用効率を高める
- ユビデカレノンは、15歳未満の小児向けの製品はない
- ヘプロニカート、イノシトールヘキサニコチネートは、ニコチン酸が遊離し、そのニコチン酸の働きによって末梢の血液循環を改善する
- ルチンは、高血圧等における毛細血管の補強、強化の効果を期待して用いられる

そろそろ疲れただろ？大体この辺が第3章の中間地点だ。医薬品や成分の名前は覚えるしかねえ。だから自分なりのゴロや覚え方を考えて対策するんだ！がんばれ！

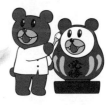

脂質異常症治療薬の副作用で「しわ」!?

市販されているサプリメントのコエンザイムQ10はしわの防止に使われます。そのため、女性のスキンケアでもお馴染みになっています。

脂質異常症治療薬（スタチン系薬）は、体内のコレステロールを減少させるとともに体内で作られるコエンザイムQ10も減少させます。これが、薬の副作用として皮膚にしわができる一因といわれています。

※コエンザイムQ10は、試験ではユビデカレノンの名前で出題されます

レオナルド博士からの挑戦問題

問1 ユビデカレノンは、エネルギー代謝に関与する酵素の働きを助ける成分で、摂取された栄養素からエネルギーが産生される際にビタミンE群とともに働く。

問2 ユビデカレノンには、15歳未満の小児向けの製品はない。

問3 ヘプロニカートは、ピルビン酸が遊離し、そのピルビン酸の働きによって末梢の血液循環を改善する作用を示す。

問4 ルチンは、高血圧等における毛細血管の補強、強化の効果を期待して用いられる。

問5 七物降下湯は、体力中等度以下で、顔色が悪くて疲れやすく、胃腸障害のないものの高血圧に伴う随伴症状（のぼせ、肩こり、耳鳴り、頭重）に適すとされる。

解答 問1：×　ビタミンE⇒ビタミンB　問2：○
問3：×　ピルビン酸が遊離し、そのピルビン酸の働き⇒ニコチン酸が遊離し、そのニコチン酸の働き　問4：○　問5：○

排泄に関わる部位に作用する薬

❶痔の薬

●痔（痔疾）は肛門付近の血管が
うっ血※し、肛門に負担がかかることに
よって生じる肛門の病気の総称で
痔核、裂肛、痔瘻がある

※うっ血：静脈に血液が貯留すること

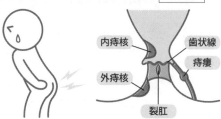

通常は、肛門周辺の組織全体に毛細血管から血液による酸素や栄養の供給を行う。それに伴い、細胞を再生させ古くなった組織を修復する。

痔疾の場合は、下記の順で病変が起こる。

①うっ血によって血流が悪化する
②出血する（行き場のない血液が血管外に出る）場合がある
③組織への酸素や栄養供給が滞る
④組織の修復ができなくなり、組織が炎症を起こし掻痒感などが生じることがある

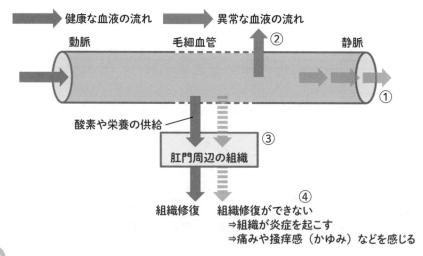

主な病態	特　徴
痔核 （いぼ痔）	肛門に存在する細かい血管群が部分的に拡張し、肛門内にいぼ状の腫れが生じたものである 内痔核：直腸粘膜と皮膚の境目となる歯状線より上部の、直腸粘膜にできた痔核 →直腸粘膜には知覚神経が通っていないため、自覚症状が少ない
裂肛 （切れ痔）	肛門の出口からやや内側の上皮に傷が生じた状態である
痔瘻	肛門内部に存在する肛門腺窩と呼ばれる小さなくぼみに糞便の滓が溜まって炎症・化膿を生じた状態

● 痔は、肛門部に過度の負担をかけることやストレス等により生じる生活習慣病

● 長時間座るのを避け、軽い運動によって血行を良くすることが痔の予防につながる

血行改善（痔の予防）

絶対覚えるポイント

• 内痔核は、自覚症状が少ない

内痔核が試験に出題されるときのパターンは決まっています。
内痔核が歯状線より上か下かということと、自覚症状が少ないかどうかです。
P.178のイラストにある通り、内痔核は歯状線の上にあり、自覚症状は直腸に知覚神経が通っていませんから少ないです。
「内痔核はない自覚」と覚えましょう。

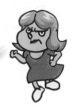

外用痔疾用薬

局所に適用されるものであるが、成分の一部が循環血流中に入りやすく、全身的な影響を生じることがある。

各成分の作用のイメージ

各成分がどこに作用するかを図解しているぞ！
次のページの表と照らし合わせて確認しておけ！

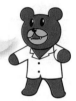

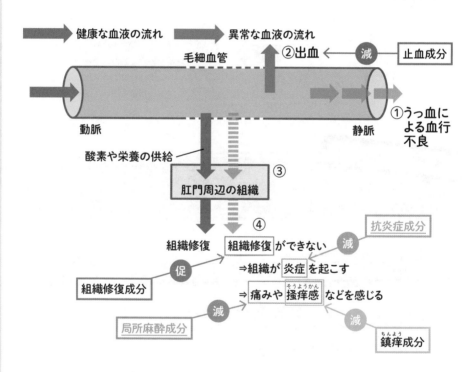

分　類		成　分	作　用
局所麻酔成分		リドカイン、 ジブカイン、 アミノ安息香酸エチル	痔に伴う痛み・痒みを和らげる
鎮痒成分	抗ヒスタミン成分	ジフェンヒドラミン	痔に伴う痒みを和らげる
	局所刺激成分	【熱感刺激】 クロタミトン	局所への穏やかな刺激によって痒みを抑える効果
		【冷感刺激】 カンフル、 ハッカ油、 メントール	
抗炎症成分	ステロイド性抗炎症成分	ヒドロコルチゾン、 プレドニゾロン	・痔による肛門部の炎症や痒みを和らげる ・含有量によらず長期連用を避ける
組織修復成分		アラントイン、 アルミニウムクロルヒドロキシアラントイネート	痔による肛門部の創傷の治癒を促す効果
止血成分	アドレナリン作動成分	テトラヒドロゾリン、 エフェドリン	血管収縮作用による止血効果を期待
	収斂※1保護止血成分	タンニン酸、 酸化亜鉛※2	粘膜表面に不溶性の膜を形成することによる、粘膜保護・止血
殺菌消毒成分		クロルヘキシジン、 デカリニウム、 イソプロピルメチルフェノール	痔疾患に伴う局所の感染を防止
生薬成分		シコン	殺菌、抗炎症等の作用を期待
		セイヨウトチノミ	血行促進、抗炎症等の作用を期待
その他		ビタミンE	末梢血管の血行を改善

※1　収斂：引き締めること。また、縮めること（収縮）
※2　酸化亜鉛：亜鉛という金属と酸素を化学反応させて作った化学物質

内用痔疾用薬

比較的緩和な抗炎症作用、血行改善作用を目的とする成分のほか、瀉下・整腸成分等が配合されたもので、外用痔疾用薬と併せて用いると効果的なものである。

下記のような生薬成分、止血成分、ビタミン成分が用いられる。

分 類	成 分	作用や特徴など
生薬成分	オウゴン	抗炎症作用を期待 シソ科のコガネバナの周皮を除いた根を基原とする生薬
	カイカ、 カイカク	止血効果を期待
止血成分	カルバゾクロム	毛細血管を補強、強化して出血を抑える働き
ビタミン成分	ビタミンE	肛門周囲の末梢血管の血行を促して、うっ血を改善する効果を期待

漢方処方製剤（内用痔疾用薬）

痔疾の治療には下記のような漢方処方製剤が用いられる。

体 力	漢方処方製剤	キーワード
体力中等度以上	乙字湯	いぼ痔、きれ痔
体力中等度以下	芎帰膠艾湯	痔出血

3) 相互作用、受診勧奨

●外用痔疾用薬のうち坐剤及び注入軟膏については、成分の一部が直腸で吸収されて循環血流中に入り、全身的な影響を生じることがある
➡内服の場合と同様の影響を生じる

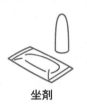
坐剤

注入軟膏

直腸で吸収されて、全身的な影響

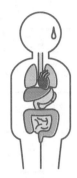

絶対覚えるポイント

- ビタミンEは、末梢血管の血行を改善する作用がある
- 乙字湯は、いぼ痔に用いられる

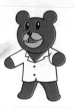

高コレステロール改善薬（P.167）にもビタミンEが登場してるぞ。そっちも併せて確認しておけ！

❷その他の泌尿器用薬

生薬成分（尿路消毒・利尿）

分　類	生薬成分	科　名	特　徴
尿路消毒成分	ウワウルシ	ツツジ科	利尿作用のほかに、尿路の殺菌消毒効果を期待
利尿成分	カゴソウ	シソ科	煎薬として残尿感、排尿に際して不快感のある場合に用いる
	サンキライ	ユリ科	
	ソウハクヒ	クワ科	
	モクツウ	アケビ科	蔓性の茎を基原

漢方処方製剤（泌尿器用薬）

体　力	漢方処方製剤	キーワード	含まれる生薬 （含む→○ 含まない→×）		
			カンゾウ	マオウ	ダイオウ
体力に関わらず	猪苓湯 ちょれいとう	排尿痛	×	×	×
体力中等度以上	竜胆瀉肝湯 りゅうたんしゃかんとう	・尿の濁り、こしけ（おりもの） ・下痢に不向き	○	×	×
体力中等度以下	牛車腎気丸 ごしゃじんきがん	・四肢が冷えやすく尿量減少	×	×	×
	八味地黄丸 はちみじおうがん	・四肢が冷えやすく、尿量減少又は多尿	×	×	×
	六味丸 ろくみがん	・手足のほてり	×	×	×

それぞれが覚えにくいですが、猪苓湯については上記の中で唯一、体力に関わらずと覚えると問題が解きやすいです。

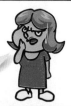

184

2) 相互作用、受診勧奨

●残尿感や尿量減少は一時的な体調不良等によるもののほか、泌尿器系の疾患における
自覚症状としても現れる

絶対覚えるポイント

- モクツウは、蔓性の茎を基原とする生薬である
- 猪苓湯は、体力に関わらず使用できる
- 竜胆瀉肝湯は、体力中等度以上の人に適する

レオナルド博士からの挑戦問題

問1 外用痔疾用薬は局所に適用されるものであるが、坐剤及び注入軟膏では、成分の一部が直腸粘膜から吸収されて循環血流中に入りやすく、全身的な影響を生じることがある。

問2 痔による肛門部の創傷の治癒を促す効果を期待して、クロタミトン、カンフルのような組織修復成分が用いられる。

問3 アラントインは、局所への穏やかな刺激によって痒みを抑える効果を期待して用いられる。

問4 酸化亜鉛は、粘膜表面に不溶性の膜を形成することによる、粘膜保護・止血を目的に用いられる。

問5 竜胆瀉肝湯は、体力中等度以上で、下腹部に熱感や痛みがあるものの排尿痛、残尿感、尿の濁り、こしけ（おりもの）、頻尿に適すとされる。

解答 問1：〇　問2：×　クロタミトン、カンフル⇒アラントイン、アルミニウムクロルヒドロキシアラントイネート
問3：×　アラントイン⇒クロタミトン、カンフル、ハッカ油、メントール等　問4：〇　問5：〇

婦人薬 Ⅵ

第1章
第2章
第3章
第4章
第5章
Ⅵ 婦人薬

婦人薬

1) 適用対象となる体質・症状

● 月経周期は、種々の<u>ホルモン</u>の複雑な相互作用によって調節されている

<月経周期に関与するホルモン>

- 視床下部や下垂体で産生されるホルモン
- 卵巣で産生される<u>女性ホルモン</u>

月経が起こる仕組み

視床下部

月経周期は①〜⑤の順で
変化が進むそうです。

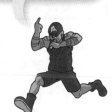

① ホルモンによる指令

下垂体

② ホルモンによる指令

視床下部

下垂体

卵巣

③ ホルモンによる指令
（エストラジオールなどの
女性ホルモン）

子宮内膜は、赤ちゃん
のためのフカフカな
ベッドのような
ものだ！

子宮内膜

子宮

④ 子宮内膜が厚くなる

子宮内膜

卵巣

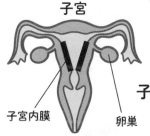

⑤ 子宮内膜がはがれる
（月経）

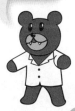

月経に関わる用語	特　徴
月経前症候群	月経の約10〜3日前に現れ、月経開始と共に消失する腹部膨満感、頭痛、乳房痛などの身体症状や感情の不安定、抑うつなどの精神症状を主体とするもの
閉経	加齢とともに卵巣からの女性ホルモンの分泌が減少していき、やがて月経が停止して、妊娠可能な期間が終了すること
更年期障害	更年期においては、月経周期が不規則になるほか、不定愁訴※として血の道症（臓器・組織の形態的異常がなく、抑うつや寝つきが悪くなる、神経質、集中力の低下等の精神神経症状が現れる病態）の症状に加え、冷え症、腰痛等の症状が起こることがあり、こうした症候群のことをいう ※不定愁訴：体のどの部位が悪いのかはっきりしない訴えで、全身の倦怠感や疲労感、微熱感などを特徴とする

●月経とは…子宮の内壁を覆っている膜（子宮内膜）が剥がれ落ち、血液（経血）と共に排出される生理現象

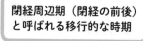

閉経周辺期（閉経の前後）と呼ばれる移行的な時期　　更年期

月経が停止　　閉経

年齢

閉経前後の期間が更年期（上のイラストの枠部分）ということを整理しておきましょう！

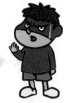

② 代表的な配合成分等、主な副作用

更年期や閉経に伴い血管拡張作用のある女性ホルモン（エストラジオールなど）が減少すると、血管拡張ができず血行が悪くなることがある。また、血行が悪くなることで冷えの症状が起こることもあり、それらを改善する配合成分を下記の表にまとめた。

分　類	配合成分	特　徴
女性ホルモン成分（人工的に合成された女性ホルモンの一種）	エチニルエストラジオール➡エストラジオールを補充するもの	・ 妊婦には使用を避ける（胎児の先天性異常の発生が報告されている） ・ 乳汁中に移行することが考えられ、母乳を与える女性では使用を避ける **妊婦**　　**授乳婦** ・ 長期連用により血栓症を生じるおそれがある➡血が固まりやすくなる可能性がある ・ 長期連用により乳癌や脳卒中などの発生確率が高まる可能性がある
生薬成分	サフラン、コウブシ	鎮静、鎮痛のほか、女性の滞っている月経を促す
	センキュウ、トウキ、ジオウ	血行を改善し、血色不良や冷えの症状を緩和するほか、強壮、鎮静、鎮痛等の作用を期待して用いられる
	サンソウニン	鎮静作用を期待して配合されている
	モクツウ、ブクリョウ	利尿作用を期待して配合されている

> 出題としては、女性ホルモン成分がよく出題されているけど、生薬成分に関しても配合成分と作用の対応を確認しておくこと！

- 視床下部や下垂体で産生されるホルモンと、卵巣で産生される女性ホルモンが月経周期に関与する
- 人工的に合成された女性ホルモンの一種であるエチニルエストラジオールは、エストラジオールを補充するものである
- 女性ホルモン成分は、長期連用により血栓症を生じるおそれがある

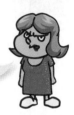

エチニルエス̇ト̇ラジオールもエス̇ト̇ラジオールも「スト」という文字が入っている。女性といえばス̇ト̇ッキング。女性ホルモン成分はストッキングと覚えましょう！

漢方処方製剤（女性の月経や更年期障害に伴う諸症状の緩和）

体　力	漢方処方製剤	キーワード	含まれる生薬（含む→○ 含まない→×）		
			カンゾウ	マオウ	ダイオウ
比較的体力あり	桂枝茯苓丸 けいしぶくりょうがん	足冷え＋打ち身	×	×	×
体力中等度以上	桃核承気湯 とうかくじょうきとう	のぼせて便秘しがちなものの月経不順	○	×	○
体力中等度	温清飲 うんせいいん	皮膚はかさかさして	×	×	×
体力中等度又はやや虚弱	五積散 ごしゃくさん	胃腸炎、腰痛、神経痛、関節痛、月経痛、頭痛、更年期障害、感冒に適す	○	○	×
体力中等度以下	温経湯 うんけいとう	こしけ（おりもの）	○	×	×
	加味逍遙散 かみしょうようさん	いらだち	○	×	×
	柴胡桂枝乾姜湯 さいこけいしかんきょうとう	「更年期障害」＋「かぜの後期」	○	×	×
体力虚弱	当帰芍薬散 とうきしゃくやくさん	産前産後	×	×	×
	四物湯 しもつとう	産後あるいは流産後の疲労回復	×	×	×

> キーワードに「こしけ（おりもの）」は竜胆瀉肝湯
りゅうたんしゃかんとう にもありますが、体力中等度以上に使用するので、体力中等度以下に使用する温経湯
うんけいとう と区別するようにしてください。

3）相互作用、受診勧奨

●内服で用いられる婦人薬では、通常、複数の生薬成分が配合されている場合が多く、他の婦人薬、生薬成分を含有する医薬品（鎮静薬、胃腸薬、内用痔疾用薬等）が併用された場合、同じ生薬成分又は同種の作用を示す生薬成分が重複摂取となり、効き目が強すぎたり、副作用が起こりやすくなるおそれがある

婦人薬　　＋　　他の婦人薬
生薬成分を含有する医薬品　　→　　効き目が強すぎて
副作用が起きちゃった…

- 温経湯、加味逍遙散、五積散、柴胡桂枝乾姜湯、桃核承気湯は構成生薬としてカンゾウを含む
- 桂枝茯苓丸は比較的体力のある人に用いる
- 五積散は、マオウを含む

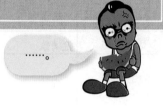

......。

レオナルド博士からの挑戦問題

問1 人工的に合成された女性ホルモンの一種であるアミノエチルスルホン酸は、エストラジオールを補充するものである。

問2 ブクリョウは、鎮静、鎮痛のほか、女性の滞っている月経を促す作用を期待して用いられる。

問3 温清飲、四物湯は、カンゾウを含まない。

問4 五積散は、体力中等度又はやや虚弱で、冷えがあるものの胃腸炎、腰痛、神経痛、関節痛、月経痛、頭痛、更年期障害、感冒に適すとされる。

問5 桃核承気湯は、体力虚弱で、冷え症で皮膚が乾燥、色つやの悪い体質で胃腸障害のないものの月経不順、月経異常、更年期障害、血の道症、冷え症、しもやけ、しみ、貧血、産後あるいは流産後の疲労回復に適すとされる。

婦人薬の漢方処方製剤は、婦人薬に使うというのが分かっていれば解ける問題もあれば、キーワードや特徴まで知っておかないと解けない問題もあるぞ！ズル問で色々な問題パターンを確認するんだ！

 漢方
問題 9、12、15、22、51

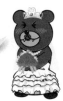

解答
問1：× アミノエチルスルホン酸⇒エチニルエストラジオール
問2：× ブクリョウ⇒サフラン、コウブシ
問3：○ 問4：○ 問5：× 桃核承気湯⇒四物湯

内服アレルギー用薬
（鼻炎用内服薬を含む。）

1）アレルギーの症状、薬が症状を抑える仕組み

●アレルゲン：アレルギーを引き起こす物質
　小麦、卵、ハウスダスト（室内塵）、家庭用品が含有する化学物質、金属など

アレルギー反応の流れ

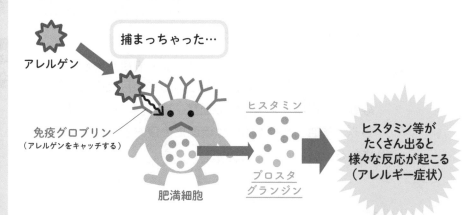

アレルゲン

捕まっちゃった…

免疫グロブリン
（アレルゲンをキャッチする）

肥満細胞

ヒスタミン

プロスタ
グランジン

ヒスタミン等が
たくさん出ると
様々な反応が起こる
（アレルギー症状）

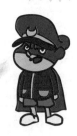

グローブみたいに異物をキャッチする
グロブリンと覚えるといいですよ。

アレルギー反応の流れ

❶ アレルゲンが皮膚や粘膜から体内に入り込むと、その物質を特異的に認識した**免疫グロブリン**（抗体）によって肥満細胞が刺激される

❷ ヒスタミンやプロスタグランジン等が遊離する

❸ 肥満細胞から遊離したヒスタミンは、周囲の器官や組織の表面に分布する特定のタンパク質（受容体）と反応することで、血管拡張、血管透過性亢進等の作用を示す

ヒスタミンの作用

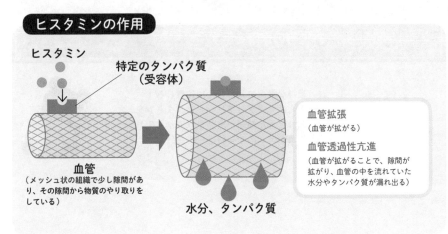

ヒスタミン

特定のタンパク質
（受容体）

血管
（メッシュ状の組織で少し隙間があり、その隙間から物質のやり取りをしている）

水分、タンパク質

血管拡張
（血管が拡がる）

血管透過性亢進
（血管が拡がることで、隙間が拡がり、血管の中を流れていた水分やタンパク質が漏れ出る）

蕁麻疹

● アレルゲンとの接触以外に、皮膚への物理的な刺激等によってヒスタミンが肥満細胞から遊離して生じる場合もある

● 食品が傷むとヒスタミンやヒスタミンに類似した物質が生成されることがあり、そうした食品を摂取することによって生じる場合もある

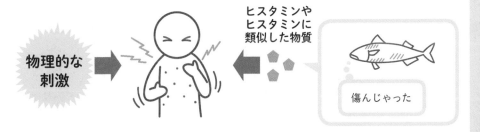

物理的な
刺激

ヒスタミンや
ヒスタミンに
類似した物質

傷んじゃった

- アレルゲンが体内に入り込むと、免疫グロブリンによって肥満細胞が刺激される
- 刺激を受けた肥満細胞からはヒスタミンとプロスタグランジン等が遊離する
- ヒスタミンは特定のタンパク質（受容体）と反応することで血管拡張、血管透過性亢進等の作用を示す

単純な言葉の入れ替えに注意しろ！
例えば免疫グロブリンとヒスタミンを
入れ替えた問題が出題されるからそれ
ぞれが何なのかを整理しておけ！

レオナルド博士からの挑戦問題

問1 アレルゲンの主なものとしては、小麦、卵等の食品、ハウスダスト（室内塵）、家庭用品が含有する化学物質や金属等が知られている。

問2 アレルゲンが皮膚や粘膜から体内に入り込むと、その物質を特異的に認識したヒスタミンによって肥満細胞が刺激される。

問3 肥満細胞が刺激されると、免疫グロブリン（抗体）等の物質が遊離する。

問4 ヒスタミンは、周囲の器官や組織の表面に分布する特定のタンパク質（受容体）と反応することで、血管拡張、血管透過性亢進等の作用を示す。

問5 蕁麻疹については、アレルゲンとの接触以外に、皮膚への物理的な刺激等によってヒスチジンが肥満細胞から遊離して生じるものである。

解答　問1：○　問2：×　ヒスタミン⇒免疫グロブリン（抗体）
問3：×　免疫グロブリン（抗体）⇒ヒスタミンやプロスタグランジン
問4：○　問5：×　ヒスチジン⇒ヒスタミン

分類	配合成分	作用
抗ヒスタミン成分	カルビノキサミン、クレマスチン、ケトチフェン、メキタジン、アゼラスチン、ジフェンヒドラミン、エピナスチン、フェキソフェナジン、ロラタジン	・肥満細胞から遊離した<u>ヒスタミン</u>が受容体と反応するのを妨げる ヒスタミン 抗ヒスタミン成分によって受容体とくっつけない 抗ヒスタミン成分 特定のタンパク質（受容体） 血管 ・ヒスタミンの働きが抑えられると眠気が促される ・抗ヒスタミン成分は抗コリン作用も示す ➡排尿困難の症状がある人、緑内障の診断を受けた人では症状の悪化を招くおそれがある

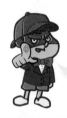

抗ヒスタミン成分はヒスタミン受容体だけでなくアセチルコリン受容体にも結合できるんです！　詳しくは LINE 連携動画でチェックしてください！
「抗ヒスタミン成分が抗コリン作用を示す」のは、下記のイメージイラストで考えるとわかりやすいです！

ヒスタミン受容体　←→　抗ヒスタミン成分　アセチルコリン受容体

COLUMN
抗ヒスタミン成分ゴロ

あせらすな　ケチの　カルい　ドラ息子　メッキがはがれて　やって　くれます　ヒステリー
　┃　　　　　┃　　　┃　　　┃　　　　　┃　　　　　　　　　　　┃　　　　　┃
アゼ　　　ケトチ　カル　ヒドラミン　メキタジン　　　　　　クレマスチン
ラスチン　　フェン　ビノキサミン　　　　　　　　　　　　　　　　抗ヒスタミン

ロックな　笛吹き、ピーっと鳴らす
　┃　　　　┃　　　┃
ロラタジン　　　エピナスチン
　　　　フェキソフェナジン

分 類	配合成分	作 用
抗炎症成分	グリチルリチン酸、トラネキサム酸	皮膚や鼻粘膜の炎症を和らげる
	【生薬】カンゾウ	

分 類	作 用	配合成分	特 徴	依存性
アドレナリン作動成分	交感神経系を刺激して鼻粘膜の血管を収縮させることによって鼻粘膜の充血や腫れを和らげる	プソイドエフェドリン	他のアドレナリン作動成分に比べて中枢神経系に対する作用が強い →副作用：　不眠や神経過敏	○
		メチルエフェドリン	血管収縮作用により痒みを鎮める効果を期待して、アレルギー用薬でも用いられる	
		フェニレフリン		×

 血管 　交感神経系刺激　  収縮

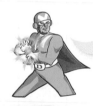

依存性がある「●●エフェドリン」は、長期間にわたって連用された場合、薬物依存につながるおそれがあるんだ。

絶対覚えるポイント

- 抗ヒスタミン成分のジフェンヒドラミンは、吸収された一部が乳汁に移行し乳児に昏睡を生じるおそれがある
- 抗ヒスタミン成分は、抗コリン作用も示す
- 皮膚や鼻粘膜の炎症を和らげることを目的として、グリチルリチン酸が配合される
- アドレナリン作動成分は、交感神経系を刺激して鼻粘膜の血管を収縮させることによって鼻粘膜の充血や腫れを和らげる

生薬成分（内服アレルギー用薬に配合）

生 薬	科 名	基 原
シンイ	モクレン科	蕾
サイシン	ウマノスズクサ科	根及び根茎
ケイガイ	シソ科	花穂 （かすい）

} 鼻閉（鼻づまり）への効果がある

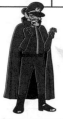

生薬成分の出題はあまり多くはないが、ポイントとなる科名と基原を確認しておくんじゃ！
ちなみににシンイは漢字で「辛夷」と書く通り、辛くて苦い。
独特なにおいが鼻にツーンとして、鼻の通りを良くするのじゃ!!

漢方処方製剤（皮膚の症状、鼻の症状に有効）

体 力	漢方処方製剤	キーワード	含まれる生薬 （含む→○ 含まない→×）		
			カンゾウ	マオウ	ダイオウ
比較的体力あり	葛根湯加川芎辛夷 （かっこんとう か せんきゅうしん い）	・鼻づまり、蓄膿症 ・発汗傾向の著しい人に不向き	○	○	×
体力中等度以上	茵蔯蒿湯 （いんちんこうとう）	便秘するものの 蕁麻疹（じんましん）、口内炎	×	×	○
	消風散 （しょうふうさん）	皮膚疾患＋痒みが強くて分泌物が多く＋局所の熱感	○	×	×
	荊芥連翹湯 （けいがいれんぎょうとう）	皮膚の色が浅黒く	○	×	×
	辛夷清肺湯 （しんい せいはいとう）	濃い鼻汁	×	×	×
体力中等度	十味敗毒湯 （じゅう み はいどくとう）	化膿性皮膚疾患	○	×	×
体力中等度以下	当帰飲子 （とう き いんし）	分泌物の少ない	○	×	×

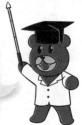

キーワードからどの漢方処方製剤か識別させたり、選ばせたりするのがここ数年の試験の傾向だ！例えばキーワードに「便秘」って入ってたら「ダイオウ」が入っている漢方処方製剤＝茵蔯蒿湯（いんちんこうとう）？みたいに、キーワードを手掛かりに探偵になりきって犯人を捜すイメージで答えを出すんだ！

3) 相互作用、受診勧奨

●内服薬と外用薬でも同じ成分又は同種の作用を有する成分が重複することがある
→併用されることのないように注意が必要である

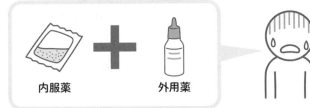

内服薬　　＋　　外用薬

●一般用医薬品には、アトピー性皮膚炎による慢性湿疹等の治療に用いることを目的とするものはない

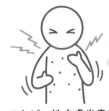

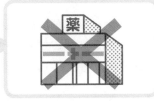

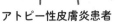

アトピー性皮膚炎患者

絶対覚えるポイント

- 漢方処方製剤のうち、茵蔯蒿湯と辛夷清肺湯はカンゾウを含まない
- 茵蔯蒿湯は口内炎に適す
- 消風散は皮膚疾患に適す

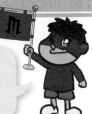

葛根湯加川芎辛夷は葛根湯に川芎と辛夷を加えたものです。
つまりもともと葛根湯がもっている働きと似ているので、鼻づまりに効果があります。

問1 ジフェンヒドラミン塩酸塩は、吸収されたジフェンヒドラミンの一部が乳汁に移行して乳児に昏睡を生じるおそれがある。

問2 抗ヒスタミン成分は、抗コリン作用も示すため、緑内障の診断を受けた人では、症状の悪化を招くおそれがある。

問3 グリチルリチン酸は、皮膚や鼻粘膜の炎症を和らげることを目的として用いられる。

問4 アドレナリン作動成分は、交感神経系を刺激して鼻粘膜の血管を拡張させることによって鼻粘膜の充血や腫れを和らげることを目的として用いられる。

問5 プソイドエフェドリン塩酸塩、メチルエフェドリン塩酸塩については、依存性がない成分である。

解答　問1：○　問2：○　問3：○
問4：×　鼻粘膜の血管を拡張⇒鼻粘膜の血管を収縮
問5：×　依存性がない⇒依存性がある

鼻に用いる薬

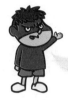

> 配合成分のテトラヒドロゾリンやクロモグリク酸ナトリウムはⅨの眼科用薬（P.212、213）でも出題されていますので、薬の名前を中心に学習しましょう。

●急性鼻炎：鼻腔内に付着したウイルスや細菌が原因となって生じる鼻粘膜の炎症

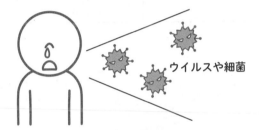

腫れを伴う

ウイルスや細菌

●鼻炎用点鼻薬：鼻腔内に適用される外用液剤で、鼻腔内における局所的な作用を目的としている
　　　　　　　➡成分が鼻粘膜を通っている血管から吸収されて循環血液中に入りやすく、全身的な影響を生じることがある

スプレー式鼻炎用点鼻薬に関する一般的な注意事項

●噴霧後に鼻汁とともに逆流する場合があるので、使用前に鼻をよくかんでおくこと

鼻をよくかんでから使用

1) 代表的な配合成分、主な副作用

分類	配合成分	作用・特徴
アドレナリン作動成分	テトラヒドロゾリン	・交感神経系を刺激して鼻粘膜に通っている血管を収縮させる ➡鼻粘膜の充血や腫れを和らげる ・過度に使用すると鼻粘膜の血管が反応しなくなり、逆に血管が拡張して二次充血を招き、鼻づまり（鼻閉）がひどくなりやすい
抗ヒスタミン成分	クロルフェニラミン、ケトチフェン	ヒスタミンの働きを抑えることにより、くしゃみや鼻汁等の症状を緩和する
ヒスタミンの遊離を抑える成分	クロモグリク酸ナトリウム	・肥満細胞からヒスタミンの遊離を抑える作用を示す ➡通常、抗ヒスタミン成分と組み合わせて配合される ・アレルギー性でない鼻炎や副鼻腔炎に対しては無効

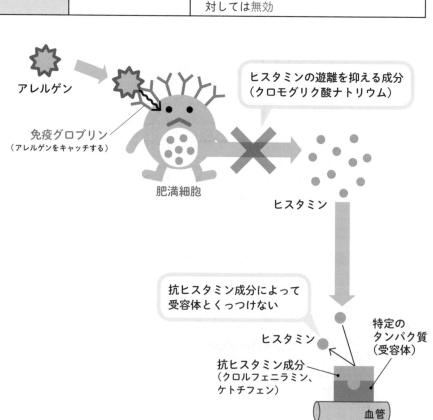

分　類	配合成分	作　用
局所麻酔成分	リドカイン	鼻粘膜の過敏性や痛みや痒みを抑えることを目的
殺菌消毒成分	セチルピリジニウム	鼻粘膜を清潔に保ち、細菌による二次感染を防止する

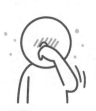
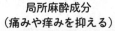
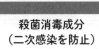
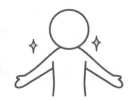

局所麻酔成分
（痛みや痒みを抑える）

殺菌消毒成分
（二次感染を防止）

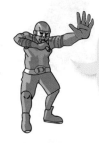

代表的な配合成分に関しては、アドレナリン作動成分とヒスタミンの遊離を抑える成分がよく出題されます。それぞれの特徴を確認し、他の分類と区別できるようにしておきましょう！

2）相互作用、受診勧奨

●一般用医薬品の鼻炎用点鼻薬の対応範囲は、急性又はアレルギー性の鼻炎及びそれに伴う副鼻腔炎であり、蓄膿症などの慢性のものは対象となっていない

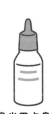
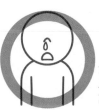

急性またはアレルギー性の鼻炎及びそれに伴う副鼻腔炎

鼻炎用点鼻薬

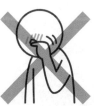

慢性の鼻炎
（蓄膿症など）

- テトラヒドロゾリンはアドレナリン作動成分で、鼻粘膜を通っている血管を収縮させる
- テトラヒドロゾリンは、過度に使用すると鼻粘膜の血管が反応しなくなり、鼻づまり（鼻閉）がひどくなりやすい
- 点鼻薬は、局所に適用されるものであるが、全身的な影響を生じることがある
- クロモグリク酸ナトリウムは、アレルギー性でない鼻炎や副鼻腔炎に対しては無効である

クロモグリク酸ナトリウムの働きについて整理しておきましょう。お風呂のお湯をヒスタミンに例えると、お風呂の蛇口からお湯が出る量を減らすのがクロモグリク酸ナトリウムで、お風呂のお湯を流れていかないようにせき止めるのがクロルフェニラミンです。

レオナルド博士からの挑戦問題

問1 アドレナリン作動成分は、交感神経系を刺激して鼻粘膜を通っている血管を収縮させることにより、鼻粘膜の充血や腫れを和らげる。

問2 アドレナリン作動成分が配合された点鼻薬は、過度に使用されると鼻粘膜の血管が反応しなくなり、逆に血管が拡張して二次充血を招き、鼻づまり（鼻閉）がひどくなりやすい。

問3 点鼻薬は成分が鼻粘膜を通っている血管から吸収されることはなく、全身的な影響を生じることはない。

問4 クロモグリク酸ナトリウムは、アレルギー性でない鼻炎や副鼻腔炎に対しても有効である。

問5 一般用医薬品の鼻炎用点鼻薬の対応範囲は、急性又はアレルギー性の鼻炎及びそれに伴う副鼻腔炎、蓄膿症などの慢性のものである。

解答 問1：○ 問2：○ 問3：× 吸収されることはなく、全身的な影響を生じることはない⇒吸収されて循環血液中に入りやすく、全身的な影響を生じることがある 問4：× 有効である⇒無効である 問5：× 蓄膿症などの慢性のものである⇒蓄膿症などの慢性のものは対象となっていない

眼科用薬

眼科用薬は毎回1問は問われる範囲じゃ。
薬の名前はⅧの鼻に用いる薬でも登場したものも
出てくるから併せて覚えるように！

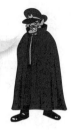

● 眼科用薬には、点眼薬、洗眼薬、コンタクトレンズ装着液がある
● 一般用医薬品の点眼薬は、人工涙液、一般点眼薬、抗菌性点眼薬、アレルギー用点眼薬に大別される

一般用医薬品の点眼薬

❶ 人工涙液：涙液成分を補う

❷ 一般点眼薬：目の疲れや痒（かゆ）み、結膜充血等の症状を抑える

❸ 抗菌性点眼薬：抗菌成分が配合され、結膜炎（はやり目）やものもらい（麦粒腫）等に用いられる

❹ アレルギー用点眼薬：目のアレルギー症状の緩和を目的として、抗ヒスタミン成分や抗アレルギー成分が配合されている

● 洗眼薬：目の洗浄等に用いられ、抗炎症成分、抗ヒスタミン成分等が配合されている
● コンタクトレンズ装着液：アスパラギン酸カリウム等の配合成分としてあらかじめ定められた範囲内の成分のみを含む等の基準に当てはまる製品については、医薬部外品として認められている

208

点眼薬における一般的な注意

【点眼方法】

● 結膜嚢※に適用するものであるため、通常、無菌的に製造されている

※結膜嚢とは、まぶたの裏にある、点眼薬が貯留できる袋状の構造のこと

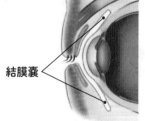

結膜嚢

● 点眼の際に容器の先端が眼瞼（まぶた）や睫毛（まつげ）に触れると、雑菌が薬液に混入して汚染を生じる
　➡触れないように注意する

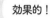

容器の先端に触れないようにする！

● 点眼後は、しばらく眼瞼（まぶた）を閉じて、薬液を結膜嚢内に行き渡らせる。その際、目頭を押さえると、薬液が鼻腔内へ流れ込むのを防ぐことができ、効果的とされる

効果的！

● 一度に何滴も点眼しても効果が増すわけではない
　➡むしろ副作用を起こしやすくなる

【保管及び取扱い上の注意】

● 容器が開封されてから長期間を経過した製品は、使用を避けるべきである

【コンタクトレンズ使用時の点眼法】

● コンタクトレンズをしたままでの点眼は、ソフト、ハードに関わらず、添付文書に使用可能と記載されていない限り行うべきでない
● 通常、ソフトコンタクトレンズは、装着したままの点眼は避ける
　➡防腐剤などの配合成分がレンズに吸着されて、角膜に障害を引き起こす原因となるおそれがある

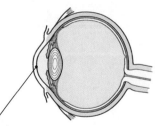

角膜
（眼球の表面）

【眼科用薬に共通する主な副作用】

●全身性の副作用が現れることがある
（発疹、発赤、痒み等）

【相互作用】

●医師から処方された点眼薬を使用している場合は、一般用医薬品の点眼薬を併用すると、治療中の疾患に悪影響を生じることがある

処方された
点眼薬

悪影響を生じることがある

一般用医薬品の点眼薬

【受診勧奨】

●一般用医薬品の点眼薬には、緑内障の症状を改善できるものはない
　➡配合されている成分によっては、緑内障の悪化につながるおそれがある

緑内障

一般用医薬品の
点眼薬

症状を改善
できない！

絶対覚えるポイント

- 点眼薬は、通常、無菌的に製造される
- 点眼後は、しばらく眼瞼（まぶた）を閉じる
- コンタクトレンズをしたままでの点眼は、ソフト、ハードに関わらず、添付文書に使用可能と記載されていない限り行うべきでない
- 一般用医薬品の点眼薬には、緑内障の症状を改善できるものはない

……。

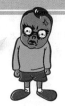

眼科用薬 Ⅸ

第1章

第2章

第3章

第4章

第5章

Ⅸ 眼科用薬

1) 目の調節機能を改善する配合成分

配合成分	作用・特徴
ネオスチグミン	コリンエステラーゼの働きを抑える作用を示し、アセチルコリンの働きを助けることで、目の調節機能を改善する

ネオスチグミンの働き

ネオスチグミン非使用時

アセチルコリン
（目の調節機能に関与）

　コリンエステラーゼ

分解
（目の調節機能低下）

ネオスチグミン使用時

ネオスチグミン

UP!

アセチルコリン
（目の調節機能に関与）
⇓
目の調節機能改善

コリンエステラーゼ

分解
（目の調節機能低下）

2) 目の充血、炎症を抑える成分

分　類	配合成分	作用・特徴
アドレナリン作動成分	ナファゾリン、テトラヒドロゾリン	・結膜を通っている血管を収縮させる →目の充血が除去される 充血除去！ ・連用又は頻回使用 →異常なまぶしさを感じたり、かえって充血を招く
抗炎症成分	ベルベリン	抗炎症作用を期待して配合されている
	イプシロン-アミノカプロン酸	炎症の原因となる物質の生成を抑える →目の炎症改善
	プラノプロフェン	・非ステロイド性抗炎症成分 　代表例）ロキソプロフェン、イブプロフェン ・炎症の原因となる物質の生成を抑える 　→目の炎症改善
組織修復成分	アズレン、アラントイン	眼粘膜の組織修復を促す
収斂※成分	硫酸亜鉛	眼粘膜のタンパク質と結合して皮膜を形成し、外部の刺激からの保護作用を期待して配合されている

※収斂：引き締めること。また、縮めること（収縮）

新たに組織を修復するアラントインと覚えましょう。

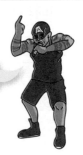

③ 目の乾きを改善する配合成分

配合成分	作用・特徴
コンドロイチン	角膜の乾燥を防ぐ

④ 目の痒みを抑える配合成分

分類	配合成分	作用・特徴
抗ヒスタミン成分	ジフェンヒドラミン、クロルフェニラミン、ケトチフェン	ヒスタミンの働きを抑える ➡目の痒みを和らげる
抗アレルギー成分	クロモグリク酸ナトリウム	・花粉、ハウスダスト（室内塵）等による目のアレルギー症状（結膜充血、痒み、かすみ、流涙、異物感）の緩和を目的としている ・アレルギー性でない結膜炎等に対しては無効である

⑤ 抗菌作用を有する配合成分

分類	配合成分	作用・特徴
サルファ剤	スルファメトキサゾール	・細菌感染（ブドウ球菌や連鎖球菌）による結膜炎やものもらい（麦粒腫）、眼瞼炎などの化膿性の症状の改善を目的としている ・ウイルスや真菌の感染に対する効果はない
ホウ酸	ホウ酸	洗眼薬として用時水に溶解し、結膜嚢の洗浄・消毒に用いられる

サルファ剤
（スルファメトキサゾール） ➡

 細菌感染に効果あり

 ウイルスや真菌には効果はない

⑥ その他の配合成分（無機塩類、ビタミン類、アミノ酸）と配合目的

分類（配合成分）		作用・特徴
無機塩類		涙液の主成分はナトリウムやカリウム等の電解質であるため、配合成分として塩化カリウムなどが用いられる
ビタミン成分	ビタミンA	視細胞が光を感受する反応に関与していることから、視力調整等の反応を改善する
	ビタミンB_2	ビタミンB_2欠乏が関与する角膜炎を改善する
	パンテノール、パントテン酸	・ 自律神経系の伝達物質の産生に重要な成分である ・ 目の調節機能の回復を促す
	ビタミンB_6	・ アミノ酸の代謝や神経伝達物質の合成に関与している ・ 目の疲れ等の症状を改善する
	ビタミンB_{12}	目の調節機能を助ける
	ビタミンE	末梢の微小循環を促進させる ➡結膜充血、疲れ目等の症状を改善する
アミノ酸成分	アスパラギン酸	乳酸分解を促し、新陳代謝を促す ➡目の疲れを改善する

絶対覚えるポイント

- ネオスチグミンはコリンエステラーゼの働きを抑える作用を示し、アセチルコリンの働きを助けることで、目の調節機能を改善する
- アズレン、アラントインは眼粘膜の組織修復を促す
- コンドロイチンは角膜の乾燥を防ぐことが目的
- サルファ剤は細菌感染に用いられる
- パンテノール、パントテン酸は、目の調節機能の回復を促す

レオナルド博士からの挑戦問題

問1 一般用医薬品の点眼薬には、緑内障の症状を改善できるものがある。

問2 ネオスチグミンメチル硫酸塩は、コリンエステラーゼの働きを助ける作用を示し、毛様体におけるアセチルコリンの働きを抑えることで、目の調節機能を改善する。

問3 アズレンスルホン酸ナトリウム（水溶性アズレン）は、炎症を生じた眼粘膜の組織修復を促す作用を期待して用いられる。

問4 コンドロイチン硫酸ナトリウムは、眼粘膜のタンパク質と結合して皮膜を形成し、外部の刺激から保護する作用を期待して用いられる。

問5 イプシロン-アミノカプロン酸は、細菌感染（ブドウ球菌や連鎖球菌）による結膜炎やものもらい（麦粒腫）、眼瞼炎などの化膿性の症状の改善を目的に用いられる。

解答
問1：× できるものがある⇒できるものはない
問2：× コリンエステラーゼの働きを助ける作用を示し、毛様体におけるアセチルコリンの働きを抑える⇒コリンエステラーゼの働きを抑える作用を示し、毛様体におけるアセチルコリンの働きを助ける
問3：○ 問4：× 眼粘膜のタンパク質と結合して皮膜を形成し、外部の刺激から保護する作用を期待して⇒角膜の乾燥を防ぐことを目的として
問5：× イプシロン-アミノカプロン酸⇒サルファ剤

皮膚に用いる薬

● 外皮用薬を使用する際には、入浴後に用いるのが効果的とされる
　➡表皮の角質層が柔らかくなることで有効成分が浸透しやすくなるため

皮膚に用いる薬には、様々な剤形がある
＊ 塗り薬

＊ 貼付剤、スプレー剤、エアゾール剤 など

連続して噴霧する時間は
3秒以内とすることが望ましい！

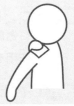

1）きず口等の殺菌消毒成分

代表的な殺菌消毒成分の作用を示す範囲

成　分	一般細菌類の一部	真　菌	結核菌	ウイルス
アクリノール	○	✕	✕	✕
クロルヘキシジン	○	○	✕	✕
ヨウ素系殺菌消毒成分	○	○	○	○

クロルヘキシジンが真菌に効くのはシン（真菌）
クロ（クロルヘキシジン）と覚えてください。

代表的な殺菌消毒成分の特徴

成　分	特　徴
アクリノール	黄色の色素である
オキシドール	・ 一般細菌類の一部（連鎖球菌、黄色ブドウ球菌などの化膿菌）に対する殺菌消毒作用を示す ・ 過酸化水素の分解に伴って発生する活性酸素による酸化、及び発生する酸素の泡立ちによる物理的な洗浄効果がある 　➡作用の持続性：乏しい　組織への浸透性：低い
ヨウ素系殺菌消毒成分	＜共通の特徴＞ 酸化作用によるヨウ素の殺菌力はアルカリ性になると低下する ➡石けん等と併用する場合には、石けん分をよく洗い落としてから使用する
ポビドンヨード	徐々にヨウ素が遊離して殺菌作用を示す
ヨードチンキ	皮膚刺激性が強く、粘膜（口唇等）や目の周りへの使用は避ける必要がある
ベンザルコニウム塩化物	・ 陽性界面活性成分※である ・ 石けんとの混合によって殺菌消毒効果が低下 　➡石けんで洗浄した後に使用する場合、石けんを十分に洗い流す必要がある

※陽性界面活性成分とは、プラスイオンが働くことで、水と油をなじませる成分のこと

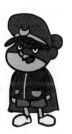

殺菌消毒成分はよく試験で出題されるので、P.271 も一緒にチェックしましょう！
表でまとめて確認すると覚えやすいです！

一般細菌、真菌、結核菌、ウイルスの特徴の違い（イメージ）

一般細菌

細胞膜
細胞壁

- 細胞壁というバリアを持っている
- 細胞壁の周りにマイナスイオンを持っている

（−）

真菌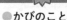

細胞膜
細胞壁

- かびのこと
- 一般細菌と基本的な構造は一緒だが、一般細菌より大きい

結核菌

細胞膜
結核菌特有のバリア
細胞壁

- 一般細菌と基本的な構造は一緒
- 結核菌特有のバリアを持っている

ウイルス

- 細胞膜や細胞壁を持たない
- ウイルス特有のかたい殻をもつ

かたい殻

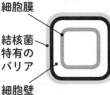

主な殺菌消毒成分の作用の特徴について

> 3章XVの公衆衛生用薬に載ってる消毒薬とあわせて勉強すると、効率よく覚えられるぞ！

【ベンザルコニウム塩化物の効き方（イメージ）】

- ベンザルコニウム塩化物の持つプラスイオンが一般細菌表面のマイナスイオンに作用して、一般細菌を攻撃する。結核菌は、このマイナスイオンが無いためベンザルコニウム塩化物は無効である。
- マイナスイオンを持つ一般的な石けんを併用すると、ベンザルコニウム塩化物の持つプラスイオンにくっついて効果を打ち消してしまう。

一般細菌

細胞膜
細胞壁

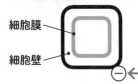

ベンザルコニウム塩化物
↓

（−）←（＋）
マイナスイオンを攻撃

結核菌

結核菌はマイナスイオンがないから作用できない

皮膚に用いる薬 X

第1章

第2章

第3章

第4章

第5章

X 皮膚に用いる薬

【ヨウ素系殺菌消毒成分の効き方（イメージ）】

●ヨウ素による酸化作用により、結核菌を含む一般細菌類、真菌類、ウイルスに対して殺菌消毒作用を示す

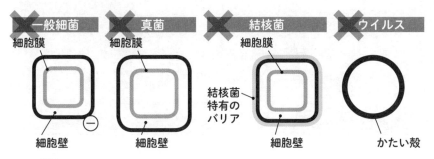

【一般的な創傷への対応】

●出血しているときは、創傷部に清潔なガーゼやハンカチ等を当てて圧迫し、止血する。このとき、創傷部を心臓より高くして圧迫すると止血効果が高い

●水洗が不十分で創傷面の内部に汚れが残ったまま、創傷表面を乾燥させるタイプの医薬品を使用すると、内部で雑菌が増殖して化膿することがある
　➡水道水などきれいな水でよく洗い流す

●火傷（熱傷）の場合は、できるだけ早く、水道水などで熱傷部を冷やすことが重要。冷やした後は、水疱（水ぶくれ）を破らないようにガーゼ等で軽く覆う

●創傷部に殺菌消毒薬を繰り返し適用すると、かえって治癒しにくくなったり、状態を悪化させることがある

②痒み、腫れ、痛み等を抑える配合成分

ステロイド性抗炎症成分

成　分	特　徴
デキサメタゾン、プレドニゾロン、ヒドロコルチゾン	・体の一部分に生じた湿疹、皮膚炎、かぶれなどの一時的な皮膚症状の緩和（痒みや発赤などの皮膚症状を抑える）を目的としている →広範囲に生じた皮膚症状や慢性の湿疹・皮膚炎を対象とするものではない <好ましくない作用> ・末梢組織の免疫機能を低下させる →化膿している患部については症状を悪化させる恐れがあり、使用を避ける必要がある

ステロイド性抗炎症成分は、語尾が「〜ゾン」「〜ゾロン」と覚えるんだ！

非ステロイド性抗炎症成分

成　分	特　徴
ウフェナマート	皮膚の炎症によるほてりや痒み等の緩和を目的として用いられる 副作用：刺激感（ヒリヒリ感）、熱感、乾燥感
筋肉痛、関節痛、打撲、捻挫等による鎮痛等を目的として用いられる成分	・皮膚の下層にある骨格筋や関節部まで浸透してプロスタグランジンの産生を抑える ・殺菌作用はないため、皮膚感染症に対しては効果がない 　➡みずむし、たむし等又は化膿（のう）している患部への使用は避ける必要がある ・喘息の副作用を引き起こす可能性がある 　➡喘息を起こしたことがある人では、使用を避ける必要がある

	インドメタシン	外皮用薬：11歳未満の小児向けの製品はない
	ケトプロフェン、ピロキシカム	副作用：光線過敏症 ➡天候にかかわらず戸外活動を避ける（紫外線に当たるのを避ける）

イブプロフェンピコノール	・イブプロフェンの誘導体である ・外用での鎮痛作用はほとんど期待されない ・吹き出物に伴う皮膚の発赤や腫れを抑えるほか、吹き出物の拡張を抑える（にきび治療薬）

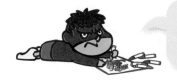

> まずは、上記の成分が非ステロイド性抗炎症薬（NSAIDs）に分類され、ステロイド性抗炎症成分でないことが分かるようにしましょう。

その他の痒み、腫れ、痛み等を抑える配合成分

成　分		特　徴
抗ヒスタミン成分	ジフェンヒドラミン	肥満細胞から遊離した<u>ヒスタミン</u>とその受容体タンパク質との結合を妨げることにより、患部局所におけるヒスタミンの働きを抑える 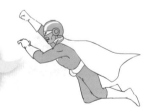 ヒスタミン　抗ヒスタミン成分によって受容体とくっつけない 抗ヒスタミン成分　特定のタンパク質（受容体）　血管
収斂・皮膚保護成分	酸化亜鉛	患部が浸潤又は化膿している場合、傷が深いときなどには、使用を避けること
組織修復成分	ビタミンA油	損傷皮膚の組織の修復を促す
血管収縮成分	ナファゾリン	創傷面に浸透して、その部位を通っている血管を収縮させる 血管　ナファゾリン　収縮
血行促進成分	ヘパリン類似物質	・患部局所の血行を促す ・<u>抗炎症作用</u>や保湿作用も期待される ・血液凝固を抑える働きがあるため、出血しやすい人では使用を避ける

血が**パ**リっとするのを**へ**らす
ヘパリンと覚えるんだ！

絶対覚えるポイント

- ステロイド性抗炎症成分には、デキサメタゾン、プレドニゾロン等がある
- ステロイド性抗炎症成分は、免疫機能を低下させる作用がある
- 外皮用薬で用いられるステロイド性抗炎症成分は、広範囲に生じた皮膚症状や、慢性の湿疹・皮膚炎を対象としない
- ヘパリン類似物質は、血液凝固を抑える働きがある

レオナルド博士からの挑戦問題

問1 ヨウ素の殺菌力は酸性になると低下するため、石けん等と併用する場合には、石けん分をよく洗い落としてから使用すべきである。

問2 ベンザルコニウム塩化物は、石けんとの混合によって殺菌消毒効果が上昇する。

問3 クロルヘキシジングルコン酸塩は、一般細菌類、真菌類に対して殺菌消毒作用はない。

問4 ステロイド性抗炎症成分は、水痘（水疱瘡）、みずむし、たむし等又は化膿している患部については症状を悪化させる恐れがあり、使用を避ける必要がある。

問5 外皮用薬で用いられるステロイド性抗炎症薬は、体の一部に生じた皮膚症状や、慢性の湿疹・皮膚炎を対象とするものではない。

解答　問1：×　酸性⇒アルカリ性　問2：×　上昇⇒低下
問3：×　ない⇒ある
問4：○　問5：×　体の一部⇒広範囲

③ 肌の角質化、かさつき等を改善する配合成分

角質層

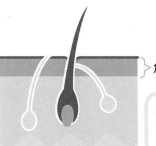

角質層

皮膚の最も外側です。
またケラチンは角質層
の構成成分です。

角質層が乾燥したり、硬く
なると、肌のかさつき等に
つながります。

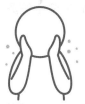

分　類	成　分	特　徴
角質軟化成分	サリチル酸	角質成分を溶解する
	イオウ	皮膚の角質層を構成するケラチンを変質させる
保湿成分	グリセリン、尿素	角質層の水分保持量を高め、皮膚の乾燥を改善する

うおのめやたこを治すときにサリチル酸が入った薬が
よく使われるんじゃ。

たこだけにひっぱりだこなんですね。
サリチルさん。

人名みたいに言うんじゃないよ！

④ 抗菌作用を有する配合成分

成　分	特　徴
サルファ剤 （ホモスルファミンなど）	・細菌のDNA合成を阻害する ・にきび、吹き出物治療に使用する
バシトラシン	細菌の細胞壁合成を阻害する
クロラムフェニコール	細菌のタンパク質合成を阻害する

細菌に作用する医薬品の成分

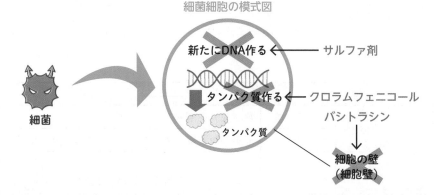

細菌細胞の模式図

新たにDNA作る ← サルファ剤

タンパク質作る ← クロラムフェニコール
バシトラシン

細菌

タンパク質

細胞の壁
（細胞壁）

絶対覚えるポイント

- イオウは、皮膚の角質層を構成するケラチンを変質させる
- 皮膚の乾燥を改善することを目的にグリセリン、尿素が用いられる
- サルファ剤は細菌のDNA合成を阻害することにより抗菌作用を示す

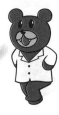

ここで簡単にDNAについて説明するぞ。
DNAっていうのは生き物の細胞に含まれる成分でタンパク質を作るための設計図の役割を果たしてんだ。裏を返すと、これを阻害すれば細胞を壊せるから殺菌することができるってわけだ！

5) 抗真菌作用を有する配合成分

みずむし・たむし等の要因と基礎的なケア

みずむし、たむし等は、皮膚糸状菌（白癬菌）という真菌類の一種が皮膚に寄生することによっておこる疾患である。

●みずむし：ほとんどの場合は足に生じる

●いんきんたむし：

内股にでき、尻や陰嚢付近に広がっていくもの

●ぜにたむし：

輪状の小さな丸い病巣が胴や四肢に発生

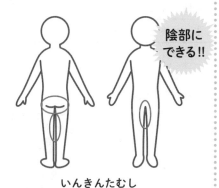

陰部に
できる!!

いんきんたむし

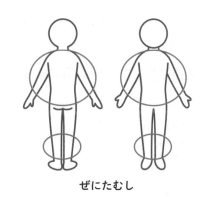

ぜにたむし

【剤形の選択】

●じゅくじゅくと湿潤している患部：軟膏
●皮膚が厚く角質化している患部：液剤

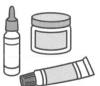

悪化するとひび割れして痛い
ため水分を補う

●湿疹か皮膚糸状菌による皮膚感染かはっきりしない場合に、抗真菌成分が
配合された医薬品を使用することは適当でない

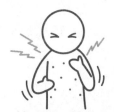

湿疹 or 皮膚感染症？

抗真菌成分配合医薬品 ➡ **悪化**

することも…

227

代表的な抗真菌成分、主な副作用、受診勧奨

成　分		特　徴
イミダゾール系抗真菌成分	スルコナゾール、クロトリマゾール、ミコナゾール	皮膚糸状菌の細胞膜を構成する成分の産生を妨げたり、細胞膜の透過性を変化させる
テルビナフィン		皮膚糸状菌の細胞膜を構成する成分の産生を妨げる
シクロピロクスオラミン		皮膚糸状菌の細胞膜に作用して、その増殖・生存に必要な物質の輸送機能を妨げる
ウンデシレン酸		患部を酸性にすることで、菌の発育を抑える
ピロールニトリン		菌の呼吸や代謝を妨げる

真菌に作用する医薬品の成分

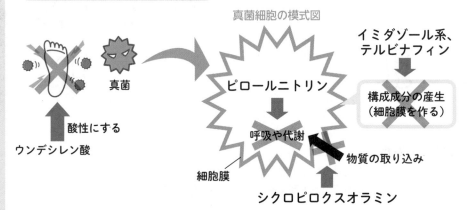

真菌細胞の模式図

絶対覚えるポイント

- みずむし、たむし等は、真菌類の一種が皮膚に寄生することによっておこる疾患である
- じゅくじゅくと湿潤している患部には、軟膏が適す
- 皮膚糸状菌の細胞膜を構成する成分の産生を防げるものには、イミダゾール系抗真菌成分とテルビナフィンがある
- ウンデシレン酸は、患部を酸性にすることで、皮膚糸状菌の発育を抑える

228

COLUMN
主な抗菌成分と抗真菌成分の作用点のまとめ（参考）

細菌と真菌の特徴

① 細菌と真菌は、酸性の環境で死滅する

② 細菌はDNAという体の設計図をもとに増える

③ 細菌はDNAの情報をもとに体の材料となるタンパク質を作る

④ 真菌は生存に必要な物質を、細胞膜を介して取り込む

⑤ 真菌は取り込んだ物質を使い呼吸したり代謝したりする

抗菌成分と抗真菌成分の作用点

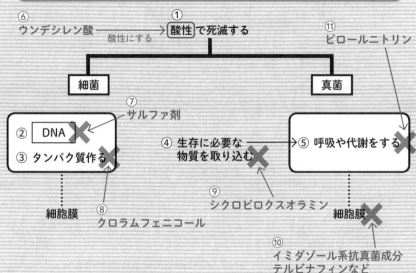

⑥ ウンデシレン酸は、酸性の環境を作り出すことで細菌や真菌を死滅させる

⑦ サルファ剤は細菌がDNAを作るのを邪魔して細菌を死滅させる

⑧ クロラムフェニコールは細菌がタンパク質を作るのを邪魔して、細菌を死滅させる

⑨ シクロピロクスオラミンは、真菌が生存に必要な物質を取り込むのを邪魔して死滅させる

⑩ イミダゾール系抗真菌成分やテルビナフィンは、真菌の細胞膜を壊して死滅させる

⑪ ピロールニトリンは、真菌の呼吸や代謝を邪魔して死滅させる

毛髪用薬

● 脱毛の防止、育毛、ふけや痒みを抑えること等を目的とする
● 人体に対する作用が緩和なものは、医薬部外品（育毛剤、養毛剤）として製造販売
されている
　→「●●性脱毛症」等の疾患名を掲げた効能・効果は、医薬品においてのみ認められる

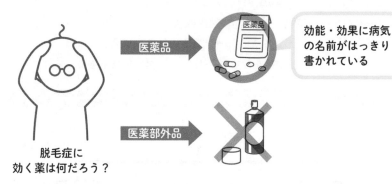

効能・効果に病気
の名前がはっきり
書かれている

脱毛症に
効く薬は何だろう？

成　分		特　徴
カルプロニウム塩化物		末梢組織において**アセチルコリンに類似した作用**を示す →頭皮の血管を拡張、毛根への血行を促すことによる発毛効果を期待して用いられる
女性ホルモン成分 （エストラジオール安息香酸エステル）		・脱毛は男性ホルモンの働きが過剰であることも一因とされているため、女性ホルモンによる脱毛抑制効果を期待して配合されている ・妊婦又は妊娠していると思われる女性では使用を避ける
生薬成分	カシュウ	・タデ科のツルドクダミの塊根を基原とする ・頭皮における脂質代謝を高めて、余分な皮脂を取り除く
	チクセツニンジン	・ウコギ科のトチバニンジンの根茎を、通例、湯通ししたものを基原とする ・血行促進、抗炎症などの作用を期待して用いられる
	ヒノキチオール	・ヒノキ科のタイワンヒノキ、ヒバ等から得られた精油成分である ・抗菌、抗炎症などの作用を期待して用いられる

絶対覚えるポイント

- 疾患名を掲げた効能・効果は、医薬品においてのみ認められる
- カルプロニウム塩化物は、末梢組織においてアセチルコリンに類似した作用を示す
- カシュウは、頭皮における脂質代謝を高めて、余分な皮脂を取り除く作用を期待して用いられる

レオナルド博士からの挑戦問題

問1 みずむし、たむし等は、皮膚糸状菌（白癬菌）という細菌類の一種が皮膚に寄生することによって起こる疾患である。

問2 じゅくじゅくと湿潤している患部には、液剤が適する。

問3 シクロピロクスオラミンは、皮膚糸状菌の細胞膜を構成する成分の産生を妨げることにより、その増殖を抑える。

問4 ウンデシレン酸は、患部を酸性にすることで、皮膚糸状菌の発育を抑える。

問5 カルプロニウム塩化物は、末梢組織（適用局所）においてアセチルコリンに類似した作用（コリン作用）を示す。

解答 問1：× 細菌類⇒真菌類　問2：× 液剤⇒軟膏
問3：× シクロピロクスオラミン⇒テルビナフィン塩酸塩等
問4：○ 問5：○

歯や口中に用いる薬

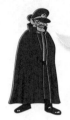

歯や口中に用いる薬は、薬の成分名が必ずといっていいほど問われる。それも歯痛薬成分と歯槽膿漏薬成分が混ぜこぜで出題されるから、どの成分がどの特徴だったかを覚える必要があるぞ。

❶歯痛・歯槽膿漏薬

1）代表的な配合成分、主な副作用

歯痛

●歯痛は、多くの場合、歯の齲蝕（むし歯）とそれに伴う歯髄炎によって起こる

歯髄
（血管と知覚神経
が通っている）

齲蝕（むし歯）は
治らない！

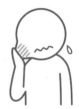

齲蝕が歯髄まで
進むと歯髄炎等の
痛みを感じる

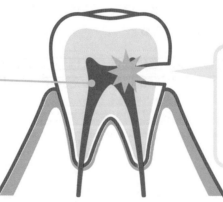

齲蝕が歯髄まで進んだ歯

歯痛薬（外用）

●歯痛薬：歯の齲蝕による歯痛を応急的に鎮めることを目的とする一般用医薬品である
●歯の齲蝕が修復されることはない

→早めに医療機関（歯科）を受診して治療を受けることが基本となる

	歯痛薬成分	特　徴
局所麻酔成分	アミノ安息香酸エチル、ジブカイン	齲蝕により露出した歯髄を通っている知覚神経の伝達を遮断して痛みを鎮める
殺菌消毒成分	オイゲノール	齲蝕を生じた部分における細菌の繁殖を抑える
生薬成分	サンシシ	・ アカネ科のクチナシの果実を基原とする ・ 抗炎症作用を期待して用いられる

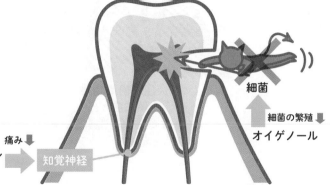

細菌

細菌の繁殖⬇
オイゲノール

痛み⬇

アミノ安息香酸エチル
ジブカイン → 知覚神経

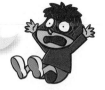

ゲッ！むし歯になったかもしれないですって!?
オイゲノールで菌をおいだすしかないですよ！

絶対覚えるポイント

・ アミノ安息香酸エチル、ジブカインは、齲蝕により露出した歯髄を通っている知覚神経の伝達を遮断して痛みを鎮める
・ オイゲノールは、齲蝕を生じた部分における細菌の繁殖を抑える

歯槽膿漏

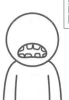

- 歯と歯肉の境目にある溝（歯肉溝）では細菌が繁殖しやすく、歯肉の炎症を起こすことがある
- 歯肉炎が重症化して、炎症が歯周組織全体に広がると歯周炎（歯槽膿漏）となる

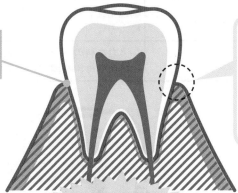

歯肉溝
（歯と歯肉の境目
にある溝）

細菌が繁殖
→歯肉の炎症

炎症が歯周組織
全体に広がる
→歯周炎（歯槽膿漏）

歯槽膿漏はほっとくと大変なことになるぞ。
歯が抜けちまうからな。
ちなみに昔の人は歯の本数で年齢を
測っていたそうだ。
だから齢の字には歯が入ってるんだってな。
どうだ、ためになったか。

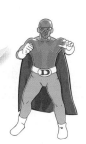

234

外用薬

歯槽膿漏薬成分		特 徴
殺菌消毒成分	セチルピリジニウム塩化物、イソプロピルメチルフェノール、チモール	歯肉溝での細菌繁殖を抑える
抗炎症成分	グリチルリチン酸二カリウム	歯周組織の炎症を和らげる
止血成分	カルバゾクロム	炎症を起こした歯周組織からの出血を抑える
組織修復成分	アラントイン	炎症を起こした歯周組織の修復を促す
生薬成分	カミツレ	抗炎症、抗菌などの作用を期待して用いられる

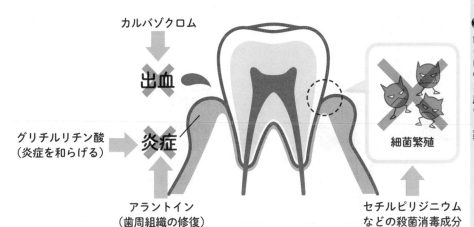

カルバゾクロム
出血

グリチルリチン酸
（炎症を和らげる）
炎症

アラントイン
（歯周組織の修復）

細菌繁殖

セチルピリジニウム
などの殺菌消毒成分

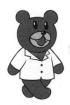

殺菌消毒成分のセチルピリジニウムやイソプロピルメチルフェノールは、いわゆるマウスウォッシュの中に入っている成分だ。緑色とか紫色のよく売れてるやつにも入ってるぞ。ちなみに、カミツレは歯周病予防の歯磨き粉に入ってるけど、飲む薬には使わないぞ！

内服薬

歯槽膿漏薬成分		特　徴
抗炎症成分	グリチルリチン酸二カリウム	歯周組織の炎症を和らげる
止血成分	フィトナジオン（ビタミンK$_1$）、カルバゾクロム	炎症を起こした歯周組織からの出血を抑える
組織修復成分	銅クロロフィリン	・炎症を起こした歯周組織の修復を促す ・歯肉炎に伴う口臭を抑える
ビタミン成分	ビタミンC	・コラーゲン代謝※を改善して炎症を起こした歯周組織の修復を助ける ・毛細血管を強化して炎症による腫れや出血を抑える
	ビタミンE	歯周組織の血行を促す

※コラーゲン代謝とは、古いコラーゲンを分解し、新しいコラーゲンを作ること

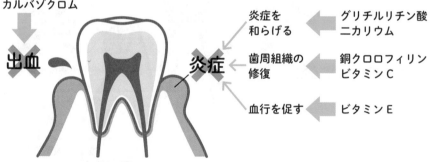

フィトナジオン
カルバゾクロム

出血

炎症を
和らげる　◀ グリチルリチン酸二カリウム

歯周組織の
修復　◀ 銅クロロフィリン
ビタミンC

血行を促す　◀ ビタミンE

炎症

絶対覚えるポイント

- 外用薬として歯肉溝での細菌繁殖を抑える：セチルピリジニウム塩化物
- 炎症を起こした歯周組織からの出血を抑える：カルバゾクロム
- 内服薬として歯周組織の血行を促す：ビタミンE

ビタミンＣは COLLAGEN 代謝を改善です。

❷口内炎用薬

口内炎

- ●口内炎：口腔粘膜に生じる炎症。口腔の粘膜上皮に水疱や
　　　　　潰瘍ができて痛み、ときに口臭を伴う
- ●疱疹ウイルスの口腔内感染による場合や、医薬品の副作用
　として口内炎を生じる場合もある

1) 代表的な配合成分、主な副作用

成　分		特　徴
抗炎症成分	グリチルリチン酸二カリウム	口腔粘膜の炎症を和らげる
	アズレン	口腔粘膜の組織修復を促す
殺菌消毒成分	セチルピリジニウム塩化物、クロルヘキシジン、アクリノール、ポビドンヨード	患部からの細菌感染を防止する
生薬成分	シコン（紫根）	・ ムラサキ科のムラサキの根を基原とする ・ 組織修復促進、抗菌などの作用を期待して用いられる

2) 相互作用、受診勧奨

- ●口内炎：通常であれば1～2週間で自然寛解する
　　　　　一度に複数箇所に発生して食事に著しい支障を来すほどの状態であれば、
　　　　　医療機関を受診するなどの対応が必要である
- ●長期間にわたって症状が長引いている場合には、口腔粘膜に生じた腫瘍である可能性
　もある
- ●一般用医薬品でも副作用として口内炎等が現れることがある

口内炎に
なっちゃった

通常　→　自然に治る

長引く　→　口腔粘膜に生じた腫瘍かも…

- セチルピリジニウム塩化物は、患部からの細菌感染を防止する
- シコンは、ムラサキ科のムラサキの根を基原とする生薬である
- シコンは、組織修復促進、抗菌などの作用を期待して用いられる

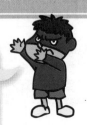

シコンは痔疾用薬（P.181）でも登場しています。
併せて確認しておいてください。
ちなみに漢方の紫雲膏にも含まれていて紫雲膏が
紫色なのはシコンが入っているからなんです。
そういうわけで紫雲膏はひび、あかぎれのような
組織の修復に使われるそうです。

レオナルド博士からの挑戦問題

問1 オイゲノールは、齲蝕により露出した歯髄を通っている知覚神経の伝達を遮断して痛みを鎮めることを目的として用いられる。

問2 歯周組織の血行を促す効果を期待して、ビタミンCが用いられる。

問3 口内炎は、口腔粘膜に生じる炎症で、口腔粘膜上皮に水疱や潰瘍ができて痛み、ときに口臭を伴う。

問4 セチルピリジニウム塩化物は、患部からの細菌感染を防止することを目的として用いられる。

問5 アクリノールは、組織修復促進、抗菌などの作用を期待して用いられる。

解答 問1：× 齲蝕により露出した歯髄を通っている知覚神経の伝達を遮断して痛みを鎮めることを目的⇒齲蝕を生じた部分における細菌の繁殖を抑えることを目的
問2：× ビタミンC⇒ビタミンE 問3：○ 問4：○
問5：× アクリノール⇒シコン

禁煙補助剤

1）喫煙習慣とニコチンに関する基礎知識

- ●ニコチンは脳の情動を司る部位に働いて覚醒、リラックス効果などをもたらす
- ●習慣的な喫煙により、喫煙していないと血液中のニコチン濃度の低下によって、イライラ感、落ち着かない等のニコチン離脱症状（禁断症状）が現れる

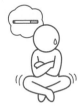

【ニコチン置換療法】

- ●禁煙を達成するには、ニコチン離脱症状を軽減するニコチン置換療法が有効とされる
- ●具体的な方法：ニコチンの摂取方法を喫煙以外に換えて離脱症状の軽減を図りながら徐々に摂取量を減らし、最終的にニコチン摂取をゼロにする

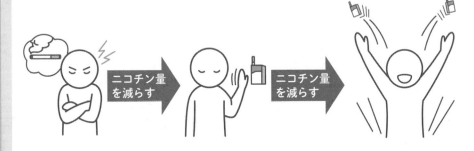

禁煙補助剤

- ●ニコチン置換療法に使用される
- ●ニコチンを有効成分とする医薬品
  - ➡咀嚼剤、パッチ製剤がある

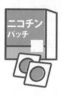

【禁煙補助剤 注意点】

- ●咀嚼剤：ゆっくりと断続的に噛むこと
  - ➡菓子のガムのように噛むと唾液が多く分泌され、吐きけや
    腹痛等の副作用が現れやすくなる

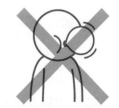

- ●大量に使用しても禁煙達成が早まるものではない
  - ➡かえってニコチン過剰摂取による副作用のおそれが
    あるため、1度に2個以上の使用は避ける

いっぱい食べたから
禁煙成功だ！

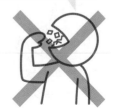

- ●使用を避ける人：うつ病と診断されたことがある人、妊婦・母乳を与える女性

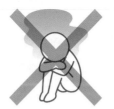
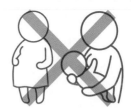

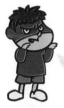

妊婦がタバコを吸うと、流産・早産のリスクや低体重の赤ちゃん
が産まれることがあるから赤ちゃんのためにも控えましょう！

② 主な副作用、相互作用、禁煙達成へのアドバイス・受診勧奨

相互作用

●口腔内が酸性になるとニコチンの吸収が低下する

　➡コーヒーや炭酸飲料など口腔内を酸性にする食品を摂取した後しばらくは
　　使用を避けることとされている

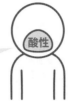

酸性 ➡ 吸収低下
（禁煙補助剤の効果低下）

●ニコチンは交感神経系を興奮させる作用を示す

　➡アドレナリン作動成分が配合された医薬品（鎮咳去痰薬、鼻炎用薬、痔疾用薬等）
　　との併用により、その作用を増強させるおそれがある

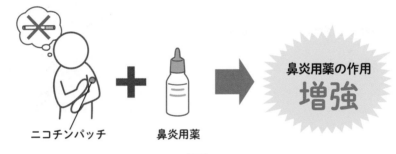

ニコチンパッチ　　　　鼻炎用薬

鼻炎用薬の作用
増強

●ニコチンはインスリンの血糖降下作用に拮抗して、効果を妨げるおそれがある
●禁煙補助剤は、喫煙を完全に止めたうえ使用することとされている

　➡ニコチンの過剰摂取となるおそれがあるため

【禁煙達成へのアドバイス・受診勧奨】

●禁煙に伴うイライラ感、集中困難、落ち着かないなどのニコチン離脱症状は、通常、禁煙開始から 1 〜 2 週間の間に起きることが多い

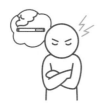

数週間後

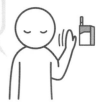

> イライラしなくなってきたぞ！

禁煙開始から 1 〜 2 週間

●禁煙補助剤の使用により禁煙達成が困難なほどの重症の依存を生じている場合には、ニコチン依存症の治療を行う禁煙外来の受診を勧める

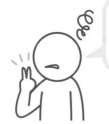

> 吸いたい
> 吸いたい
> 吸いたい

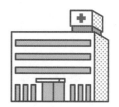

受診を勧める

絶対覚えるポイント

- 咀嚼剤（そしゃく）は、ゆっくりと断続的に噛むこととされている
- 禁煙補助剤の使用を避ける人：うつ病と診断されたことがある人、妊婦
- 口腔内が酸性になるとニコチンの吸収が低下する
- ニコチンは交感神経系を興奮させる作用を示す

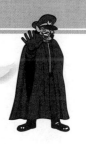

> 禁煙補助剤について理解できたかね？
> 喫煙している人は禁煙補助剤で禁煙すれば
> 理解も進んで禁煙もできて一石二鳥じゃな！

レオナルド博士からの挑戦問題

問1 咀嚼剤は、菓子のガムのように噛むと唾液が多く分泌されるためよい。

問2 禁煙補助剤は、うつ病と診断されたことがある人では、禁煙時の離脱症状により、うつ症状を悪化させることがあるため、使用を避ける必要がある。

問3 禁煙補助剤は、妊娠又は妊娠していると思われる女性、母乳を与える女性では、積極的に用いる。

問4 禁煙補助剤は、口腔内が酸性になるとニコチンの吸収が増加するため、コーヒーや炭酸飲料などの口腔内を酸性にする食品を摂取した後しばらくは使用を避けることとされている。

問5 ニコチンは交感神経系を抑制させる作用を示す。

解答 問1：× 菓子のガムのように噛むと唾液が多く分泌されるためよい
⇒菓子のガムのように噛むと唾液が多く分泌され、副作用が現れやすくなるため、ゆっくりと断続的に噛むこととされている
問2：○ 問3：× 積極的に用いる⇒使用を避ける必要がある
問4：× 増加⇒低下 問5：× 抑制⇒興奮

滋養強壮保健薬

1) 医薬品として扱われる保健薬

滋養強壮保健薬

●体調不良を生じやすい状態や体質の改善、特定の栄養素の不足による
症状の改善又は予防等を目的としている
　➡ビタミン成分、カルシウム、アミノ酸、生薬成分等が配合された医薬品である

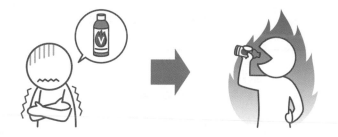

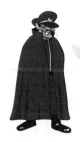

ビタミン成分にまつわる問題は、この滋養強壮保健薬
の他にもたくさん出題されておる。
登録販売者にとって必須の知識というわけじゃな。

ビタミンには脂溶性ビタミンと水溶性ビタミンがある。

> 脂溶性ビタミンは、ビタミンA、D、E、K
> の4種類だけです。脂溶性ビタミンは
> DAKE（だけ）と覚えると便利です。

脂溶性ビタミン

成　分		特　徴
ビタミンA	レチノール、ビタミンA油	・夜間視力を維持したり、皮膚や粘膜の機能を正常に保つ ➡目の乾燥感、夜盲症（とり目、暗所での見えにくさ）の症状緩和に用いる ・一般用医薬品における1日分量：4000国際単位が上限となっている ・ビタミンA油は、組織修復作用を有する（P.222参照）
ビタミンD	エルゴカルシフェロール、コレカルシフェロール	・腸管でのカルシウム吸収及び尿細管でのカルシウム再吸収を促して、骨の形成を助ける ➡骨歯の発育不良、くる病の予防等に用いる ・【過剰症】高カルシウム血症 ゴロ 　カルシウムどっ（D）さり
ビタミンE	トコフェロール	・体内の脂質を酸化から守り、細胞の活動を助ける ・下垂体や副腎系に作用してホルモン分泌の調節に関与する ・コレステロールからの過酸化脂質の生成を抑えるほか、末梢血管における血行を促進する作用がある（P.167参照） ・肛門周囲の末梢血管の血行を促して、うっ血を改善する（P.182参照）
ビタミンK	フィトナジオン（ビタミンK₁）	・炎症を起こした歯周組織からの出血を抑える（P.236参照） ※大腸の腸内細菌は血液凝固などに関与するビタミンKを産生（P.53参照）

水溶性ビタミン

成　分		特　徴
ビタミンB₁	チアミン塩化物塩酸塩、フルスルチアミン塩酸塩	・ 炭水化物からのエネルギー産生に不可欠な栄養素で、神経の正常な働きを維持する ・ 神経痛、筋肉痛・関節痛（肩・腰・肘・膝痛、肩こり、五十肩など）、手足のしびれなどに用いられる
ビタミンB₂	リボフラビン酪酸エステル	・ 脂質代謝に関与し、皮膚や粘膜の機能を正常に保つ ・ コレステロール生合成抑制と排泄・異化促進作用、過酸化脂質分解作用を有する（P.167参照） ・ 摂取により、尿が黄色くなることがあるが、使用の中止を要する副作用等の異常ではない ・ ビタミンB₂欠乏が関与する角膜炎を改善する（P.214参照）
ビタミンB₆	ピリドキシン塩酸塩	・ タンパク質の代謝に関与し、皮膚や粘膜の健康維持、神経機能維持 ➡ 目の疲れ等の症状を改善する（P.214参照） ・ ヘモグロビン産生に必要（P.171参照）
ビタミンB₁₂	シアノコバラミン	・ 赤血球の形成を助け、また、神経機能を正常に保つ ・ 貧血用薬等に配合 ➡ 骨髄での造血機能を高める（P.171参照）
ビタミンC	アスコルビン酸	・ 体内の脂質を酸化から守る抗酸化作用を有する ➡ 酸化力により効果を発揮するヨウ素系殺菌消毒成分の殺菌作用を低下させる（P.140参照） ・ しみ、そばかす、日焼け・かぶれによる色素沈着の症状を緩和する ・ 消化管内で鉄が吸収されやすい状態に保つ（P.171参照） ・ コラーゲン代謝を改善して炎症を起こした歯周組織の修復を助ける（P.236参照）

- ビタミンAは夜間視力維持に関与する
- ビタミンDは、腸管でのカルシウム吸収及び尿細管でのカルシウム再吸収を促して、骨の形成を助ける
- ビタミンB₁は、炭水化物からのエネルギー産生に不可欠な栄養素
- ビタミンB₂は、脂質代謝に関与する
- ビタミンB₆は、タンパク質の代謝に関与する

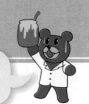

> オラ覚え方だ！　B₁は炭すいち化物、
> B₂は脂しツー、B₆はプロ（6）テインだ！

カルシウム成分、アミノ酸成分等

成　分		特　徴
カルシウム成分		・ 骨や歯の形成に必要な栄養素である ・ 筋肉の収縮、血液凝固、神経機能にも関与する
アミノ酸成分	システイン	・ 髪や爪、肌などに存在する ・ 皮膚におけるメラニンの生成を抑える ・ 皮膚の新陳代謝を活発にしてメラニンの排出を促す ・ 肝臓においてアルコールを分解する酵素の働きを助ける
	アミノエチルスルホン酸（タウリン）	・ 細胞機能が正常に働くために重要な物質である ・ 肝臓機能を改善する
	アスパラギン酸	・ 生体におけるエネルギー産生効率を高める ・ 骨格筋に溜まった乳酸の分解を促す

その他の成分

成　分	特　徴
ヘスペリジン	ビタミン様物質のひとつで、ビタミンCの吸収を助ける VITAMIN C → 吸収を助ける
<u>コンドロイチン</u>	軟骨組織の主成分で、軟骨成分を形成及び修復する ➡関節痛、筋肉痛等の改善を促す
グルクロノラクトン	肝臓の働きを助け、肝血流を促進する ➡全身倦怠感や疲労時の栄養補給を 　目的として配合されている 肝臓の働きを助ける →
ガンマ－オリザノール	・米油及び米胚芽油から見出された抗酸化作用を示す成分 　である ・ビタミンE等と組み合わせて配合されている場合がある

絶対覚えるポイント

- システインは、皮膚におけるメラニンの生成を抑える
- アミノエチルスルホン酸（タウリン）は、肝臓機能を改善する
- グルクロノラクトンは、肝血流を促進する

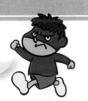

滋養強壮保健薬は毎年各エリアで必ずと
いっていいほど出題されているから、
赤字部分は見直しておいた方がいいですよ。

レオナルド博士からの挑戦問題

問1 ビタミンAは、腸管でのカルシウム吸収及び尿細管でのカルシウム再吸収を促して、骨の形成を助ける栄養素である。

問2 ビタミンB$_{12}$は、炭水化物からのエネルギー産生に不可欠な栄養素で、神経の正常な働きを維持する作用がある。

問3 ビタミンEは、タンパク質の代謝に関与し、皮膚や粘膜の健康維持、神経機能の維持に重要な栄養素である。

問4 システインは、骨格筋に溜まった乳酸の分解を促す等の働きを期待して用いられる。

問5 グルクロノラクトンは、肝臓の働きを助け、肝血流を促進する働きがあり、全身倦怠感や疲労時の栄養補給を目的として配合されている場合がある。

解答
問1：× ビタミンA⇒ビタミンD
問2：× ビタミンB$_{12}$⇒ビタミンB$_1$
問3：× ビタミンE⇒ビタミンB$_6$
問4：× システイン⇒アスパラギン酸ナトリウム　問5：○

漢方処方製剤・生薬製剤

❶漢方処方製剤

1）漢方の特徴・漢方薬使用における基本的な考え方

●漢方医学：古来に中国から伝わり、日本において発展してきた日本の伝統医学

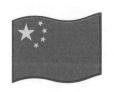

古来に伝わり、日本独自に発展

漢方

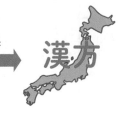

※中医学に基づく薬剤：中薬　漢方薬ではない

漢方処方製剤

●使用する人の体質や症状等に適した処方を既成の処方の中から選択して用いられる
●有効性及び安全性を確保するために、漢方独自の病態認識である「証」に基づいて用いられる
●患者の「証」に合わないものが選択された場合には、効果が得られないばかりでなく、副作用を生じやすくなる
➡重篤な副作用が起きることもある
●生後3ヶ月未満の乳児には使用しない

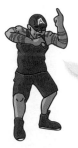

「生後3ヶ月未満の乳児には使用しない」は、試験で「3ヶ月」が「6ヶ月」や「3歳」でひっかけられてくることもあれば、「生後3ヶ月未満の乳児にも使用できる」でひっかけられてくることもあります。
「3ヶ月」というキーワードだけで〇×を判断するのではなく、最後までしっかり問題を読みましょう。

代表的な漢方処方製剤、適用となる症状・体質、主な副作用

体　力	漢方処方製剤	特　徴
体力充実	防風通聖散 （ぼうふうつうしょうさん）	・ 腹部に皮下脂肪が多く、肥満症に適す ・ 構成生薬：カンゾウ、マオウ、ダイオウ 　　　　　　を含む ・ 副作用：間質性肺炎や肝機能障害、 　　　　　　偽アルドステロン症
体力中等度以上	大柴胡湯 （だいさいことう）	・ 常習便秘 ・ 構成生薬：ダイオウを含む
	黄連解毒湯 （おうれんげどくとう）	二日酔い、鼻出血
	清上防風湯 （せいじょうぼうふうとう）	赤鼻（酒さ）、にきび
体力中等度以下	防已黄耆湯 （ぼういおうぎとう）	・ 肥満症（水ぶとり） ・ 副作用：間質性肺炎や肝機能障害、 　　　　　　偽アルドステロン症

漢方処方製剤・生薬製剤 ⅩⅣ

第1章
第2章
第3章
第4章
第5章

ⅩⅣ
漢方処方製剤・生薬製剤

③）相互作用、受診勧奨

相互作用

●同じ生薬を含む漢方処方製剤が併用された場合、作用が強く現れたり、副作用を生じやすくなる恐れがある

●医療用医薬品との相互作用も知られている
→小柴胡湯とインターフェロン製剤による間質性肺炎のように重篤な副作用を生じる場合がある

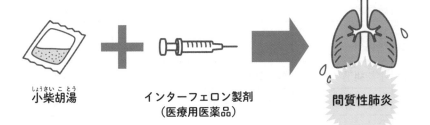

小柴胡湯　　　　　　インターフェロン製剤　　　　　　間質性肺炎
　　　　　　　　　　（医療用医薬品）

受診勧奨

●一定期間又は一定回数使用しても症状の改善が認められない場合
→漢方処方製剤の使用を漫然と継続せずに、必要に応じて医療機関を受診するよう促す

絶対覚えるポイント

• 中医学に基づく薬剤は、漢方薬ではない
• 患者の「証」に合った漢方処方を選択する
• 漢方処方製剤は、生後3ヶ月未満の乳児には使用しない
• 防風通聖散は、腹部に皮下脂肪が多く、肥満症に適す

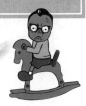

……。

登録販売者試験で、漢方処方製剤の問題は苦手な方が多い。
漢方名とその漢方にしかない「特徴（キーワード）」を繋げることが
ポイントだ。例えば、「のどのつかえ感」ときたら半夏厚朴湯だ！

漢方処方製剤一覧

分類	漢方名	特徴（キーワード）	体力
かぜ	麻黄湯（まおうとう）	身体のふしぶしが痛い	体力充実
	葛根湯（かっこんとう）	・感冒の初期 ・汗をかいていないもの	体力中等度以上
	小柴胡湯（しょうさいことう）	舌に白苔	体力中等度
	半夏厚朴湯（はんげこうぼくとう）	のどのつかえ感	体力中等度をめやす
	麦門冬湯（ばくもんどうとう）	咽頭の乾燥感	体力中等度以下
	柴胡桂枝湯（さいこけいしとう）	かぜの中期以降	体力中等度または やや虚弱
	小青竜湯（しょうせいりゅうとう）	アレルギー性鼻炎＋うすい水様の痰	体力中等度または やや虚弱
	桂枝湯（けいしとう）	汗が出るもの	体力虚弱
	香蘇散（こうそさん）	かぜ＋血の道症	体力虚弱
鎮痛	芍薬甘草湯（しゃくやくかんぞうとう）	こむらがえり	体力に関わらず
	薏苡仁湯（よくいにんとう）	関節や筋肉のはれや痛み	体力中等度
	麻杏薏甘湯（まきょうよくかんとう）	いぼ、手足のあれ	体力中等度
	疎経活血湯（そけいかっけつとう）	しびれがあるものの関節痛	体力中等度
	釣藤散（ちょうとうさん）	慢性頭痛	体力中等度
	当帰四逆加呉茱萸生姜湯（とうきしぎゃくかごしゅゆしょうきょうとう）	手足の冷えを感じ、下肢の冷え	体力中等度以下
	呉茱萸湯（ごしゅゆとう）	しゃっくり	体力中等度以下
	桂枝加朮附湯（けいしかじゅつぶとう）、桂枝加苓朮附湯（けいしかりょうじゅつぶとう）	手足が冷えてこわばり	体力虚弱

分類	漢方名	特徴（キーワード）	体力
神経質 など	柴胡加竜骨牡蛎湯 さいこかりゅうこつぼれいとう	高血圧の随伴症状	体力中等度以上
	抑肝散、 よくかんさん 抑肝散加陳皮半夏 よくかんさんかちんぴはんげ	イライラ	体力中等度をめやす
	酸棗仁湯 さんそうにんとう	心身が疲れ、精神不安、不眠などがあるものの不眠症	体力中等度以下
	加味帰脾湯 かみきひとう	ときに熱感を伴うものの貧血	体力中等度以下
	桂枝加竜骨牡蛎湯 けいしかりゅうこつぼれいとう	眼精疲労	体力中等度以下
疳	小建中湯 しょうけんちゅうとう	小児虚弱体質	体力虚弱
咳と痰	甘草湯 かんぞうとう	外用では痔・脱肛の痛み だっこう	体力に関わらず
	五虎湯 ごことう	咳が強くでるものの咳	体力中等度以上
	麻杏甘石湯 まきょうかんせきとう	のどが渇くものの咳	体力中等度以上
	神秘湯 しんぴとう	痰が少ないものの小児喘息	体力中等度
	半夏厚朴湯 はんげこうぼくとう	のどのつかえ感	体力中等度をめやす
	柴朴湯 さいぼくとう	咽喉・食道部の異物感＋のどのつかえの記載なし	体力中等度
	麦門冬湯 ばくもんどうとう	咽頭の乾燥感	体力中等度以下
喉の 痛み	桔梗湯 ききょうとう	ときに咳が出るものの扁桃炎	体力に関わらず
	駆風解毒散、 くふうげどくさん 駆風解毒湯 くふうげどくとう	喉が腫れて痛む扁桃炎	体力に関わらず
	響声破笛丸 きょうせいはてきがん	しわがれ声	体力に関わらず
	白虎加人参湯 びゃっこかにんじんとう	熱感と口渇が強いものの喉の渇き	体力中等度以上

分類	漢方名	特徴（キーワード）	体力
胃	平胃散 へいいさん	食べすぎによる胃のもたれ	体力中等度以上
	安中散 あんちゅうさん	腹部は力がなくて	体力中等度以下
	六君子湯 りっくんしとう	みぞおちがつかえ	体力中等度以下
	人参湯 にんじんとう	手足などが冷えやすいものの胃腸虚弱	体力虚弱
腸	大黄甘草湯 だいおうかんぞうとう	体力に関わらず+便秘に伴う<u>頭重</u> ずじゅう	体力に関わらず
	大黄牡丹皮湯 だいおうぼたんぴとう	便秘しがちなものの月経不順	体力中等度以上
	桂枝加芍薬湯 けいしかしゃくやくとう	しぶり腹	体力中等度以下
	麻子仁丸 ましにんがん	塊状なものの便秘+便秘に伴う<u>頭重</u>	体力中等度以下
心臓	苓桂朮甘湯 りょうけいじゅつかんとう	めまい、ふらつきがあり	体力中等度以下
血圧	三黄瀉心湯 さんおうしゃしんとう	便秘傾向＋高血圧の随伴症状	体力中等度以上
	七物降下湯 しちもつこうかとう	高血圧に伴う随伴症状	体力中等度以下
痔	乙字湯 おつじとう	いぼ痔、切れ痔	体力中等度以上
	芎帰膠艾湯 きゅうききょうがいとう	痔出血	体力中等度以下
頻尿	猪苓湯 ちょれいとう	排尿痛	体力に関わらず
	竜胆瀉肝湯 りゅうたんしゃかんとう	尿の濁り＋こしけ（おりもの） 下痢に不向き	体力中等度以上
	牛車腎気丸 ごしゃじんきがん	四肢が冷えやすく尿量減少	体力中等度以下
	八味地黄丸 はちみじおうがん	四肢が冷えやすく、尿量減少又は多尿	体力中等度以下
	六味丸 ろくみがん	手足のほてり	体力中等度以下

漢方は種類が多くて大変ですが、がんばってください！

分類	漢方名	特徴（キーワード）	体力
月経、更年期障害	桂枝茯苓丸	足冷え、打ち身	比較的体力あり
	桃核承気湯	のぼせて便秘しがちなものの月経不順	体力中等度以上
	温清飲	皮膚はかさかさ	体力中等度
	五積散	胃腸炎＋感冒	中等度又はやや虚弱
	温経湯	月経困難＋こしけ（おりもの）	体力中等度以下
	加味逍遙散	いらだち	体力中等度以下
	柴胡桂枝乾姜湯	更年期障害＋かぜの後期	体力中等度以下
	当帰芍薬散	産前産後	体力虚弱
	四物湯	産後あるいは流産後の疲労回復	体力虚弱
皮膚	茵蔯蒿湯	便秘するものの蕁麻疹＋口内炎	体力中等度以上
	消風散	皮膚疾患＋分泌物が多く＋局所の熱感	体力中等度以上
	十味敗毒湯	化膿性皮膚疾患	体力中等度
	当帰飲子	分泌物の少ない	体力中等度以下
鼻	葛根湯加川芎辛夷	鼻づまり、蓄膿症 発汗傾向の著しい人に不向き	比較的体力あり
	荊芥連翹湯	皮膚の色が浅黒く	体力中等度以上
	辛夷清肺湯	濃い鼻汁	体力中等度以上
	小青竜湯	アレルギー性鼻炎＋うすい水様の痰	中等度またはやや虚弱
滋養強壮	十全大補湯	体力虚弱なものの病後・術後の体力低下	体力虚弱
	補中益気湯	体力虚弱で元気がなく、胃腸の働きが衰えて	体力虚弱

分類	漢方名	特徴（キーワード）	体力
肥満	防風通聖散 （ぼうふうつうしょうさん）	腹部に皮下脂肪	体力充実
	大柴胡湯 （だいさいことう）	常習便秘	体力充実
	防已黄耆湯 （ぼういおうぎとう）	水ぶとり	体力中等度以下
他	黄連解毒湯 （おうれんげどくとう）	二日酔い、鼻出血	体力中等度以上
	清上防風湯 （せいじょうぼうふうとう）	赤鼻（酒さ）、にきび	体力中等度以上

過去問題を解くと、この表の重要性がわかるぞ！
いきなり全部は無理だから毎日少しづつ覚えていくんだ！オラ！
ここに何日もかけるのではなくて、他の範囲＋漢方の復習の
ように進めていくのがおすすめだ！

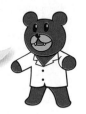

カンゾウ・マオウ・ダイオウを含む漢方、含まない漢方

❶ カンゾウ マオウ を含む漢方

葛根湯（かっこんとう）	葛根湯加川芎辛夷（かっこんとうかせんきゅうしんい）	麻杏甘石湯（まきょうかんせきとう）
麻黄湯（まおうとう）	小青竜湯（しょうせいりゅうとう）	麻杏薏甘湯（まきょうよくかんとう）
神秘湯（しんぴとう）	五積散（ごしゃくさん）	薏苡仁湯（よくいにんとう）　五虎湯（ごことう）

❷ ダイオウ カンゾウ マオウ を含む漢方

防風通聖散（ぼうふうつうしょうさん）

❸ ダイオウ カンゾウ を含む漢方

響声破笛丸（きょうせいはてきがん）	大黄甘草湯（だいおうかんぞうとう）
桃核承気湯（とうかくじょうきとう）	乙字湯（おつじとう）

❹ ダイオウ を含む漢方

柴胡加竜骨牡蛎湯（さいこかりゅうこつぼれいとう）	大黄牡丹皮湯（だいおうぼたんぴとう）	三黄瀉心湯（さんおうしゃしんとう）
大柴胡湯（だいさいことう）	茵蔯蒿湯（いんちんこうとう）	麻子仁丸（ましにんがん）

❺ 代表的な生薬（ダイオウ・マオウ・カンゾウ）を含まない漢方

呉茱萸湯（ごしゅゆとう）	四物湯（しもつとう）	八味地黄丸（はちみじおうがん）	黄連解毒湯（おうれんげどくとう）
半夏厚朴湯（はんげこうぼくとう）	当帰芍薬散（とうきしゃくやくさん）	六味丸（ろくみがん）	猪苓湯（ちょれいとう）
辛夷清肺湯（しんいせいはいとう）	牛車腎気丸（ごしゃじんきがん）	七物降下湯（しちもつこうかとう）	温清飲（うんせいいん）
桂枝茯苓丸（けいしぶくりょうがん）			

❻ カンゾウ を含む漢方

❶〜❺に分類されるもの以外で出題される漢方処方製剤は、全てここに分類される。

❷ その他の生薬製剤

生薬成分	特　徴
ブシ	基原※1：キンポウゲ科のハナトリカブト又はオクトリカブトの塊根(かいこん)を減毒加工※2して製したもの ブシ（武士）にトリカブト（兜） 作用：心筋の収縮力を高めて血液循環を改善する →利尿作用、鎮痛作用を示す
カッコン	基原：マメ科のクズの周皮を除いた根 作用：解熱、鎮痙(ちんけい)等を期待して用いられる
サイコ	基原：セリ科のミシマサイコの根 作用：抗炎症、鎮痛等を期待して用いられる
ボウフウ	基原：セリ科の*Saposhnikovia divaricata* Schischkinの根及び根茎(こんけい) 作用：発汗、解熱、鎮痛、鎮痙等を期待して用いられる

※1　基原とは、生薬のもとになる薬用動植物・薬用鉱物などを指す
※2　減毒加工とは、毒性を軽減しつつ加工すること

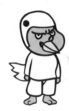

カッコンに解熱作用があるから、カッコンが含まれる葛根湯はかぜのときに飲むんですね。

生薬成分	特　徴
ショウマ	基原：キンポウゲ科のサラシナショウマ等の根茎 作用：発汗、解熱、解毒、消炎等を期待して用いられる
ブクリョウ	基原：サルノコシカケ科のマツホドの菌核（菌糸の集まり） 作用：利尿、健胃、鎮静等を期待して用いられる
レンギョウ	基原：モクセイ科のレンギョウの果実 作用：鎮痛、抗菌等を期待して用いられる
サンザシ	基原：バラ科のサンザシ等の偽果 作用：健胃、消化促進等を期待して用いられる

2) 相互作用、受診勧奨

受診勧奨

●生薬製剤も漢方処方製剤と同様、症状の原因となる体質の改善を主眼としているものが多く、比較的長期間（1ヶ月位）継続して服用されることがある

体質改善のために
長期間飲まなきゃ！

●一定期間又は一定回数使用しても症状の改善が見られない場合
→必要に応じて医療機関を受診するよう促す

絶対覚えるポイント

- ブシは減毒加工して製し、心筋の収縮力を高めて血液循環を改善する
- カッコンは解熱、鎮痙等を期待して用いられる
- ブクリョウの基原は菌核で、利尿等を期待して用いられる

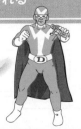

ブクリョウはブクリニョウ（利尿）と覚えるんだ！
科名は、サルノコシカケ科だからブクブク（ブクリョウ）
太ったサルノコシカケで覚えるんだ！

全部をいきなり覚える必要はない！
問題を解いていて出てきたものから覚えるのがコツ。
その際、漢字は覚える必要はないけど、科名・基原とリンクする
ものがあるので、確認しながら勉強すると効率が良い！

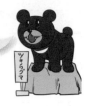
ツキノワグマ

生薬成分一覧　※分類をまたがる生薬は、P.267 ページ下部参照

分類	生薬成分	科名	基原	特徴
解熱鎮痛	ボウイ （防已）	ツヅラフジ科	オオツヅラフジの蔓性の茎及び根茎を、通例、横切したもの	鎮痛、尿量増加（利尿）等の作用を期待して用いられる
	シャクヤク （芍薬）	ボタン科	シャクヤクの根	鎮痛鎮痙作用、鎮静作用を示し、内臓の痛みにも用いられる
	ジリュウ （地竜）	フトミミズ科	*Pheretima aspergillum Perrier* 又はその近縁動物の内部を除いたもの	• 古くから「熱さまし」として用いられてきた • エキスを製剤化した製品は、「感冒時の解熱」が効能・効果となっている
眠気を促す薬	カノコソウ （鹿子草）	オミナエシ科	カノコソウの根茎及び根	• 神経の興奮・緊張緩和を期待して、これらの生薬成分が複数配合されている製品がある • 生薬成分のみからなる鎮静薬であっても、複数の鎮静薬の併用や、長期連用は避けるべきである
	サンソウニン （酸棗仁）	クロウメモドキ科	サネブトナツメの種子	
	チャボトケイソウ （矮鶏時計草）	トケイソウ科	開花期における茎及び葉	
	チョウトウコウ （釣藤鈎）	アカネ科	カギカズラ、*Uncaria sinensis* Haviland 又は *Uncaria macrophylla* Wallich の通例とげ	
	ホップ（忽布）	アサ科	ホップの成熟した球果状の果穂	
小児の疳	ゴオウ（牛黄）	ウシ科	ウシの胆嚢中に生じた結石	緊張や興奮を鎮め、また、血液の循環を促す作用等を期待して用いられる
	ジャコウ（麝香）	シカ科	ジャコウジカの雄の麝香腺分泌物	
	ジンコウ（沈香）	ジンチョウゲ科	ジンコウ、その他同属植物の材、特にその辺材の材質中に黒色の樹脂が沈着した部分を採取したもの	鎮静、健胃、強壮などの作用を期待して用いられる
	レイヨウカク （羚羊角）	ウシ科	サイカレイヨウ等の角	緊張や興奮を鎮める作用等を期待して用いられる
咳を抑える（鎮咳作用）	キョウニン （杏仁）	バラ科	ホンアンズ、アンズ等の種子	体内で分解されて生じた代謝物の一部が延髄の呼吸中枢、咳嗽中枢を鎮静させる作用を示すとされる
	ナンテンジツ （南天実）	メギ科	シロミナンテン（シロナンテン）又はナンテンの果実	知覚神経・末梢運動神経に作用して咳止めに効果があるとされる
	ゴミシ（五味子）	マツブサ科	チョウセンゴミシの果実	

262

分類	生薬成分	科名	基原	特徴
痰の切れを良くする（去痰作用）	シャゼンソウ（車前草）	オオバコ科	オオバコの花期の全草	
	オウヒ（桜皮）	バラ科	ヤマザクラ又はカスミザクラの樹皮	
	キキョウ（桔梗）	キキョウ科	キキョウの根	痰又は痰を伴う咳に用いられる
	セネガ	ヒメハギ科	セネガ又はヒロハセネガの根	糖尿病の検査値に影響を生じることがある
	オンジ（遠志）	ヒメハギ科	イトヒメハギの根及び根皮	
	セキサン（石蒜）	ヒガンバナ科	ヒガンバナ鱗茎	
	バクモンドウ（麦門冬）	ユリ科	ジャノヒゲの根の膨大部	鎮咳、去痰、滋養強壮等の作用を期待して用いられる
口腔咽喉薬・含嗽薬	ラタニア	クラメリア科	クラメリア・トリアンドラ及びその同属植物の根	咽頭粘膜をひきしめる（収斂）作用により炎症の寛解を促す効果を期待して用いられる
	ミルラ（没薬）	カンラン科	ミルラノキ等の植物の皮部の傷口から流出して凝固した樹脂	咽頭粘膜をひきしめる（収斂）作用のほか、抗菌作用も期待して用いられる
	ハッカ（薄荷）	シソ科	ハッカの地上部	芳香による清涼感等を目的として、配合されている場合がある
	ウイキョウ（茴香）	セリ科	ウイキョウの果実	
	チョウジ（丁子）	フトモモ科	チョウジの蕾	
	ユーカリ	フトモモ科	ユーカリノキ又はその近縁植物の葉	
健胃成分	オウレン（黄連）	キンポウゲ科	オウレン、Coptis chinensis Franchet、Coptis deltoidea C.Y. Cheng et Hsiao 又は Coptis teeta Wallichの根をほとんど除いた根茎	• 味覚や嗅覚を刺激して反射的な唾液や胃液の分泌を促すことにより、弱った胃の働きを高める • これら生薬成分が配合された健胃薬は、散剤をオブラートで包む等、味や香りを遮蔽する方法で服用されると効果が期待できず、そのような服用の仕方は適当でない • オウレン、オウバクは、収斂作用のほか、抗菌作用、抗炎症作用も期待して用いられる • ベルベリンは、オウレンやオウバクの中に存在する物質である • ケイヒは、香りによる健胃作用を期待して用いられる
	オウバク（黄柏）	ミカン科	キハダ又はPhellodendron chinense Schneiderの周皮を除いた樹皮	
	センブリ（千振）	リンドウ科	センブリの開花期の全草	
	ゲンチアナ	リンドウ科	Gentiana lutea Linnéの根及び根茎	
	リュウタン（竜胆）	リンドウ科	トウリンドウ等の根及び根茎	
	ユウタン（熊胆）	クマ科	Ursus arctos Linné 又はその他近縁動物の胆汁を乾燥したもの	
	ケイヒ（桂皮）	クスノキ科	Cinnamomum cassia J. Preslの樹皮又は周皮の一部を除いた樹皮	

分類	生薬成分	科名	基原	特徴
健胃成分	コウボク（厚朴）	モクレン科	ホオノキ、*Magnolia officinalis* Rehder et Wilson 又は *Magnolia officinalis* Rehder et Wilson var. *biloba* Rehder et Wilsonの樹皮	香りによる健胃作用を期待して用いられる
	ショウキョウ（生姜）	ショウガ科	ショウガの根茎	
	チョウジ（丁子）	フトモモ科	チョウジの蕾	
	チンピ（陳皮）	ミカン科	ウンシュウミカンの成熟した果皮	
	ソウジュツ（蒼朮）	キク科	ホソバオケラ、シナオケラ又はそれらの種間雑種の根茎	
	ビャクジュツ（白朮）	キク科	オケラの根茎（和ビャクジュツ）又はオオバナオケラの根茎（唐ビャクジュツ）	
	ウイキョウ（茴香）	セリ科	ウイキョウの果実	
	オウゴン（黄芩）	シソ科	コガネバナの周皮を除いた根	
大腸刺激瀉下成分	センナ	マメ科	*Cassia angustifolia* Vahl 又は *Cassia acutifolia* Delileの小葉	・センナ、ダイオウは、大腸に生息する腸内細菌によって分解され、分解生成物が大腸を刺激して瀉下作用をもたらすと考えられている ・腸の急激な動きに刺激されて流産・早産を誘発するおそれがある ・センナ、ダイオウについては、吸収された成分の一部が乳汁中に移行することが知られており、乳児に下痢を生じるおそれがある
	ダイオウ（大黄）	タデ科	*Rheum palmatum* Linné、*Rheum tanguticum* Maximowicz、*Rheum officinale* Baillon、*Rheum coreanum* Nakai又はそれらの種間雑種の、通例、根茎	
	アロエ ※センノシドに類似の物質を含む	ユリ科	*Aloe ferox* Miller又はこれと *Aloe africana* Miller又は*Aloe spicata* Bakerとの種間雑種の葉から得た液汁を乾燥したもの	
駆虫成分	マクリ	フジマツモ科	マクリの全藻	カイニン酸を含む生薬成分であり、煎薬として回虫の駆除に用いられる
強心薬（強心成分）	センソ（蟾酥）	ヒキガエル科	アジアヒキガエル等の耳腺の分泌物を集めたもの	・口中で噛み砕くと舌等が麻痺することがあるため、噛まずに服用することとされている ・有効域が比較的狭い →1日5mgを超えて含有する医薬品は劇薬に指定されている
	ゴオウ（牛黄）	ウシ科	ウシの胆嚢中に生じた結石	強心作用のほか、末梢血管の拡張による血圧降下、興奮を静める等の作用があるとされる
	ジャコウ（麝香）	シカ科	ジャコウジカの雄の麝香腺分泌物	強心作用のほか、呼吸中枢を刺激して呼吸機能を高めたり、意識をはっきりさせる等の作用がある
	ロクジョウ（鹿茸）	シカ科	*Cervus nippon* Temminck、*Cervus elaphus* Linné、*Cervus canadensis* Erxleben又はその他同属動物の雄鹿の角化していない幼角	強心作用の他、強壮、血行促進等の作用があるとされる

分類	生薬成分	科名	基原	特徴
強心薬以外の配合成分（強心成分以外の配合成分）	リュウノウ（竜脳）	フタバガキ科	竜脳樹の樹脂を加工したもの	中枢神経系の刺激作用による気つけの効果を期待して用いられる
	シンジュ（真珠）	ウグイスガイ科	アコヤガイ、シンジュガイ又はクロチョウガイ等の外套膜組成中に病的に形成された顆粒状物質	鎮静作用等を期待して用いられる
外用痔疾用薬	シコン（紫根）	ムラサキ科	ムラサキの根	新陳代謝促進、殺菌、抗炎症等の作用を期待して用いられる
内用痔疾用薬	セイヨウトチノミ	トチノキ科	セイヨウトチノキ（マロニエ）の種子	血行促進、抗炎症等の作用を期待して用いられる
	オウゴン（黄芩）	シソ科	コガネバナの周皮を除いた根	抗炎症作用を期待して用いられる
	カイカ（槐花）	マメ科	エンジュの蕾	止血効果を期待して用いられる
	カイカク（槐角）	マメ科	エンジュの成熟果実	
毒成分 尿路消	ウワウルシ	ツツジ科	クマコケモモの葉	利尿作用のほかに、尿路の殺菌消毒効果を期待して用いられる
利尿成分（尿量増加）	カゴソウ（夏枯草）	シソ科	ウツボグサの花穂	残尿感、排尿に際して不快感のあるものに用いられる
	サンキライ（山帰来）	ユリ科	*Smilax glabra* Roxburghの塊茎	
	ソウハクヒ（桑白皮）	クワ科	マグワの根皮	
	モクツウ（木通）	アケビ科	アケビ又はミツバアケビの蔓性の茎	
	ブクリョウ（茯苓）	サルノコシカケ科	マツホドの菌核	
婦人薬	サフラン	アヤメ科	サフランの柱頭	鎮静、鎮痛のほか、女性の滞っている月経を促す作用を期待して、配合されている場合がある
	コウブシ（香附子）	カヤツリグサ科	ハマスゲの根茎	
	センキュウ（川弓）	セリ科	センキュウの根茎	血行を改善し、血色不良や冷えの症状を緩和するほか、強壮、鎮静、鎮痛等の作用を期待して用いられる
	トウキ（当帰）	セリ科	トウキ又はホッカイトウキの根	
	ジオウ（地黄）	ゴマノハグサ科	アカヤジオウ等の根	
内服アレルギー用薬	シンイ（辛夷）	モクレン科	*Magnolia biondii* Pampanini、ハクモクレン、*Magnolia sprengeri* Pampanini、タムシバ又はコブシの蕾	鎮静、鎮痛の作用を期待して用いられる
	サイシン（細辛）	ウマノスズクサ科	ウスバサイシン又はケイリンサイシンの根及び根茎	鎮痛、鎮咳、利尿等の作用を有するとされ、鼻閉への効果を期待して用いられる
	ケイガイ（荊芥）	シソ科	ケイガイの花穂	発汗、解熱、鎮痛等の作用を有するとされ、鼻閉への効果を期待して用いられる

ゴオウ（牛黄）とジオウ（地黄）、名前は似ているけど、科名も作用も全然違うんですね。

分類		生薬成分	科名	基原	特徴
皮膚に用いる薬		アルニカ	キク科	アルニカ	抗炎症、血行促進等の作用を期待して、配合されている場合がある ※オウバクは、健胃又は止瀉の作用を期待して内服で用いられるが、外用では水で練って患部に貼り、打ち身、捻挫に用いられることがある
		サンシシ(山梔子)	アカネ科	クチナシの果実で、ときには湯通し又は蒸したもの	
		オウバク（黄柏）	ミカン科	キハダ又は*Phellodendron chinense* Schneiderの周皮を除いた樹皮	
		セイヨウトチノミ	トチノキ科	セイヨウトチノキ（マロニエ）の種子	
作用する配合成分（外用）	頭皮・毛根に	カシュウ(何首烏)	タデ科	ツルドクダミの塊根	頭皮における脂質代謝を高めて、余分な皮脂を取り除く作用を期待して用いられる
		チクセツニンジン(竹節人参)	ウコギ科	トチバニンジンの根茎	血行促進、抗炎症などの作用を期待して用いられる
		ヒノキチオール	ヒノキ科	タイワンヒノキ、ヒバ等から得られた精油成分	抗菌、血行促進、抗炎症などの作用を期待して用いられる
	歯痛薬	サンシシ(山梔子)	アカネ科	クチナシの果実	抗炎症作用を期待して用いられる
	歯槽膿漏薬	ヒノキチオール	ヒノキ科	タイワンヒノキ、ヒバ等から得られた精油成分	殺菌消毒作用のほか、抗炎症作用なども期待して、配合されている場合がある
		チョウジ油	フトモモ科	チョウジの蕾又は葉を水蒸気蒸留して得た精油	
		カミツレ	キク科	カミツレの頭花	抗炎症、抗菌などの作用を期待して用いられる
		ラタニア	クラメリア科	クラメリア・トリアンドラ及びその同属植物の根	咽頭粘膜をひきしめる(収斂)作用により炎症の寛解を促す効果を期待して用いられる
		ミルラ（没薬）	カンラン科	ミルラノキ等の植物の皮部の傷口から流出して凝固した樹脂	咽頭粘膜をひきしめる(収斂)作用のほか、抗菌作用も期待して用いられる
滋養強壮保健薬		ニンジン（人参）	ウコギ科	オタネニンジンの細根を除いた根	神経系の興奮や副腎皮質の機能亢進等の作用により、外界からのストレス刺激に対する抵抗力や新陳代謝を高めるとされる
		インヨウカク(淫羊藿)	メギ科	キバナイカリソウ、イカリソウ、*Epimedium brevicornu* Maximowicz、*Epimedium wushanense* T. S. Ying、ホザキイカリソウ又はトキワイカリソウの地上部	強壮、血行促進、強精（性機能の亢進）等の作用を期待して用いられる
		ハンピ（反鼻）	クサリヘビ科	ニホンマムシ等の皮及び内臓を取り除いたもの	
		ヨクイニン(薏苡仁)	イネ科	ハトムギの種皮を除いた種子	肌荒れやいぼに用いられる

分類	生薬成分	科名	基原	特徴
滋養強壮保健薬	オウギ（黄耆）	マメ科	キバナオウギ又はAstragalus mongholicus Bungeの根	強壮作用を期待して、配合されている場合がある
	カシュウ（何首烏）	タデ科	ツルドクダミの塊根	
	サンシュユ（山茱萸）	ミズキ科	サンシュユの偽果の果肉	
	サンヤク（山薬）	ヤマノイモ科	ヤマノイモ又はナガイモの周皮を除いた根茎（担根体）	
	タイソウ（大棗）	クロウメモドキ科	ナツメの果実	
代表的な生薬成分	ブシ（附子）	キンポウゲ科	ハナトリカブト又はオクトリカブトの塊根を減毒加工して製したもの	心筋の収縮力を高めて血液循環を改善する→利尿作用、鎮痛作用を示す
	カッコン（葛根）	マメ科	クズの周皮を除いた根	解熱、鎮痙等の作用を期待して用いられる
	サイコ（柴胡）	セリ科	ミシマサイコの根	抗炎症、鎮痛等の作用を期待して用いられる
	ボウフウ（防風）	セリ科	Saposhnikovia divaricata Schischkinの根及び根茎	発汗、解熱、鎮痛、鎮痙等の作用を期待して用いられる
	ショウマ（升麻）	キンポウゲ科	Cimicifuga dahurica Maximowicz、Cimicifuga heracleifolia Komarov、Cimicifuga foetida Linné 又はサラシナショウマの根茎	発汗、解熱、解毒、消炎等の作用を期待して用いられる
	ブクリョウ（茯苓）	サルノコシカケ科	マツホドの菌核	利尿、健胃、鎮静等の作用を期待して用いられる
	レンギョウ（連翹）	モクセイ科	レンギョウの果実	鎮痛、抗菌等の作用を期待して用いられる
	サンザシ（山査子）	バラ科	サンザシ又はオオミサンザシの偽果	健胃、消化促進等の作用を期待して用いられる

分類を跨る生薬！をまとめたぞ！

生薬成分	分類（掲載ページ）	生薬成分	分類（掲載ページ）
ゴオウ、ジャコウ	・小児の疳（P.262）・強心薬（P.264）	サンシシ	・皮膚に用いる（P.266）・歯痛薬（外用）（P.266）
ラタニア、ミルラ	・口腔咽喉薬（P.263）・歯槽膿漏薬（P.266）	カシュウ	・頭皮・毛根に作用する（P.266）・滋養強壮保健薬（P.267）
ウイキョウ、チョウジ	・口腔咽喉薬（P.263）・健胃成分（P.264）	ヒノキチオール	・歯槽膿漏薬（P.266）・頭皮・毛根に作用する（P.266）
オウバク	・健胃成分（P.263）・皮膚に用いる（P.266）	オウゴン	・健胃成分（P.264）・内用痔疾用薬（P.265）
セイヨウトチノミ	・外用痔疾用薬、内用痔疾用薬（P.265）・皮膚に用いる（P.266）	ブクリョウ	・利尿成分（P.265）・代表的な生薬成分（P.267）

レオナルド博士からの挑戦問題

問1 現代中国で利用されている中医学に基づく薬剤は、漢方薬ではない。

問2 漢方処方製剤は、用法用量において適用年齢の下限が設けられていない場合であっても、生後6ヶ月未満の乳児には使用しないこととされている。

問3 黄連解毒湯は、体力充実して、腹部に皮下脂肪が多く、便秘がちなものの高血圧や肥満に伴う動悸・肩こり・のぼせ・むくみ・便秘、蓄膿症（副鼻腔炎）、湿疹・皮膚炎、ふきでもの（にきび）、肥満症に適す。

問4 ブシはキンポウゲ科のハナトリカブト又はオクトリカブトの塊根を減毒加工して製したものを基原とする生薬であり、心筋の収縮力を高めて血液循環を改善する作用を持つ。

問5 サンザシは、サルノコシカケ科のマツホドの菌核で、通例、外層をほとんど除いたものを基原とする生薬で、利尿、健胃、鎮静等の作用を期待して用いられる。

解答
問1：○　問2：×　生後6ヶ月未満⇒生後3ヶ月未満
問3：×　黄連解毒湯⇒防風通聖散　問4：○
問5：×　サンザシ⇒ブクリョウ

公衆衛生用薬 **XV**

第1章

第2章

第3章

第4章

第5章

XV 公衆衛生用薬

公衆衛生用薬

❶消毒薬

1) 感染症の防止と消毒薬

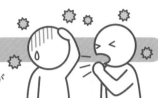

●感染症：病原性のある細菌、寄生虫やウイルスなどが体に侵入することによって起こる望ましくない反応

* 殺菌・消毒：生存する微生物の数を減らす
* 滅菌：物質中のすべての微生物を殺滅又は除去する

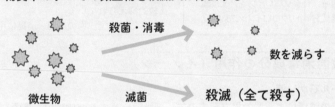

【消毒薬が微生物を死滅させる仕組み及び効果】

●殺菌消毒成分の種類、濃度、温度、時間、消毒対象物の汚染度、微生物の種類や状態などによって異なる

●生息条件が整えば消毒薬の溶液中で生存、増殖する微生物もいる

殺菌消毒成分一覧

成　分		特　徴
クレゾール石ケン液		・大部分のウイルスに無効である ・刺激性が強いため、原液が直接皮膚に付着しないようにする
イソプロパノール		・ウイルスに対する不活性効果は、エタノールより低い ・揮発性で引火しやすい ・広範囲に長時間使用する場合には、蒸気の吸引にも留意
塩素系 殺菌消毒成分	次亜塩素酸ナトリウム、サラシ粉	・一般細菌類、真菌類、ウイルス全般に有効 ・皮膚刺激性が強いため、通常人体の消毒には用いられない ・漂白作用がある ・金属腐食性がある ・プラスチックやゴム製品を劣化させる
有機塩素系 殺菌消毒成分	ジクロロイソシアヌル酸、トリクロロイソシアヌル酸	・塩素臭や刺激性、金属腐食性が比較的抑えられている ・プール等の大型設備の殺菌・消毒に用いられる

主な殺菌消毒成分の作用（イメージ）

クレゾール石ケン液
●細胞壁の破壊によって効果を示すので、細胞壁を有する一般細菌、真菌、結核菌に比較的有効とされている
●ウイルスは細胞壁をもたないため、大部分のウイルスには無効

エタノール、イソプロパノール
ウイルスのかたい殻を破壊するので、ウイルスに有効とされる。

塩素系殺菌消毒成分
ウイルスの内部に入りこみウイルス本体を破壊するので、ウイルスに有効とされる。

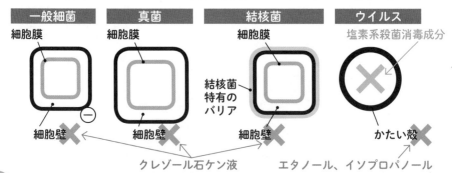

【誤用・事故等による中毒への対応】

●誤って飲み込んだ場合

応急処置として、通常は多量の牛乳などを飲ませる
（手元に何もないときはまず水を飲ませる）

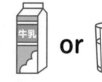

●誤って目に入ってしまった場合

酸やアルカリが目に入った場合は、早期に十分な水洗がされ
ることが重要であり、酸をアルカリで中和したり、アルカリ
を酸で中和するといった処置は、熱を発生して刺激をかえっ
て強め、状態が悪化するおそれがあるため適切ではない

●誤って皮膚に付着した場合

流水をかけながら着衣を取り、石けんを用いて流水で皮膚を十分に（15分間以上）水
洗する

●誤って吸入した場合

意識がない場合は新鮮な空気の所へ運び出し、人工呼吸などをする

これまで登場した殺菌消毒成分のまとめ

	特徴	どの微生物に有効か？			
		一般細菌類	真菌	結核菌	ウイルス
アクリノール	黄色の色素	○	×	×	×
クロルヘキシジン	真菌に有効	○	○	×	×
ベンザルコニウム塩化物	石けんとの混合によって効果が低下する	○	○	×	×
クレゾール石ケン液	・刺激性が強い ➡原液が直接皮膚に触れないように使用 ・大部分のウイルスには効かない	○	○	○	× ※大部分効かない
ヨウ素系殺菌消毒成分	ヨウ素の殺菌力はアルカリ性になると低下する	○	○	○	○
次亜塩素酸ナトリウム	皮膚刺激性が強いため、通常人体の消毒には用いられない	○	○	○	○
エタノール、イソプロパノール	ウイルスのかたい殻を破壊するので、ウイルスに有効とされる	○	○	○	○

- クレゾール石ケン液は、ウイルスに対する殺菌消毒作用がない
- イソプロパノールのウイルスに対する不活性効果は、エタノールより低い
- ジクロロイソシアヌル酸は、プール等の大型設備の殺菌・消毒に用いられる
- 誤って飲み込んだ場合は応急処置として、通常は多量の牛乳などを飲ませる
- 誤って酸やアルカリが目に入った場合は、早期に十分な水洗がされることが重要

ジクロロイソシアヌル酸はヌルヌルしているプールを消毒と覚えろ！

❷殺虫剤・忌避剤

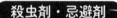

殺虫剤・忌避剤　　むしよけ

* 人体に対する作用が緩和な製品：医薬部外品

* 作用が緩和とはいえない製品：医薬品

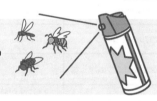

① 衛生害虫の種類と防除

●衛生害虫：疾病を媒介したり、飲食物を汚染するなどして、保健衛生上の害を及ぼす昆虫等

●外敵から身を守るために人体に危害を与えることがあるもの（ハチなど）は衛生害虫に含まれない

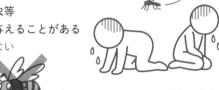

衛生害虫の種類

害　虫	特　徴
ハエ	【防除法】 ・ 基本はウジの防除である　　ウジは成長してハエになる ・ 通常有機リン系殺虫成分が配合された殺虫剤を用いる　有機リン系 ・ 厨芥（生ごみ）がビニール袋に入っているなどして薬液が浸透しない場合は、主に成虫の防除を行う
ゴキブリ	食品にサルモネラ菌、腸炎ビブリオ菌、ボツリヌス菌、O-157大腸菌等を媒介する 【防除法】 燻蒸処理：卵は医薬品の成分が浸透しない殻で覆われているため、殺虫効果を示さない 　→ 3週間位後に、もう一度燻蒸処理を行い、孵化した幼虫を駆除する
シラミ	種類ごとに寄生対象となる動物が決まっているため、ヒト以外の動物に寄生するシラミがヒトに寄生して直接的な害を及ぼすことはない 【防除法】 ・ 医薬品による方法以外に物理的方法もある ・ 物理的方法：散髪や洗髪、入浴による除去、衣服の熱湯処理など ・ 医薬品による方法：殺虫成分としてフェノトリンが配合されたシャンプーやてんか粉を用いる ※フェノトリン：シラミの刺咬による痒みや腫れ等の症状を和らげる作用はない
トコジラミ	カメムシ目に属する昆虫でシラミの一種ではない 【防除法】 電気掃除機で隅々まで丁寧に吸引することによる駆除も可能である
屋内塵性ダニ（ツメダニ類、ケナガコナダニ等）	・ ツメダニ類：大量発生したときにはヒトが刺されることがある ・ ケナガコナダニ：ヒトを刺すことはない 【防除法】 ・ 室内の換気を改善し湿度を下げる ・ 殺虫剤を散布する場合には、湿度がダニの増殖の要因となるため、水で希釈する薬剤の使用は避け、エアゾール、粉剤が用いられることが望ましい

- ウジの防除法としては、通常有機リン系殺虫成分が配合された殺虫剤を用いる
- 燻蒸処理を行う場合、ゴキブリの卵は医薬品の成分が浸透しない殻で覆われているため、殺虫効果を示さない
- シラミの防除法として、フェノトリンが配合されたシャンプーやてんか粉が用いられる
- 室内の換気を改善し湿度を下げることも、ダニの大量発生の防止につながる

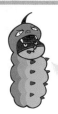

家の中でゴキブリと出会うと、何ともいえない緊張感が漂いますよねぇ。

2）代表的な配合成分・用法、誤用・事故等への対応

成　　分		作用・特徴
有機リン系	フェニトロチオン、ジクロルボス、ダイアジノン、トリクロルホン、プロペタンホス、クロルピリホスメチル	・ アセチルコリンを分解する酵素（アセチルコリンエステラーゼ）と不可逆的に結合してその働きを阻害する ・ ほ乳類や鳥類では速やかに分解されて排泄されるため毒性は低い 　➡ ただし高濃度又は多量に曝露した場合には縮瞳、筋肉麻痺などが現れる
カーバメイト系	プロポクスル	・ アセチルコリンエステラーゼを阻害する ・ アセチルコリンエステラーゼとの結合は可逆的である
オキサジアゾール系	メトキサジアゾン	

成　分		作用・特徴
ピレスロイド系	フタルスリン、ペルメトリン、フェノトリン（唯一人体に直接適用される殺虫成分）	・ 除虫菊の成分から開発された成分である ・ 比較的速やかに自然分解して残効性が低いため、家庭用殺虫剤に広く用いられている ・ 神経細胞に直接作用して神経伝達を阻害する
有機塩素系	オルトジクロロベンゼン	ウジ、ボウフラの防除の目的で使用される
昆虫成長阻害成分	メトプレン、ピリプロキシフェン	幼虫が十分成長して蛹になるのを抑えているホルモンに類似した作用を有する ➡幼虫が蛹になるのを妨げる
その他の成分（忌避成分）	ディート	・ 効果の持続性が高い ・ 生後6ヶ月未満の乳児への使用を避けることとされている ➡生後6ヶ月から12歳未満までの小児については顔面の使用を避け、1日の使用限度（6ヶ月以上2歳未満：1日1回、2歳以上12歳未満：1日1〜3回）を守って使用する必要がある
	イカリジン	・ 年齢による使用制限がない忌避成分

プロポクスルがアセチルコリンエステラーゼと可逆的に結合するのか、不可逆的に結合するのかがよく問われる。
可逆的というのはくっついたり離れたりすることで、不可逆的というのは一度くっついたら基本離れないということじゃ。
だからプロポクスルはスルっと離れることができる可逆的、と覚えるんじゃ！

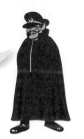

主な剤形、用法

●スプレー剤、粉剤、乳剤、燻蒸剤など様々ある

【燻蒸剤】

●空間噴射の殺虫剤のうち、容器中の医薬品を煙状又は霧状（きりじょう）にして一度に全量放出させるものである
●噴射される粒子の大きさ：煙状＞霧状（霧状の方が粒子が小さい）
　➡霧状のメリット：短時間で部屋の隅々まで行き渡る
●処理が完了するまでの間、部屋を閉め切って退出する必要がある
●処理後は換気を十分に行い、死骸を取り除くために掃除機をかけることも重要である

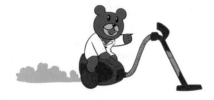

絶対覚えるポイント

- 有機リン系殺虫成分には、フェニトロチオンがあり、アセチルコリンを分解する酵素（アセチルコリンエステラーゼ）と不可逆的に結合する
- カーバメイト系殺虫成分には、プロポクスルがあり、アセチルコリンエステラーゼとの結合は可逆的である
- ペルメトリンは、神経細胞に直接作用して神経伝達を阻害する
- メトプレンは、幼虫が蛹になるのを妨げる

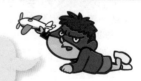

メトプレンは成長を止める、
「ダメ！ストップ成長」と覚えましょう！

レオナルド博士からの挑戦問題

問1 クレゾール石ケン液は、一般細菌類、真菌類に対して比較的広い殺菌消毒作用を示すが、大部分のウイルスに対する殺菌消毒作用はない。

問2 ジクロロイソシアヌル酸ナトリウムは、プール等の大型設備の殺菌・消毒に用いられることが多い。

問3 燻蒸処理を行う場合、ゴキブリの卵は医薬品の成分が浸透し、殺虫効果を示す。

問4 有機リン系殺虫成分は、アセチルコリンを分解する酵素（アセチルコリンエステラーゼ）と可逆的に結合してその働きを阻害する。

問5 プロポクスルは、アセチルコリンエステラーゼの阻害によって殺虫作用を示すが、アセチルコリンエステラーゼとの結合は不可逆的である。

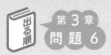

●●系殺虫成分に関する問題は、（　）を埋める形式でも出題されるんじゃ。ズル本を読んでいるみんななら解けるはず！ズル問にもチャレンジじゃ!!

出る順 第3章 問題6

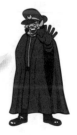

解答 問1：○　問2：○
問3：×　医薬品の成分が浸透し、殺虫効果を示す⇒医薬品の成分が浸透しない殻で覆われているため、殺虫効果を示さない
問4：×　可逆的⇒不可逆的　問5：×　不可逆的⇒可逆的

一般用検査薬

❶一般用検査薬とは

一般用検査薬

● 一般の生活者が正しく用いて健康状態を把握し、速やかな受診に
つなげることで疾病を早期発見するためのもの
● 薬局又は店舗販売業において取り扱うことが認められている

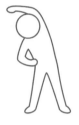

【 検査材料のこと 】

● 検査に用いる検体：尿、糞便、鼻汁、唾液、涙液など
➡ 採取に際して侵襲（採血や穿刺※等）
のないものである
※針をさすこと

● 対象外：悪性腫瘍、心筋梗塞、遺伝性疾患など重大な疾患の診断

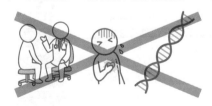

【検出感度、偽陰性・偽陽性】

● 一般用検査薬は、対象とする生体物質を特異的に検出するように設計されている

● 検出反応が起こるための最低限の濃度を検出感度（又は検出限界）という

● 偽陰性：検体中に存在しているにもかかわらず、その濃度が検出感度以下であったり、検出反応を妨害する他の物質の影響等によって、検査結果が陰性となった場合

● 偽陽性：検体中に存在していないにもかかわらず、検査対象外の物質と非特異的な反応が起こって検査結果が陽性となった場合

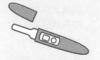 **例）妊娠検査薬**

検査 ➡

妊娠検査薬（検査前）　　　　　　　　陰性

妊娠していたとしても、妊娠したことによって尿中に出てくるホルモン（物質）の量が少ないと、陰性となることがある

しかし、後日産婦人科に診てもらったところ
本当は妊娠していた

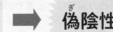 **➡【あり】なのに【なし】という結果**

➡ 偽陰性

● いかなる検査薬においても偽陰性・偽陽性を完全に排除することは困難である

絶対覚えるポイント

- 検査に用いる検体は、採取に際して侵襲（採血や穿刺等）のないものである
- 検体中に存在しているにもかかわらず、その濃度が検出感度以下であったり、検出反応を妨害する他の物質の影響によって、検査結果が陰性となった場合を偽陰性という

一般用検査薬は毎年各エリアでよく出る！
第3章の残りはもうちょっと！がんばれ！

❷尿糖・尿タンパク検査薬

1) 尿中の糖・タンパク値に異常を生じる要因

- 尿糖値に異常を生じる要因は、一般に高血糖と結びつけて捉えられることが多い
  - ➡ 腎性糖尿等のように高血糖を伴わない場合もある

2) 検査結果に影響を与える要因、検査結果の判断、受診勧奨

【検査結果に影響を与える要因】

- 採尿のタイミング
  - ・ 尿糖検査：食後1〜2時間等、検査薬の使用方法に従う
  - ・ 尿タンパク：原則として早朝尿（起床直後の尿）
  - ・ 尿糖・尿タンパク同時検査の場合※：早朝尿を検体とする
  - ※尿糖が検出された場合には、食後の尿について改めて検査して判断する

尿糖と尿タンパク
の入れ替えに注意
して下さい！

- 採尿の仕方
  - ・ 中間尿を採取して検査する
  - ➡ 出始めの尿では、尿道や外陰部等に付着した細菌や分泌物が混入することがあるため

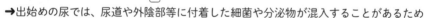

- 検体の取扱い
  - ・ なるべく採尿後速やかに検査する
  - ➡ 採尿した尿を放置すると、雑菌の繁殖等によって尿中成分の分解が進み、検査結果に影響を与えるおそれがある

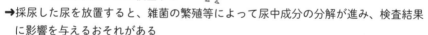

- 検査薬の取扱い
  長い間尿に浸していると検出成分が溶け出してしまい、
  正確な検査結果が得られなくなることがある

- 食事等の影響
  - ・ 通常、尿は弱酸性であるが、食事その他の影響で中性〜弱アルカリ性に傾くと、正確な検査結果が得られなくなることがある
  - ・ 医薬品の中にも、検査結果に影響を与える成分を含むものがある

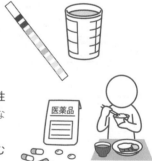

【検査結果の判断、受診勧奨】

- 尿糖・尿タンパク検査薬は、その結果をもって直ちに疾患の有無や種類を判断することはできない

一般用検査薬 ⅩⅥ

第1章

第2章

第3章

第4章

第5章

ⅩⅥ 一般用検査薬

絶対覚えるポイント

- 尿糖値に異常を生じる要因には、高血糖を伴わない場合もある
- 尿タンパクを検査する場合、原則として早朝尿を検体とする
- 採尿の仕方としては、中間尿を採取して検査することが望ましい
- 食事や医薬品の使用によって正確な検査結果が得られなくなることがある

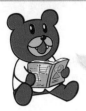

本来、糖分もタンパク質も腎臓で回収されて体で利用されるはずなんだが、もし腎臓に異常があるとその機能が働かずに尿に出てきちまう。それを検査薬で見つけることで自分が健康かわかるんだよ。

レオナルド博士からの挑戦問題

問1 一般用検査薬において、検査に用いる検体は、尿、糞便、鼻汁、唾液、涙液、血液などである。

問2 検体中に存在しているにもかかわらず、その濃度が検出感度以下であったり、検出反応を妨害する他の物質の影響等によって、検査結果が陰性となった場合を偽陽性という。

問3 尿糖値に異常を生じる要因は、一般に高血糖と結び付けて捉えられることが多いが、腎性糖尿等のように高血糖を伴わない場合もある。

問4 採尿の仕方としては、出始めの尿を採取して検査することが望ましい。

問5 通常、尿は弱酸性であるが、食事その他の影響で中性～弱アルカリ性に傾くと、正確な検査結果が得られなくなることがある。

解答 問1：× 尿、糞便、鼻汁、唾液、涙液、血液⇒尿、糞便、鼻汁、唾液、涙液など採取に際して侵襲（採血や穿刺等）のないものが用いられる
問2：× 偽陽性⇒偽陰性　問3：○
問4：× 出始めの尿⇒中間尿　問5：○

❸妊娠検査薬

1) 妊娠の早期発見の意義

● 妊娠の初期は、胎児の脳や内臓などの諸器官が形づくられる重要な時期であり、母体が摂取した物質等の影響を受けやすい時期でもある

➡ 妊娠しているかどうかを早い段階で知ることは重要である

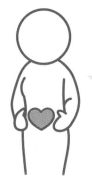

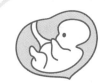

妊娠初期は大事な臓器が
作られているんだよ！

2) 検査結果に影響を与える要因、検査結果の判断、受診勧奨

【検査結果に影響を与える要因】

● 妊娠が成立すると、胎児（受精卵）を取り巻く絨毛細胞からヒト絨毛性性腺刺激ホルモン（hCG）が分泌され始め、やがて尿中にhCGが検出されるようになる

➡ 妊娠検査薬は、尿中のhCGの有無を調べる

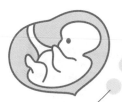

ヒト絨毛性性腺刺激ホルモン
（hCG）

● 検査の時期

一般的な妊娠検査薬は、月経予定日が過ぎて概ね1週目以降の検査が推奨される

> つわりなのか?? 　買いにいこう!!
> 　7日（1週間）　　　　以降

● 採尿のタイミング

検体としては、尿中hCGが検出されやすい早朝尿（起床直後の尿）が向いているが、尿が濃すぎると、かえって正確な結果が得られないこともある

● 検査薬の取扱い、検出反応が行われる環境
尿中hCGの検出反応は、hCGと特異的に反応する抗体や酵素を
用いた反応であるため、温度の影響を受けることがある

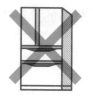

➡ 冷蔵庫内に保管されていたりすると、設計どおりの検出感度を
発揮できなくなるおそれがある

● 検体の取扱い、検体中の混在物質
・ 採尿後速やかに検査がなされることが望ましい
・ 高濃度のタンパク尿や糖尿の場合、非特異的な反応が生じて偽陽性を示すことがある

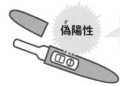

偽陽性

> 検体中にhCGが存在していないにもかかわらず、
> 糖やタンパクと反応して検査結果が陽性となること

● ホルモン分泌の変動
・ 絨毛細胞が腫瘍化している場合には、妊娠していなくてもhCGが分泌され、検査結果
が陽性となることがある
・ 経口避妊薬や更年期障害治療薬などのホルモン剤を使用している人では、妊娠して
いなくても尿中hCGが検出されることがある

絶対覚えるポイント

- 妊娠検査薬は、尿中のヒト絨毛性性腺刺激ホルモン（hCG）の
有無を調べる
- 一般的な妊娠検査薬は、月経予定日が過ぎて概ね1週目以降の検査
が推奨される
- 妊娠検査薬は、温度の影響を受けることがあるため、冷蔵庫内での
保管は避ける
- 絨毛細胞が腫瘍化している場合には、妊娠していなくてもhCGが
分泌され、検査結果が陽性となることがある

> これで第3章は以上です。お疲れ様でした！
> 第3章は試験の問題数も多く、内容も濃いですから
> 何度も復習しましょう。がんばってください！

第1章
第2章
第3章
第4章
第5章

XVI
一般用検査薬

🐻 レオナルド博士からの挑戦問題 🐻

問1 一般的な妊娠検査薬は、月経予定日が過ぎて概ね6週目以降の検査が推奨される。

問2 尿中hCGの検出反応は、hCGと特異的に反応する抗体や酵素を用いた反応であるため、温度の影響は受けない。

問3 妊娠検査薬が冷蔵庫内に保管されていたりすると、設計どおりの検出感度を発揮できなくなるおそれがある。

問4 絨毛細胞が腫瘍化している場合には、妊娠していなくてもhCGが分泌され検査結果が陽性になることがある。

問5 経口避妊薬や更年期障害治療薬などのホルモン剤を使用している人では、妊娠していなくても尿中hCGが検出されることがある。

解答

問1：× 概ね6週目以降⇒概ね1週目以降
問2：× 温度の影響は受けない⇒温度の影響を受ける
問3：○ 問4：○ 問5：○

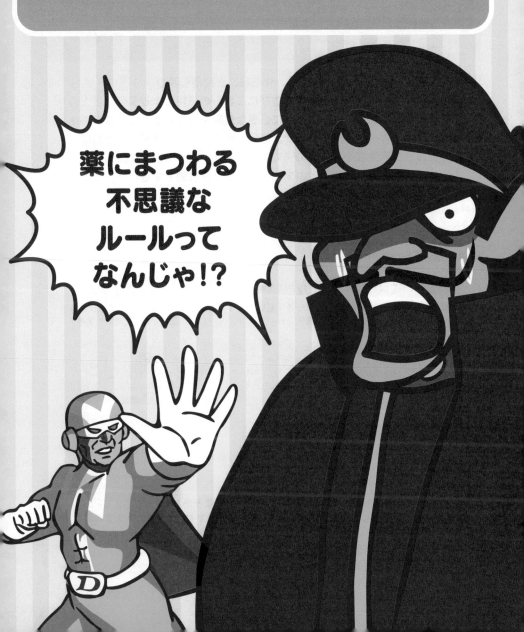

医薬品、医療機器等の品質、有効性及び安全性の確保等に関する法律の目的等

医薬品、医療機器等の品質、有効性及び安全性の
確保等に関する法律の目的〔法第1条〕

よくでる！

この法律は、医薬品、医薬部外品、化粧品、医療機器及び再生医療等製品※
の品質、有効性及び安全性の確保並びにこれらの使用による保健衛生上の
危害の発生及び拡大の防止のために必要な規制を行うとともに、指定薬物
の規制に関する措置を講ずるほか、医療上特にその必要性が高い医薬品、
医療機器及び再生医療等製品の研究開発の促進のために必要な措置を
講ずることにより、保健衛生の向上を図ることを目的とする。

※再生医療等製品とは、人や動物由来の細胞に加工を行い、人の体の再生を促すもの。新しい医
療製品のため、法整備が最近になってなされた。

法第1条のポイント

品質等の確保
医薬品等の品質、有効性
及び安全性の確保

指定薬物の規制
いわゆる「悪いクスリ」の
取締り

研究開発の促進
iPS細胞※など、再生医療等製
品などの研究開発を促進

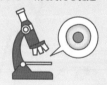

※iPS細胞とは、人工多能性幹細胞のこと。

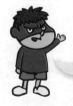

法第1条は、上の目的の文章の赤字のところがよく出題されます。
だから問題を解くには覚えるしかないんです。でもただ覚えるのは大変。
だから次のページの薬に関わる法律の変遷を読んで、流れから思い出せる
ようにしましょう！

薬に関わる法律の変遷

明治 明治3年　売薬取締規則（大幅な規制）
　　　 明治10年　毒薬劇薬取締規則（毒薬・劇薬（P.305参照）の概念が登場）
　　　 明治22年　薬品営業並薬品取扱規則（薬律）（薬剤師、薬局などが定義された）

当時、不良品、粗悪品、偽薬などが海外から流通していた。

医薬品の品質を統一する基準が必要になり、日本薬局方が作られたことで基準に適さない医薬品の販売等が禁じられた。

戦時中

戦時中、戦争が激化していく中、数多くある医薬品にまつわる法令をまとめる流れになった。

昭和

昭和18年に「薬事衛生ノ適正ヲ期シ国民体カノ向上ヲ図ル」ことを目的として、薬事法※が制定され、医薬品の品質適正化が図られた。

※薬事法とは、薬が適正に使用されるための法律。現在は医薬品、医療機器等の品質、有効性及び安全性の確保等に関する法律に名前が変わっている。

【目的】
薬事衛生ヲ適正ヲ期シ
国民体カノ向上ヲ図ル

平成

iPS細胞などの「医薬品でない医療で使用されるもの」が登場し、再生医療に関する規制が必要になった。

平成26年に「医薬品、医療機器等の品質、有効性及び安全性の確保等に関する法律」が施行された。

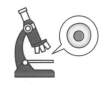

登録販売者

登録販売者は、法において、登録を受けた者をいうと規定されている。

販売従事登録の申請については、次のように規定されている。

販売従事登録を受けようとする者は、申請書を医薬品の販売又は授与に従事する薬局又は医薬品の販売業の店舗の所在地の都道府県知事に提出しなければならない。

販売従事登録の申請書に添える書類

- 申請者が登録販売者試験に合格したことを証する書類
- 申請者の戸籍謄本、戸籍抄本、戸籍記載事項証明書又は本籍の記載のある住民票の写し若しくは住民票記載事項証明書
- 申請者が精神の機能の障害により業務を適正に行うに当たって必要な認知、判断及び意思疎通を適切に行うことができないおそれがある者である場合は、当該申請者に係る精神の機能の障害に関する医師の診断書
- 申請者が薬局開設者又は医薬品の販売業者でないときは、雇用契約書の写しその他薬局開設者又は医薬品の販売業者の申請者に対する使用関係を証する書類

また、二以上の都道府県において販売従事登録を受けようと申請した者は、当該申請を行った都道府県知事のうちいずれか一の都道府県知事の登録のみを受けることができる。

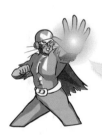

よく出題される問題に「二以上の都道府県において登録販売者として一般用医薬品の販売に従事しようとする者は、それぞれの都道府県知事の登録を受けなければならない」というのがある。これは×だ。

落ち着いて読めば○か×かわかるので、気をつけろ！

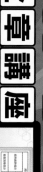
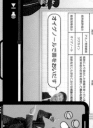
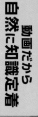
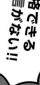
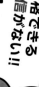
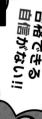
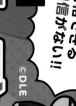

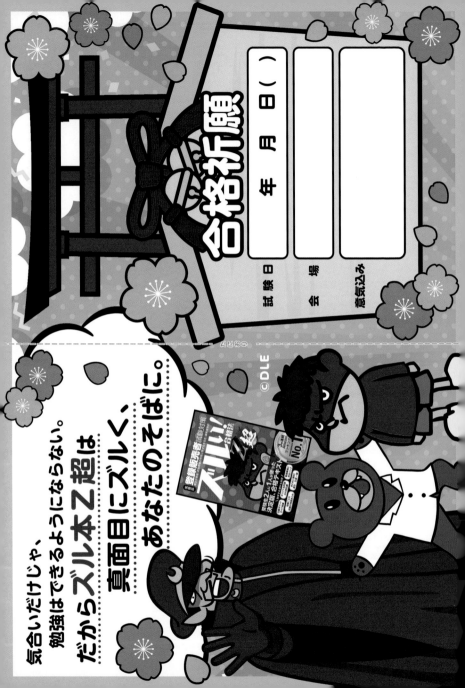

● 販売従事登録の流れのイメージ

試験に合格

↓

合格証が手元にくる

↓

販売従事登録

↓

登録販売者になる ──変更を生じた場合──→ 都道府県知事に届出

登録販売者名簿の登録事項

① 登録番号及び登録年月日

② 本籍地都道府県名（日本国籍を有していない者については、その国籍）、氏名、生年月日及び性別

③ 登録販売者試験合格の年月及び試験施行地都道府県名

④ その他都道府県知事が必要と認める事項

なお、登録販売者は、これら①〜④の登録事項に変更を生じたときは、30日以内に、その旨を届けなければならないとされており、届出をするには、変更届に届出の原因たる事実を証する書類を添え、登録を受けた都道府県知事に提出しなければならないとされている。ただし、住所は登録事項ではないため、届出は求められていない。

また、登録販売者は、一般用医薬品の販売又は授与に従事しようとしなくなったときは、30日以内に、登録販売者名簿の登録の消除を申請しなければならないとされている。

薬局開設者、店舗販売業者又は配置販売業者は、その薬局、店舗又は区域において業務に従事する登録販売者に対し、厚生労働大臣に届出を行った者（研修実施機関）が行う研修を毎年度受講させなければならないこととされている。

「本籍地都道府県名」は、引っ越しても変わらない唯一無二のIDカードや社員証みたいなもので、引っ越しでなどでコロコロ変わる「住所地」と違い、その個人を特定するものなんじゃ！

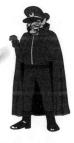

絶対覚えるポイント

〔法第1条の目的〕

- 医薬品、医薬部外品、化粧品、医療機器及び再生医療等製品の品質、有効性及び安全性の確保
- 指定薬物の規制に関する措置を講ずる
- 必要性が高い医薬品、医療機器及び再生医療等製品の研究開発の促進のために必要な措置を講ずる

〔販売従事登録〕

- 二以上の都道府県において販売従事登録を受けようと申請した者は、当該申請を行った都道府県知事のうちいずれか一の都道府県知事の登録のみを受けることができる
- 登録販売者は、登録事項に変更を生じたときは、30日以内に、その旨を届けなければならない

 レオナルド博士からの挑戦問題

「医薬品、医療機器等の品質、有効性及び安全性の確保等に関する法律」は、以下「法」とする。

問1 法第1条において、危険薬物の規制に関する措置を講ずる旨が定められている。

問2 法第1条において、医療上特にその必要性の高い医薬品、医療機器及び再生医療等製品の研究開発の促進のために必要な措置を講ずる旨が定められている。

問3 登録販売者は、登録事項に変更を生じたときは、60日以内に、その旨を届けなければならない。

解答 問1：× 危険薬物の規制に関する措置⇒指定薬物の規制に関する措置 問2：○ 問3：× 60日以内⇒30日以内

医薬品の分類・取扱い等

1）医薬品の定義と範囲

医薬品の定義〔法第2条第1項〕

一 日本薬局方に収められている物

二 人又は動物の疾病の診断、治療又は予防に使用されることが目的とされている物であつて、機械器具等（機械器具、歯科材料、医療用品、衛生用品並びにプログラム（電子計算機に対する指令であつて、一の結果を得ることができるように組み合わされたものをいう。以下同じ。）及びこれを記録した記録媒体をいう。以下同じ。）でないもの（医薬部外品及び再生医療等製品を除く。）

三 人又は動物の身体の構造又は機能に影響を及ぼすことが目的とされている物であつて、機械器具等でないもの（医薬部外品、化粧品及び再生医療等製品を除く。）

医薬品に含まれるもの	医薬品に含まれないもの
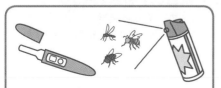	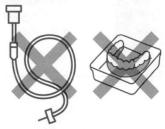
検査薬や殺虫剤、器具用消毒薬など	機械器具、歯科材料など

人の身体に直接使用されない**医薬品も**含まれる

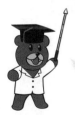

よく出題される問題に「日本薬局方に収められている物はすべて医薬品である」というのがある。これは○だ！
逆に「すべての医薬品は日本薬局方に収められている」という問題もある。これは×だ。
新しい薬なんかは日本薬局方にすぐには収載されないからな！言葉のアヤに気をつけろ！

日本薬局方（日局）

厚生労働大臣が医薬品の性状及び品質の適正を図るため、薬事・食品衛生審議会の意見を聴いて、保健医療上重要な医薬品について、必要な規格・基準及び標準的試験法等を定めたもの。

日局に収載されている医薬品の中には、一般用医薬品として販売されている、又は一般用医薬品の中に配合されているものも少なくない。

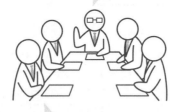

○○という医薬品
を収載しましょう

有効性、安全性に
優れていますしね

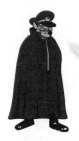

明治初期、当時は不良品、粗悪品などを含むさまざまな品質規格の医薬品が海外から大量に輸入されていたんじゃ。
じゃが当然それはまずい。そこで、医薬品の品質を統一する基準が必要になり、日本薬局方が作られたというわけじゃ。

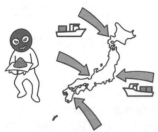

不良品、粗悪品が大量に輸入

品質を統一

日本薬局方の誕生

医薬品の製造・販売に関わる**ルール**

> 医薬品は、厚生労働大臣により「製造業」の許可を受けた者でなければ製造をしてはならないとされており、厚生労働大臣により「製造販売業」の許可を受けた者でなければ製造販売をしてはならないとされている

「製造業」と「製造販売業」について

製造業とは工場など製造をする業を指し、製造販売業は製薬企業などの市場への販売をする業を指す。"製造"販売業という名前にもかかわらず製造はしていない。製造販売という言葉は法律上、『市場へ販売する』という意味であり、製造販売業とは、製造（された物の）販売（を最終的にしている）業である。また製造業は、市場へ販売することはできない。

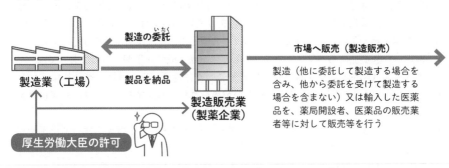

また、医薬品は、品目ごとに、品質、有効性及び安全性について審査等を受け、その製造販売について厚生労働大臣の承認を受けたものでなければならないとされている。つまり医薬品を販売するには国に認めてもらわなければならないため、必要な承認を受けずに製造販売された医薬品の販売等は禁止されている。

販売、授与、製造等が禁止されている医薬品

製造販売元の製薬企業、製造業者のみならず、薬局及び医薬品の販売業においても、不正表示医薬品は販売し、授与し、又は販売若しくは授与の目的で貯蔵し、若しくは陳列してはならず、模造に係る医薬品及び次に掲げる不良医薬品は、販売し、授与し、又は販売若しくは授与の目的で製造し、輸入し、貯蔵し、若しくは陳列してはならないとされている。

(a) 日本薬局方に収められている医薬品であって、その性状、品質が日本薬局方で定める基準に適合しないもの

(b) 法第41条第3項の規定によりその基準が定められた体外診断用医薬品であって、その性状、品質又は性能がその基準に適合しないもの

(c) 法第14条、法第19条の2、法第23条の2の5若しくは法第23条の2の17の承認を受けた医薬品又は第23条の2の23の認証を受けた体外診断用医薬品であって、その成分若しくは分量又は性状、品質若しくは性能がその承認又は認証の内容と異なるもの

(d) 法第14条第1項又は法第23条の2の5第1項の規定により厚生労働大臣が基準を定めて指定した医薬品であって、その成分若しくは分量(成分が不明のものにあっては、その本質又は製造方法)又は性状又は品質若しくは性能がその基準に適合しないもの

(e) 法第42条第1項の規定によりその基準が定められた医薬品であって、その基準に適合しないもの

(f) その全部又は一部が不潔な物質又は変質若しくは変敗した物質から成っている医薬品

(g) 異物が混入し、又は付着している医薬品

(h) 病原微生物その他疾病の原因となるものにより汚染され、又は汚染されているおそれがある医薬品

(i) 着色のみを目的として、厚生労働省令で定めるタール色素以外のタール色素が使用されている医薬品

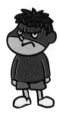

「製造販売元の製薬企業、製造業者のみならず、薬局及び医薬品の販売業においても」というのがポイントです。つまりドラッグストアで販売するときにこれらの事項を守らなければならないということですね。試験のポイントでもありますので覚えておきましょう。

絶対覚えるポイント

- 日本薬局方に収められている物はすべて医薬品である
- 医薬品には、人の身体に直接使用されない医薬品も含まれる
- 日本薬局方に収載されている医薬品の中には、一般用医薬品として販売されているものがある

3章はカタカナばっかだったけど
4章は漢字ばっかだな！

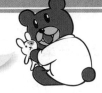

 レオナルド博士からの挑戦問題

問1 日本薬局方に収められている物は、すべて医薬品である。

問2 日本薬局方に収載されている医薬品の中には、一般用医薬品として販売されているものはない。

問3 疾病の診断に使用することを目的とするものは、機械器具等を含めてすべて医薬品として扱われる。

問4 医薬品には、人の身体に直接使用されないものもある。

解答　問1：○　問2：×　一般用医薬品として販売されているものはない
⇒一般用医薬品として販売されているものがある　問3：×　機械器具等を含めてすべて⇒機械器具等でないものが　問4：○

一般用医薬品、要指導医薬品と医療用医薬品

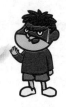

ここでは各医薬品の定義を学びましょう。試験ではそれぞれの医薬品の定義や特徴の違いが問われます。
例えば「一般用医薬品は、人体に対する作用が著しい」のように出ます。
ちなみに正解は×です。次のページにある通り、『著しくない』が正しいです。

一般用医薬品（法第4条第5項第4号）

「医薬品のうち、その効能及び効果において人体に対する作用が著しくないものであつて、薬剤師その他の医薬関係者から提供された情報に基づく需要者の選択により使用されることが目的とされているもの（要指導医薬品を除く。）」

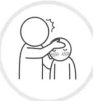

小児用の解熱薬
をください

薬剤師又は
登録販売者

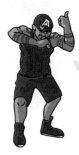

いわゆるドラッグストアで
買える医薬品ですね。

要指導医薬品（法第4条第5項第3号）

「次のイからニ※までに掲げる医薬品（専ら動物のために使用されることが目的とされているものを除く。）のうち、その効能及び効果において人体に対する作用が著しくないものであつて、薬剤師その他の医薬関係者から提供された情報に基づく需要者の選択により使用されることが目的とされるものであり、かつ、その適正な使用のために薬剤師の対面による情報の提供及び薬学的知見に基づく指導が行われることが必要なものとして、厚生労働大臣が薬事・食品衛生審議会の意見を聴いて指定するものをいう。」

※法第4条第5項第3号のイからニについては、厚生労働省「試験問題の作成に関する手引き」参照

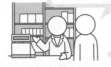

花粉症に効く薬は
ありますか？

薬剤師

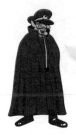

要指導医薬品は文字通り指導を要する医薬品じゃ！つまり薬剤師の指導があって初めて販売できるため、登録販売者は取り扱えないんじゃ。ただそうはいっても、注射薬のような侵襲性の高い、つまり痛いとか人に影響が強い薬は該当しない。それは医師が扱う医薬品だから医療用医薬品に該当するんじゃ。

医療用医薬品

医師若しくは歯科医師によって使用され又はこれらの者の処方箋若しくは指示によって使用されることを目的として供給される医薬品

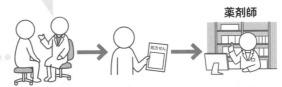

喘息ですね。
吸入薬を出しましょう

薬剤師

医師の診断　　　処方箋の発行　　　調剤、薬剤交付

一般用医薬品

「医薬品のうち、その効能及び効果において人体に対する作用が著しくないものであつて、薬剤師その他の医薬関係者から提供された情報に基づく需要者の選択により使用されることが目的とされているもの（要指導医薬品を除く。）」

要指導医薬品

「次のイからニまでに掲げる医薬品（専ら動物のために使用されることが目的とされているものを除く。）のうち、その効能及び効果において人体に対する作用が著しくないものであつて、薬剤師その他の医薬関係者から提供された情報に基づく需要者の選択により使用されることが目的とされるものであり、かつ、その適正な使用のために薬剤師の対面による情報の提供及び薬学的知見に基づく指導が行われることが必要なものとして、厚生労働大臣が薬事・食品衛生審議会の意見を聴いて指定するものをいう。」

パパー。

レオナルド博士からの挑戦問題

問1 一般用医薬品は、医薬品のうち、その効能及び効果において人体に対する作用が著しくないものである。

問2 要指導医薬品は、医師若しくは歯科医師の処方箋によって使用されることを目的として供給される医薬品である。

問3 医療用医薬品は、薬剤師その他の医薬関係者から提供された情報に基づく需要者の選択により使用されることが目的とされる。

解答　問1：○　問2：×　要指導医薬品⇒医療用医薬品　問3：×　医療用医薬品⇒一般用医薬品・要指導医薬品

一般用医薬品・要指導医薬品と医療用医薬品の主な違い

	一般用医薬品・要指導医薬品	医療用医薬品
①効能効果	人体に対する作用が著しくないもの	効き目が強く、ときに重大な副作用を起こす危険性があるもの
②用法	・ 注射等の侵襲性の高い使用方法は不可 ・ 検体※の採取に身体への直接のリスクを伴うものは不可 例）血液を検体とするもの ※検体とは、検査の材料のこと。	医師等の管理・指導の下で患者が自己注射や自己採血等を行う医薬品は、医療用医薬品として製造販売等されている
③用量	あらかじめ定められた用量に基づき、適正使用することによって効果を期待するもの	医師又は歯科医師が診察をして患者の容態に合わせて処方量を決めて交付するもの
④効能効果の表現	一般の生活者が判断できる症状で表現 例）胃痛、胸やけ、むかつき、もたれ等 ※医師等の診療によらなければ一般に治癒が期待できない疾患に対する効能効果は認められていない <効能・効果> 胃痛、胸やけ、むかつき、もたれ <用法・用量> 成人：1回1錠、1日2回まで。水又はお湯で服用してください。 胃腸薬	通常、診断疾患名で表現 例）胃炎、胃・十二指腸潰瘍等 検査の結果、胃潰瘍でした。○○という薬を、1日1錠服用して下さい。症状の改善が見られない場合は、用量の変更や、薬の変更を検討しましょう
⑤販売規制	・ 店舗販売業は、一般用医薬品及び要指導医薬品以外の医薬品の販売等は認められていない ・ 配置販売業は、一般用医薬品の一部以外の医薬品の販売は認められていない	薬局及び卸売販売業者のみ、医療用医薬品の販売等が可能
⑥使用事例	通常、医療機関を受診するほどではない体調不良や疾病の初期段階において使用される	医師等の診療によらなければ一般に治癒が期待できない疾患 例）がん、心臓病等

要指導医薬品の指定について

薬剤師その他医薬関係者から提供された情報に基づく需要者の選択により使用されることを目的とする医薬品であって、

① 医療用医薬品において使用されていた有効成分が初めて配合されたもの

② 既存の医薬品と明らかに異なる有効成分が配合されたもののうち、その適正な使用のために薬剤師の対面による情報の提供及び薬学的知見に基づく指導が行われることが必要なもの

⇒ 薬事・食品衛生審議会の意見を聴いた上で、厚生労働大臣が要指導医薬品として指定する

●もともと医療用医薬品だったもの

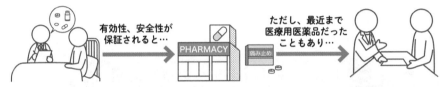

有効性、安全性が保証されると…

ただし、最近まで医療用医薬品だったこともあり…

もともと医療用医薬品として使用されていた有効成分

ドラッグストアで販売可能となる

薬剤師の対面による情報の提供等が必須

要指導医薬品は、一定期間を経過し、薬事・食品衛生審議会において、一般用医薬品として取り扱うことが適切であると認められたものについては、一般用医薬品に分類される

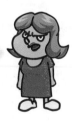

そうか。要指導医薬品は対面で薬剤師さんと話さなきゃいけないから、インターネットでは買えないのか！元々病院で扱ってたとはいえ、国として安全性を担保する上で規制をかけているんですね。

一般用医薬品、要指導医薬品の用法と効能効果の表現

用法	・注射等の侵襲性の高い使用方法は不可 ・検体の採取に身体への直接のリスクを伴うものは不可	
効能効果の表現	一般の生活者が判断できる症状で表現 ※医師等の診療によらなければ一般に治癒が期待できない疾患に対する効能効果は認められていない	例）胃痛、胸やけ、むかつき、もたれ等

 レオナルド博士からの挑戦問題

問1 一般用医薬品の効能効果の表現は、通常、胃炎等の診断疾患名で示されている。

問2 一般用医薬品では、注射等の侵襲性の高い使用方法は用いられていない。

問3 要指導医薬品は、都道府県知事が、薬事・食品衛生審議会の意見を聴いて指定するものである。

問4 要指導医薬品は、その適正使用のため薬剤師の対面による情報の提供及び薬学的知見に基づく指導が行われることが必要なものである。

解答 問1：×　胃炎等の診断疾患名⇒一般の生活者が判断できる症状（胃痛、胸やけ、むかつき、もたれ等）　問2：○　問3：×　都道府県知事⇒厚生労働大臣　問4：○

毒薬・劇薬の取扱い

安全性面等から見た取扱規制による医薬品の分類（規制区分）

医薬品の中には、毒性の強いもの、副作用の激しいものなどがあり、その性質に合わせて分類され、規制されている。

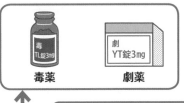

毒薬　　　劇薬

処方箋医薬品

麻薬

覚せい剤

毒薬、劇薬はドラッグストアに存在する？
一般用医薬品…毒薬・劇薬に該当するものなし
要指導医薬品…毒薬又は劇薬に該当することがある（例：精力増強剤等）

毒薬の定義

> 毒薬とは、毒性が強いものとして厚生労働大臣が薬事・食品衛生審議会の意見を聴いて指定する医薬品をいう

劇薬の定義

> 劇薬とは、劇性が強いものとして厚生労働大臣が薬事・食品衛生審議会の意見を聴いて指定する医薬品をいう

毒薬及び劇薬は、単に毒性、劇性が強いものだけでなく、薬効が期待される摂取量（薬用量）と中毒のおそれがある摂取量（中毒量）が接近しており安全域が狭いため、その取扱いに注意を要するもの等が指定される

安全域が広い医薬品

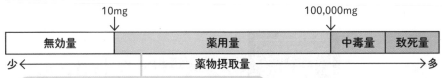

毒薬・劇薬

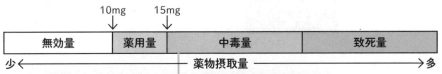

毒薬・劇薬の陳列

業務上毒薬又は劇薬を取り扱う者（薬局開設者又は医薬品の販売業の許可を受けた事業者（以下「医薬品の販売業者」という。）を含む。）は、それらを他の物と区別して貯蔵、陳列しなければならず、特に毒薬を貯蔵、陳列する場所については、かぎを施さなければならないとされている

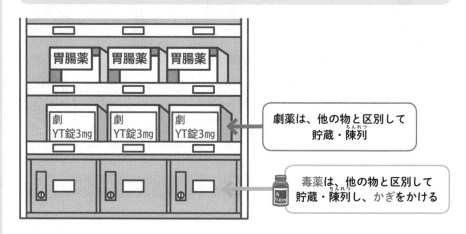

劇薬は、他の物と区別して貯蔵・陳列

毒薬は、他の物と区別して貯蔵・陳列し、かぎをかける

毒薬・劇薬の記載義務

毒薬については、それを収める直接の容器又は被包（以下「容器等」という。）に、黒地に白枠、白字をもって、当該医薬品の品名及び「毒」の文字が記載されていなければならない

劇薬については、容器等に白地に赤枠、赤字をもって、当該医薬品の品名及び「劇」の文字が記載されていなければならない

記載例

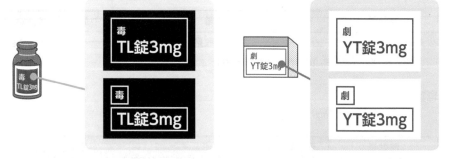

絶対覚えるポイント

- 一般用医薬品…毒薬・劇薬に該当するものなし
- 要指導医薬品…毒薬又は劇薬に該当することがある
- 業務上毒薬又は劇薬を取り扱う者（薬局開設者又は医薬品の販売業の許可を受けた事業者（以下「医薬品の販売業者」という。）を含む。）は、それらを他の物と区別して貯蔵、陳列しなければならず、特に毒薬を貯蔵、陳列する場所については、かぎを施さなければならないとされている
- 記載義務

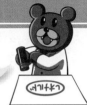

毒
TL錠3mg

劇
YT錠3mg

劇薬の記載については、ハンコを押したときに似てると覚えるんだ！

レオナルド博士からの挑戦問題

問1 劇薬を貯蔵、陳列(ちんれつ)する場所については、かぎを施さなければならない。

問2 劇薬については、それを収める直接の容器又は被包に白地に赤枠、赤字をもって、当該医薬品の品名及び「劇」の文字が記載されていなければならない。

問3 現状、毒薬又は劇薬で、一般用医薬品のものがある。

問4 毒薬及び劇薬は、単に毒性、劇性が強いものだけでなく、薬効が期待される摂取量（薬用量）と中毒のおそれがある摂取量（中毒量）が接近しており安全域が狭いため、その取扱いに注意を要するもの等が指定されている。

解答 問1：× 劇薬⇒毒薬 問2：○ 問3：× 一般用医薬品のものがある⇒一般用医薬品のものはない 問4：○

毒薬・劇薬の販売・譲渡手続き

毒薬又は劇薬を、一般の生活者に対して販売又は譲渡する際には、当該医薬品を譲り受ける者から、品名、数量、使用目的、譲渡年月日、譲受人の氏名、住所及び職業が記入され、署名又は記名押印された文書の交付を受けなければならない

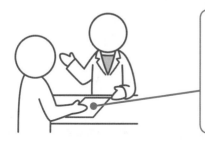

譲渡文書の記載事項
- 品名
- 数量
- 使用目的
- 譲渡年月日
- 譲受人の氏名、住所、職業
- 譲受人の署名又は記名押印

譲渡文書の保存期間は、譲渡した日から**2**年間保管

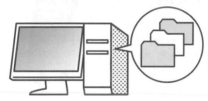

文書に代えて、一定の条件を満たす電子的ファイルに記録したもので行うことも可能

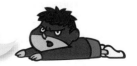

譲渡に関する問題は、譲渡文書に"誰"の情報を記載するのかが問われることが多いです。答えは譲渡される側。なぜ文書を残すかというと、誰に譲渡したかを譲渡した側が把握しておく必要があるからです。だから譲渡される側の情報を文書に残しておくんですよ!

毒薬・劇薬の販売等について禁止されていること

毒薬又は劇薬を、14歳未満の者その他安全な取扱いに不安のある者に交付することは禁止されている

販売してはならない購入希望者等

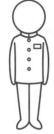

14歳未満の者

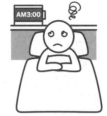

安全な取扱いに不安のある者
（例：睡眠薬の乱用者）

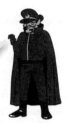

問題では14歳を18歳などに変えて出題される。
キーワードは「禁止」じゃ。
14はじゅうしとも読めるじゃろ？
だから「じゅうしはきんし」と覚えるんじゃ！

毒薬又は劇薬については、店舗管理者が薬剤師である店舗販売業者及び医薬品営業所管理者が薬剤師である卸売販売業者以外の医薬品の販売業者は、開封して、販売等してはならないとされている

➡管理者が登録販売者の場合は開封販売禁止

開封販売

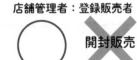

店舗管理者：薬剤師　　開封販売　⭕

店舗管理者：登録販売者　　開封販売　❌

生物由来製品

生物由来製品の定義

人その他の生物（植物を除く。）に由来するものを原料又は材料として製造（小分けを含む。）をされる医薬品、医薬部外品、化粧品又は医療機器のうち、保健衛生上特別の注意を要するものとして、厚生労働大臣が薬事・食品衛生審議会の意見を聴いて指定するもの

生物由来製品の例

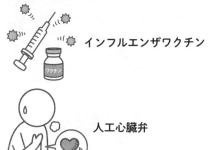

インフルエンザワクチン

人工心臓弁

生物を由来としているため感染症の発生リスク有り

生物由来製品は、製品の使用による感染症の発生リスクに着目して指定されている

生物由来製品の指定対象となるもの		現在、生物由来製品として指定されたもの
医薬品	医療用医薬品	有り
	要指導医薬品	なし
	一般用医薬品	
医療機器		有り
医薬部外品		なし
化粧品		

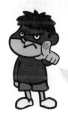

現在のところ、生物由来製品として指定された一般用医薬品又は要指導医薬品はありません！
指定されているのは「医療」とつくものだけです！！

- 毒薬又は劇薬の譲渡文書の記載事項
  品名、数量、使用目的、譲渡年月日、譲受人の氏名、住所、職業、譲受人の署名または記名押印

- 毒薬又は劇薬を、14歳未満の者その他安全な取扱いに不安のある者に交付することは禁止されている

- 生物由来製品
  人その他の生物（植物を除く。）に由来するものを原料又は材料として製造（小分けを含む。）をされる医薬品、医薬部外品、化粧品又は医療機器のうち、保健衛生上特別の注意を要するものとして、厚生労働大臣が薬事・食品衛生審議会の意見を聴いて指定するもの

レオナルド博士からの挑戦問題

問1 毒薬又は劇薬は、16歳未満の者その他安全な取扱いに不安のある者に交付することが禁止されている。

問2 毒薬を一般の生活者に対して販売する際には、当該毒薬を譲り受ける者から、品名、数量、使用目的、譲渡年月日、譲受人の氏名、住所及び職業が記入され、署名又は記名押印された文書の交付を受けなければならない。

問3 店舗管理者が薬剤師である店舗販売業者及び医薬品営業所管理者が薬剤師である卸売販売業者以外の医薬品の販売業者は、毒薬を開封して販売等してはならない。

問4 生物由来製品には、植物に由来するもののみを原料又は材料として製造される医薬品も含まれる。

解答 問1：× 16歳未満⇒14歳未満　問2：○　問3：○
問4：× 含まれる⇒含まれない

一般用医薬品のリスク区分

一般用医薬品は、その保健衛生上のリスクに応じて、次のように区分される。

分類		販売者
医療用医薬品		薬剤師
要指導医薬品		薬剤師
一般用医薬品	第一類医薬品	薬剤師
	第二類医薬品	薬剤師又は
	第三類医薬品	登録販売者

大　　副作用のリスク　　小

<**リスク区分記載の義務**>

各製品の外箱等に、当該医薬品が分類されたリスク区分ごとに定められた事項を記載することが義務づけられている

例）リスク区分を示す識別表示など

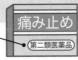

痛み止め
第二類医薬品

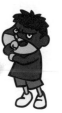

一般用医薬品にはリスクの違いがあります。
だからリスクに応じた販売者、陳列（ちんれつ）、表示があるんですね。

第1章　第2章　第3章　第4章　第5章　**II** 医薬品の分類・取扱い等

リスク区分	特　徴
第一類医薬品	・保健衛生上のリスクが特に高い成分が配合された一般用医薬品 ・既存の要指導医薬品及び一般用医薬品と有効成分、分量、用法用量、効能効果等が明らかに異なるもののうち、一般用医薬品とされた医薬品（いわゆるスイッチOTC*医薬品、ダイレクトOTC医薬品等）であり、一般用医薬品としての使用経験が少なく、より慎重に取り扱われる必要があり、その承認を受けてから一定期間を経過しないもの ※OTCとは、Over The Counterの略で、カウンター越しに薬を販売することに由来。薬局・薬店・ドラッグストアなどで処方せん無しに購入できる医薬品のこと。 **＜スイッチOTC医薬品＞** 医療用医薬品において使用されていた有効成分を一般用医薬品において初めて配合したもの もともと医療用医薬品として使用されていた成分　有効性、安全性が保証されると…　ドラッグストアで販売可能となる **＜ダイレクトOTC医薬品＞** 既存の医薬品と明らかに異なる有効成分が配合されたもの 例）既存の医薬品と明らかに異なる有効成分が配合された育毛剤　育毛剤
指定第二類医薬品	第二類医薬品のうち、「特別の注意を要するものとして厚生労働大臣が指定するもの」 例）咳止めシロップ 一部の咳止めシロップ　もし過剰摂取した場合…　息切れ　だるさ、眠気 →特別の注意を要する
第二類医薬品	・保健衛生上のリスクが比較的高い一般用医薬品 →その副作用等により日常生活に支障を来す程度の健康被害が生ずるおそれがある医薬品（第一類医薬品を除く。）であって厚生労働大臣が指定するもの
第三類医薬品	・保健衛生上のリスクが比較的低い一般用医薬品 →ただし、日常生活に支障を来す程度ではないが、副作用等により身体の変調・不調が起こるおそれはある （第一類医薬品及び第二類医薬品以外の一般用医薬品）

＜リスク区分の変更＞

厚生労働大臣は、必要に応じてリスク区分の指定を変更しなければならない。

例）第三類医薬品に分類されている医薬品について、日常生活に支障を来す程度の副作用を生じるおそれがあることが明らかとなった場合には、第一類医薬品又は第二類医薬品に分類が変更されることもある。

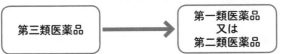

```
第三類医薬品  →  第一類医薬品
                  又は
                  第二類医薬品
```

絶対覚えるポイント

リスク区分	特　徴
第一類医薬品	・保健衛生上のリスクが特に高い成分が配合された一般用医薬品 ・既存の要指導医薬品及び一般用医薬品と有効成分、分量、用法用量、効能効果等が明らかに異なるもののうち、一般用医薬品とされた医薬品（いわゆるスイッチOTC医薬品、ダイレクトOTC医薬品等）であり、一般用医薬品としての使用経験が少なく、より慎重に取り扱われる必要があり、その承認を受けてから一定期間を経過しないもの
指定第二類医薬品	第二類医薬品のうち、「特別の注意を要するものとして厚生労働大臣が指定するもの」
第二類医薬品	・保健衛生上のリスクが比較的高い一般用医薬品 ➡その副作用等により日常生活に支障を来す程度の健康被害が生ずるおそれがある医薬品（第一類医薬品を除く）であって厚生労働大臣が指定するもの
第三類医薬品	・保健衛生上のリスクが比較的低い一般用医薬品 ➡ただし、日常生活に支障を来す程度ではないが、副作用等により身体の変調・不調が起こるおそれはある （第一類医薬品及び第二類医薬品以外の一般用医薬品）

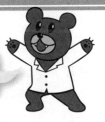

ここまでで第4章の4分の1くらいだ。
まだ先は長いけどがんばれ！

問1 第三類医薬品は、保健衛生上のリスクが特に高い成分が配合された一般用医薬品である。

問2 指定第二類医薬品とは、第二類医薬品のうち、特別の注意を要するものとして都道府県知事が指定するものである。

問3 第三類医薬品に分類されている医薬品は、第一類医薬品又は第二類医薬品に分類が変更されることはない。

解答 問1：× 第三類医薬品⇒第一類医薬品 問2：× 都道府県知事⇒厚生労働大臣 問3：× 分類が変更されることはない⇒分類が変更されることがある

2) 容器・外箱等への記載事項、添付文書等への記載事項

医薬品は、その直接の容器又は被包に必要な事項が記載されていなければならない

＜一般用医薬品及び要指導医薬品に関する法定表示事項＞

(a) 製造販売業者等の氏名又は名称及び住所

(b) 名称（日局（P.294参照）に収載されている医薬品では日局において定められた名称、また、その他の医薬品で一般的名称があるものではその一般的名称）

(c) 製造番号又は製造記号

(d) 重量、容量又は個数等の内容量

(e) 日局に収載されている医薬品については「日本薬局方」の文字等

(f) 「要指導医薬品」の文字

(g) 一般用医薬品のリスク区分を示す字句

(h) 日局に収載されている医薬品以外の医薬品における有効成分の名称及びその分量

(i) 誤って人体に散布、噴霧等された場合に健康被害を生じるおそれがあるものとして厚生労働大臣が指定する医薬品（殺虫剤等）における「注意－人体に使用しないこと」の文字

(j) 適切な保存条件の下で３年を超えて性状及び品質が安定でない医薬品等、厚生労働大臣の指定する医薬品における使用の期限

(k) 配置販売品目以外の一般用医薬品にあっては、「店舗専用」の文字

(l) 指定第二類医薬品にあっては、枠の中に「2」の数字

● 医薬品の容器等が小売りのために包装されている場合において、容器等への記載が、外部の容器又は被包（以下「外箱等」という。）を透かして容易に見ることができないときには、その外箱等にも同様の事項が記載されていなければならない

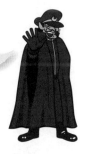

「医薬品の直接の容器又は被包に記載されていなければならない事項で正しいのはどれか。」という問題で上の(a)から(l)がそのまま選択肢で問われるぞ！
特によく出るのが(l)の文章だ。次のページの絶対覚えるポイントにイメージがあるからそれを見ておくんだ！
そして、「記載されていなければならない事項で誤りはどれか」という問題で「効能及び効果」を選ばせる問題も頻出だから、注意が必要じゃ！

（d）重量、容量又は個数等の内容量　　（l）指定第二類医薬品にあっては、
　　　　　　　　　　　　　　　　　　　　　枠の中に「2」の数字

ネツサガール解熱薬　第②類医薬品

12錠／6回分

【成分（2錠中）】
○○○…………150mg
△△△…………100mg
【効能・効果】………
【用法・用量】………

製造販売元　　**ワイティーエル製薬株式会社**
　　　　　　　　　　　　東京都千代田区神田錦町3-18-3

製造番号：　KG315
使用期限：　2023.1

（a）製造販売業者等の氏名又は　　（c）製造番号又は製造記号
　　　名称及び住所

レオナルド博士からの挑戦問題

問1 指定第二類医薬品は、その直接の容器又は被包に、枠の中に「2」の文字が記載されていなければならない。

問2 一般用医薬品及び要指導医薬品の容器・外箱等には、「製造業者の氏名又は名称及び住所」の記載が法定表示事項として定められている。

問3 一般用医薬品の直接の容器又は被包に記載されていなければならない事項として、配置販売品目にあっては、「配置専用」の文字を記載する。

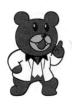

医薬品の直接の容器又は被包に記載されていなければならない事項は、語句の選択肢で出題されて、正しいものや誤っているものを選ばせる問題が多いぞ！
実際にどんな問題かズル問を解いてみろ！

第4章
問題 1、2、5、15、35

解答 問1：○ 問2：× 製造業者⇒製造販売業者等
問3：× 配置販売品目にあっては、「配置専用」の文字→配置販売品目以外の一般用医薬品にあっては、「店舗専用」

医薬部外品

医薬部外品は、下記のように定義される。

一 次のイからハまでに掲げる目的のために使用される物であつて機械器具等でないもの

　イ　吐きけその他の不快感又は口臭若しくは体臭の防止

　ロ　あせも、ただれ等の防止

　ハ　脱毛の防止、育毛又は除毛（例：発毛を促進する）

二 人又は動物の保健のためにするねずみ、はえ、蚊、のみその他これらに類する生物の防除の目的のために使用される物であつて機械器具等でないもの

医薬部外品は、その効能効果があらかじめ定められた範囲内であって、成分や用法等に照らして人体に対する作用が緩和であることを要件として、医薬品的な効能効果を表示・標榜※することが認められている

※標榜とは、はっきりと掲げ示すこと。

医薬部外品の例

栄養ドリンク

除毛クリーム

化粧品としての使用目的を有する製品について、医薬品的な効能効果を表示・標榜しようとする場合には、その効能効果があらかじめ定められた範囲内であって、人体に対する作用が緩和であるものに限り、医薬部外品の枠内で、薬用化粧品類、薬用石けん、薬用歯みがき類等として承認されている

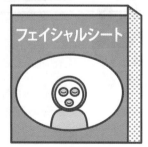

「薬用」は、
医薬部外品

医薬部外品
薬用フェイシャルシート

医薬部外品

フェイシャルシート

化粧品

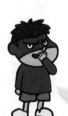

「薬用」ってそういう意味だったのか…。

医薬部外品の直接の容器又は被包には、「医薬部外品」の文字の表示その他定められた事項の表示が義務付けられている

また、一部の医薬部外品については、各製品の容器や包装等に識別表示がなされている

＜医薬部外品の識別表示まとめ＞

(1)	衛生害虫類の防除のため使用される製品群 （殺虫剤、殺鼠剤 等）	「防除用医薬部外品」の表示 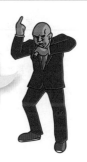 殺虫剤
(2)	医薬品から医薬部外品へ移行した製品群 （整腸薬、殺菌消毒薬 等）	「指定医薬部外品」の表示 殺菌消毒薬
(3)	その他の医薬部外品 （腋臭防止剤［制汗剤など］、薬用歯みがき類 ［洗口液など］ 等）	「医薬部外品」の表示

医薬部外品は、前のページの赤枠の一のイロハと、二を問う出題が多いです。二に書いてある通り機械器具ではないことを覚えましょう。

- 医薬部外品は、その効能効果があらかじめ定められた範囲内であって、成分や用法等に照らして人体に対する作用が緩和であることを要件として、医薬品的な効能効果を表示・標榜することが認められている
  - 一 次のイからハまでに掲げる目的のために使用される物であつて機械器具等でないもの
    - イ 吐きけその他の不快感又は口臭若しくは体臭の防止
    - ロ あせも、ただれ等の防止
    - ハ 脱毛の防止、育毛又は除毛（例：発毛を促進する）
  - 二 人又は動物の保健のためにするねずみ、はえ、蚊、のみその他これらに類する生物の防除の目的のために使用される物であつて機械器具等でないもの
- 化粧品としての使用目的を有する製品について、医薬品的な効能効果を表示・標榜しようとする場合には、その効能効果があらかじめ定められた範囲内であって、人体に対する作用が緩和であるものに限り、医薬部外品の枠内で、薬用化粧品類、薬用石けん、薬用歯みがき類等として承認されている
- 医薬部外品の直接の容器又は被包には、「医薬部外品」の文字の表示その他定められた事項の表示が義務付けられている

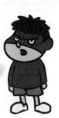

医薬部外品の問題は第4章Ⅲの医薬品販売業の許可（P.335）と複合した出題もあるから、医薬部外品なら医薬部外品、化粧品なら化粧品でまとめて整理しておきましょう。

化粧品

化粧品は、下記のように定義される。

人の身体を清潔にし、美化し、魅力を増し、容貌を変え、又は皮膚若しくは毛髪を健やかに保つために、身体に塗擦、散布その他これらに類似する方法で使用されることが目的とされている物で、人体に対する作用が緩和なもの

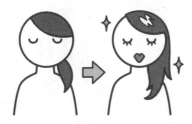

- 人の疾病の診断、治療若しくは予防に使用されること、又は人の身体の構造若しくは機能に影響を及ぼすことを目的とするものは化粧品に含まれない
- 化粧品は、あくまで使用目的の範囲内（別表4-2［P.324］）においてのみ効能効果を表示・標榜することが認められるものであり、医薬品的な効能効果を表示・標榜することは一切認められていない

ニキビの治療効果が期待できる！

- 化粧品の成分本質（原材料）についても、原則として医薬品の成分を配合してはならないこととされており、配合が認められる場合にあっても、添加物として使用されているなど、薬理作用（P.12参照）が期待できない量以下に制限されている

ビタミンE誘導体配合
（ただし薬理作用が期待できない量以下）

別表 4-2） 化粧品の効能効果の範囲

・香りにより毛髪、
　頭皮の不快臭を抑える
・クシどおりをよくする
・裂毛、切毛、枝毛を防ぐ
・髪型を整え、保持する

・芳香を与える

頭皮、毛髪
・清浄にする
・すこやかに保つ
・うるおいを与える
・うるおいを保つ

フケ、カユミ
・抑える
・とれる

爪
・保護する
・すこやかに保つ
・うるおいを与える

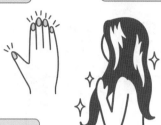

毛髪
・はり、こしを与える
・しなやかにする
・つやを保つ
・つやを与える
・水分、油分を補い保つ
・帯電を防止する

口唇
・荒れを防ぐ
・キメを整える
・うるおいを与える
・すこやかにする
・保護する。乾燥を防ぐ
・乾燥によるカサツキを防ぐ
・滑らかにする

使用時にブラッシングを行う歯みがき類
・ムシ歯を防ぐ
・歯を白くする
・歯垢を除去する
・歯のやにを取る
・歯石の沈着を防ぐ

歯みがき類
・口中を浄化
・口臭を防ぐ

肌
・整える
・キメを整える
・肌荒れを防ぐ
・ひきしめる
・柔らげる
・はりを与える
・ツヤを与える
・滑らかにする

皮膚
・（汚れをおとすことにより）清浄にする
・すこやかに保つ
・うるおいを与える
・水分、油分を補い保つ
・柔軟性を保つ
・保護する
・乾燥を防ぐ

・（洗浄により）ニキビ、アセモを防ぐ（洗顔料）
・ひげを剃りやすくする
・ひげそり後の肌を整える

・あせもを防ぐ（打粉）
・日やけを防ぐ
・日やけによるシミ、ソバカスを防ぐ
・乾燥による小ジワを目立たなくする

化粧品はどちらかというと見た目に影響を与えるものや、
化粧水のように皮膚にうるおいを与えるものであって、
医薬品とは区別されているからな！
「毛髪にウェーブをもたせ、保つ」「くせ毛、ちぢれ毛又は
ウェーブ毛髪をのばし、保つ」は、医薬部外品であるパーマ
ネント・ウェーブ用剤、毛髪のウェーブ等を目的とする外用
剤の効能効果の範囲になるから注意が必要だ！

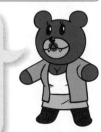

医薬品と医薬部外品、化粧品との製造販売・販売ルールの違い

	製造業の許可	製造販売業の許可	販売業の許可	品目ごとの承認
医薬品	必要	必要	必要	必要 厚生労働大臣が基準を定めて指定するものを除き、品目ごとに承認を得る必要がある
医薬部外品	必要	必要	不要	必要 厚生労働大臣が基準を定めて指定するものを除き、品目ごとに承認を得る必要がある
化粧品	必要	必要	不要	あらかじめ品目ごとに届出を行う必要がある。厚生労働大臣が指定する成分を含有する化粧品である場合は、品目ごとの承認を得る必要がある

販売業の許可不要
＝コンビニエンスストアで販売可能

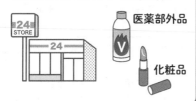

医薬部外品

化粧品

ハードルが高い順は、承認 ＞ 届出と
イメージできると、医薬品とつくものは
効能効果をうたうので、
大部分が承認が必要と覚えられます！

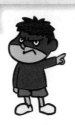

●医薬品、医薬部外品

大部分は承認が必要
厚生労働大臣が指定するものは **承認が不要**

●化粧品

厚生労働大臣が指定するものは 承認が必要
大部分は届出が必要

- 人の身体を清潔にし、美化し、魅力を増し、容貌を変え、又は皮膚若しくは毛髪を健やかに保つために、身体に塗擦、散布その他これらに類似する方法で使用されることが目的とされている物で、人体に対する作用が緩和なもの
- 人の疾病の診断、治療若しくは予防に使用されること、又は人の身体の構造若しくは機能に影響を及ぼすことを目的とするものは化粧品に含まれない

	製造業の許可	製造販売業の許可	販売業の許可	品目ごとの承認
医薬品	必要	必要	必要	必要 厚生労働大臣が基準を定めて指定するものを除き、品目ごとに承認を得る必要がある
医薬部外品	必要	必要	不要	必要 厚生労働大臣が基準を定めて指定するものを除き、品目ごとに承認を得る必要がある
化粧品	必要	必要	不要	あらかじめ品目ごとに届出を行う必要がある。 厚生労働大臣が指定する成分を含有する化粧品である場合は、品目ごとの承認を得る必要がある

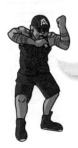

試験問題でごちゃごちゃになるのが承認と許可と届出です。
そこを入れ替える問題もあるから気をつけましょう。

医薬品の分類・取扱い等 Ⅱ

第1章
第2章
第3章
第4章
第5章

Ⅱ 医薬品の分類・取扱い等

  レオナルド博士からの挑戦問題

問1 医薬部外品には、ねずみ、蚊などの防除の目的のために使用される機械器具も含まれる。

問2 化粧品に医薬品的な効能効果を表示・標榜することは、一切認められていない。

問3 化粧品の効能効果として、「フケ、カユミがとれる」は表示・標榜することが認められていない。

問4 医薬部外品を業として製造販売する場合には、製造販売業の届出を行う必要がある。

問5 化粧品を業として販売する場合には、販売業の許可が必要である。

解答
問1：× 機械器具も含まれる⇒機械器具は含まれない
問2：○
問3：× 認められていない⇒認められている
問4：× 届出を行う⇒許可を受ける
問5：× 許可が必要である⇒許可は必要ない

保健機能食品等の食品

食品とは、医薬品、医薬部外品及び再生医療等製品以外のすべての飲食物をいう

〈医薬品の範囲に関する基準〉

医薬品に該当する要素

①成分本質（原材料）が、専ら医薬品として使用される成分本質を含むこと（食品添加物と認められる場合を除く。）

②医薬品的な効能効果が標榜又は暗示されていること（製品表示や添付文書によるほか、チラシ、パンフレット、刊行物、インターネット等の広告宣伝物等による場合も含む。）

③アンプル剤、舌下錠、口腔用スプレー剤等、医薬品的な形状※であること
※錠剤、丸剤、カプセル剤、顆粒剤、散剤等の形状については、食品である旨が明示されている場合に限り、当該形状のみをもって医薬品への該当性の判断がなされることはない

④服用時期、服用間隔、服用量等の医薬品的な用法用量の記載があること（調理のために使用方法、使用量等を定めている場合を除く。）

〈特別用途食品、保健機能食品の概要〉

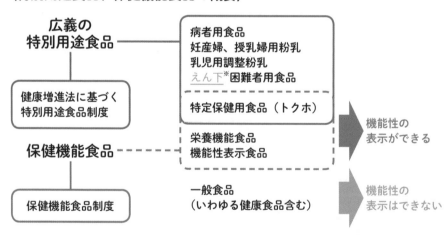

●特定保健用食品、栄養機能食品、機能性表示食品を総称して「保健機能食品」という
●いわゆる健康食品の中には、特定の保健の用途に適する旨の効果等が表示・標榜されている場合があり、それらについては、医薬品の効能効果を暗示するものとみなされる
　➡無承認無許可医薬品として法に基づく取締りの対象となる
※えん下とは、口の中で食べ物を飲み込みやすいかたちにし、食道から胃へ送り込むこと

医薬品の分類・取扱い等 **Ⅱ**

第1章

第2章

第3章

第4章

第5章

Ⅱ 医薬品の分類・取扱い等

	概　要	許　可
特別用途食品（特定保健用食品を除く。）	乳児、幼児、妊産婦又は病者の発育又は健康の保持若しくは回復の用に供することが適当な旨を医学的・栄養学的表現で記載し、かつ、用途を限定したもので、健康増進法の規定に基づき、「特別の用途に適する旨の表示」の許可又は承認を受けた食品	消費者庁の許可又は承認（「許可又は承認」は「許可等」と記載される場合も有り）
特定保健用食品	食生活において特定の保健の目的で摂取をする者に対し、その摂取により当該保健の目的が期待できる旨の表示をする食品	個別に審査を受け、消費者庁の許可又は承認
栄養機能食品	1日当たりの摂取目安量に含まれる栄養成分の量が、基準に適合しており、栄養表示しようとする場合には、食品表示基準の規定に基づき、その栄養成分の機能の表示を行わなければならない	消費者庁長官の許可は不要（個別の審査を受けたものではない旨の表示義務）
機能性表示食品	事業者の責任において、科学的根拠に基づいた機能性を表示し、販売前に安全性及び機能性の根拠に関する情報などが消費者庁長官へ届け出られたもの	消費者庁長官の個別の許可を受けたものではない（届出は必要）
いわゆる「健康食品」	法令で定義された用語ではないが、一般に用いられている単語	なし

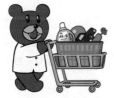

第1章にも健康食品（P.10）が出てくるからあわせて確認しとけよ！

別表4-3 特定保健用食品：これまでに認められている主な特定の保健の用途（一部抜粋）

表示内容	保健機能成分
おなかの調子を整える等	各種オリゴ糖、ラクチュロース、ビフィズス菌、各種乳酸菌、食物繊維（難消化性デキストリン、ポリデキストロース、グアーガム分解物、サイリウム種皮　等）
血糖値が気になる方に適する、食後の血糖値の上昇を緩やかにする等の血糖値関係	難消化性デキストリン、小麦アルブミン、グアバ葉ポリフェノール、Lアラビノース　等
血圧が高めの方に適する等の血圧関係	ラクトトリペプチド、カゼインドデカペプチド、杜仲葉配糖体（ベニポシド酸）、サーデンペプチド　等
コレステロールが高めの方に適する等のコレステロール関係	キトサン、大豆たんぱく質、低分子化アルギン酸ナトリウム
歯の健康維持に役立つ等の歯関係	パラチノース、マルチトール、エリスリトール等
コレステロール＋おなかの調子、中性脂肪＋コレステロール　等	低分子化アルギン酸ナトリウム、サイリウム種皮　等
骨の健康維持に役立つ等の骨関係	大豆イソフラボン、MBP（乳塩基性たんぱく質）　等
カルシウム等の吸収を高める等のミネラルの吸収関係	クエン酸リンゴ酸カルシウム、カゼインホスホペプチド、ヘム鉄、フラクトオリゴ糖　等
食後の血中中性脂肪が上昇しにくい又は身体に脂肪がつきにくい等の中性脂肪関係	中鎖脂肪酸　等

COLUMN

キトサンの効果

キトサンは、動脈硬化や脂質異常症の原因となる体内のコレステロールや脂質を減らす健康食品の成分です。

キトサンは体内の余分なコレステロールや脂質を便中に排泄するのを助けてくれる効果があります。

別表4-4 栄養機能食品：栄養機能表示と注意喚起表示（一部抜粋）

栄養成分	栄養機能表示	注意喚起表示
亜鉛	亜鉛は、味覚を正常に保つのに必要な栄養素です。亜鉛は、皮膚や粘膜の健康維持を助ける栄養素です。亜鉛は、たんぱく質・核酸の代謝に関与して、健康の維持に役立つ栄養素です。	本品は、多量摂取により疾病が治癒したり、より健康が増進するものではありません。亜鉛の摂りすぎは、銅の吸収を阻害するおそれがありますので、過剰摂取にならないよう注意してください。1日の摂取の目安を守ってください。乳幼児・小児は本品の摂取を避けてください。
カルシウム	カルシウムは、骨や歯の形成に必要な栄養素です。	本品は、多量摂取により疾病が治癒したり、より健康が増進するものではありません。1日の摂取目安量を守ってください。
鉄	鉄は、赤血球を作るのに必要な栄養素です。	
銅	銅は、赤血球の形成を助ける栄養素です。銅は、多くの体内酵素の正常な働きと骨の形成を助ける栄養素です。	本品は、多量摂取により疾病が治癒したり、より健康が増進するものではありません。1日の摂取目安量を守ってください。乳幼児・小児は本品の摂取を避けてください。
マグネシウム	マグネシウムは、骨の形成や歯の形成に必要な栄養素です。マグネシウムは、多くの体内酵素の正常な働きとエネルギー産生を助けるとともに、血液循環を正常に保つのに必要な栄養素です。	本品は、多量摂取により疾病が治癒したり、より健康が増進するものではありません。多量に摂取すると軟便（下痢）になることがあります。1日の摂取目安量を守ってください。乳幼児・小児は本品の摂取を避けてください。
ナイアシン	ナイアシンは、皮膚や粘膜の健康維持を助ける栄養素です。	本品は、多量摂取により疾病が治癒したり、より健康が増進するものではありません。1日の摂取目安量を守ってください。
パントテン酸	パントテン酸は、皮膚や粘膜の健康維持を助ける栄養素です。	
ビオチン	ビオチンは、皮膚や粘膜の健康維持を助ける栄養素です。	
ビタミンA	ビタミンAは、夜間の視力の維持を助ける栄養素です。ビタミンAは、皮膚や粘膜の健康維持を助ける栄養素です。	本品は、多量摂取により疾病が治癒したり、より健康が増進するものではありません。1日の摂取目安量を守ってください。妊娠3ヶ月以内又は妊娠を希望する女性は過剰摂取にならないよう注意してください。
β-カロテン（ビタミンAの前駆体）	β-カロテンは、夜間の視力の維持を助ける栄養素です。β-カロテンは、皮膚や粘膜の健康維持を助ける栄養素です。	本品は、多量摂取により疾病が治癒したり、より健康が増進するものではありません。1日の摂取目安量を守ってください。

栄養成分	栄養機能表示	注意喚起表示
ビタミンB₁	ビタミンB₁は、<u>炭水化物</u>からのエネルギー産生と皮膚と粘膜の健康維持を助ける栄養素です。	本品は、多量摂取により疾病が治癒したり、より健康が増進するものではありません。1日の摂取目安量を守ってください。
ビタミンB₂	ビタミンB₂は、皮膚や粘膜の健康維持を助ける栄養素です。	
ビタミンB₆	ビタミンB₆は、たんぱく質からのエネルギー産生と皮膚や粘膜の健康維持を助ける栄養素です。	
ビタミンB₁₂	ビタミンB₁₂は、赤血球の形成を助ける栄養素です。	
ビタミンC	ビタミンCは、皮膚や粘膜の健康維持を助けるとともに、抗酸化作用を持つ栄養素です。	
ビタミンD	ビタミンDは、腸管のカルシウムの吸収を促進し、骨の形成を助ける栄養素です。	
ビタミンE	ビタミンEは、抗酸化作用により、体内の脂質を酸化から守り、細胞の健康維持を助ける栄養素です。	
葉酸	葉酸は、赤血球の形成を助ける栄養素です。葉酸は、胎児の正常な発育に寄与する栄養素です。	本品は、多量摂取により疾病が治癒したり、より健康が増進するものではありません。1日の摂取目安量を守ってください。本品は、胎児の正常な発育に寄与する栄養素ですが、多量摂取により胎児の発育が良くなるものではありません。

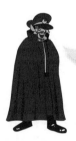

葉酸は試験頻出じゃ！
第4章に成分はあまり出てこないんじゃが、
葉酸は覚えておくように。

医薬品の分類・取扱い等 **II**

第1章
第2章
第3章
第4章
第5章

絶対覚えるポイント

	許　可
特別用途食品 （特定保健用 食品を除く。）	消費者庁の許可又は承認 （「許可又は承認」は「許可等」と記載される場合も有り）
特定保健用食品	個別に審査を受け、消費者庁の許可又は承認
栄養機能食品	消費者庁長官の許可は不要 （個別の審査を受けたものではない旨の表示義務）
機能性表示食品	消費者庁長官の個別の許可を受けたものではない （届出は必要）

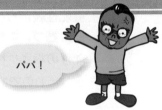

パパ！

レオナルド博士からの挑戦問題

問1 特別用途食品は、食生活において特定の保健の目的で摂取をする者に対し、その摂取により当該保健の目的が期待できる旨の表示をする食品である。

問2 特定保健用食品は、厚生労働省の許可等のマークが付されている。

問3 栄養機能食品は、消費者庁長官の個別の許可を取得することが必要である。

問4 機能性表示食品は、事業者の責任において、科学的根拠に基づいた機能性を表示し、販売前に安全性及び機能性の根拠に関する情報などが消費者庁長官へ届け出られたものである。

問5 健康食品とは、健康増進法で定義されたものをいう。

具体的に、P.330〜332に書いてある成分と表示を一致させる問題も出題されてきます。気になる人は、ズル問で問題を解いてみてください。

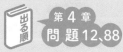
第4章
問題 12,88

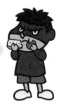

解答 問1：× 特別用途食品⇒特定保健用食品 問2：× 厚生労働省⇒消費者庁 問3：× 個別の許可を取得することが必要である⇒許可は不要である 問4：○ 問5：× 定義されたもの⇒定義された用語ではないが、一般に用いられている単語

医薬品の販売業の許可 **Ⅲ**

第1章
第2章
第3章
第4章
第5章

Ⅲ 医薬品の販売業の許可

医薬品の販売業の許可

医薬品販売業の種類

医薬品を販売するには、薬局の開設又は医薬品の販売業（3種類：店舗販売業、配置販売業、卸売販売業）の許可を受ける必要がある

| 薬局 |——| 「薬局の開設の許可」を受ける必要がある |

| 店舗販売業 |——| 店舗販売業の許可 |

| 配置販売業 |——| 配置販売業の許可 |

| 卸売販売業 |——| 卸売販売業の許可 |

卸売販売業は、医薬品を病院や薬局等に販売する業態であるため、一般の生活者に直接医薬品の販売等をすることはできない

薬局はそもそも医薬品を販売するのが仕事なので、医薬品の販売業の許可はいらないんです。

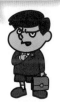

許可の更新頻度

	許可の種類	許可の更新
薬局	開設の許可	**6**年
店舗販売業	店舗販売業の許可	
配置販売業	配置販売業の許可	
卸売販売業	卸売販売業の許可	

医薬品の販売業の許可

許可の種類と許可行為の範囲

薬局開設者又は医薬品の販売業の許可を受けた者でなければ、業として、医薬品を販売し、授与し、又は販売若しくは授与の目的で貯蔵し、若しくは陳列（配置することを含む。）してはならない

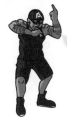

つまり、医薬品の販売には許可が必要なんです。

薬局開設者又は店舗販売業者は店舗による販売又は授与以外の方法により、配置販売業者は配置以外の方法により、それぞれ医薬品を販売し、授与し、又はその販売若しくは授与の目的で医薬品を貯蔵し、若しくは陳列してはならない

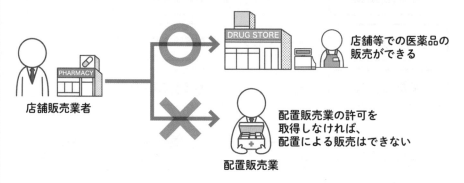

店舗販売業者

店舗等での医薬品の販売ができる

配置販売業

配置販売業の許可を取得しなければ、配置による販売はできない

要は、許可をとった種類の販売業しかできないってことだな！

分割販売

薬局、店舗販売業及び卸売販売業では、特定の購入者の求めに応じて医薬品の包装を開封して分割販売（いわゆる「量り売り」、「零売_{れいばい}」）することができる

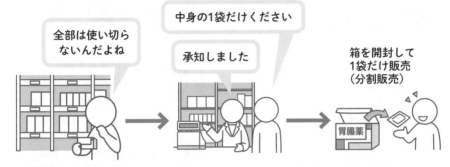

全部は使い切らないんだよね

中身の1袋だけください

承知しました

箱を開封して
1袋だけ販売
（分割販売）

	分割販売
薬局	可
店舗販売業	可
配置販売業	不可
卸売販売業	可

え！そんなことできるんですか!?
それなら最初から出しておけば
いいんじゃ…？

それはダメ！「小分け」という
行為にあたるんじゃ。
次のページではそれを説明するぞ。

医薬品の小分け

医薬品をあらかじめ小分けし、販売する行為は、無許可製造、無許可製造販売に該当するため、認められない

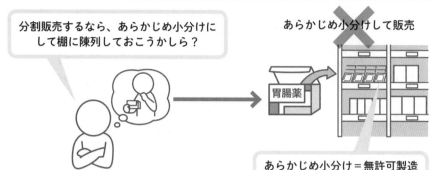

分割販売するなら、あらかじめ小分けにして棚に陳列しておこうかしら？

あらかじめ小分けして販売

胃腸薬

あらかじめ小分け＝無許可製造

	あらかじめ小分け
薬局	
店舗販売業	不可
配置販売業	
卸売販売業	

む、無許可製造…
無許可製造販売…!?
ただ箱から出すだけなのに。

その「箱から出す」という行為にはいろんなリスクがあるんじゃ。例えば偽造医薬品が混入するかもしれんし、保健衛生上の問題もある。分割販売と小分けについてはよく試験でも問われるから整理しておこう。

絶対覚えるポイント

	許可の種類	許可の更新	分割販売	あらかじめ小分け
薬局	**開設**の許可		可	
店舗販売業		**6**年	可	不可
配置販売業	販売業の許可		不可	
卸売販売業			可	

レオナルド博士からの挑戦問題

問1 法第25条において、医薬品の販売業の許可は、特定販売業の許可、店舗販売業の許可、配置販売業の許可、卸売販売業の許可の4種類に分けられている。

問2 医薬品の販売業の許可は、5年ごとに、その更新を受けなければ、その期間の経過によって、効力を失う。

問3 配置販売業では、特定の購入者の求めに応じて医薬品の包装を開封して分割販売することができる。

問4 医薬品の販売業の許可を受ければ、医薬品の包装をあらかじめ小分けして販売することができる。

解答 問1：× 特定販売業の許可、店舗販売業の許可、配置販売業の許可、卸売販売業の許可の4種類⇒店舗販売業の許可、配置販売業の許可、卸売販売業の許可の3種類
問2：× 5年⇒6年 問3：× 分割販売することができる⇒分割販売することはできない 問4：× 許可を受ければ、医薬品の包装をあらかじめ小分けして販売することができる⇒許可を受けても、医薬品の包装をあらかじめ小分けして販売することはできない

1) 許可の種類と許可行為の範囲

（a）薬局

薬局は、「薬剤師が販売又は授与の目的で調剤の業務並びに薬剤及び医薬品の適正な使用に必要な情報の提供及び薬学的知見に基づく指導の業務を行う場所（その開設者が併せ行う医薬品の販売業に必要な場所を含む。）」と定義されている

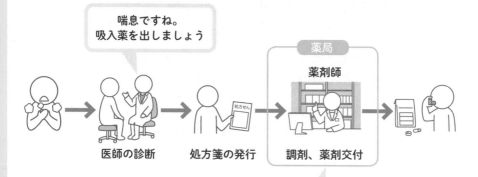

喘息ですね。
吸入薬を出しましょう

薬局

薬剤師

医師の診断　　　処方箋の発行　　　調剤、薬剤交付

・調剤＋医薬品販売を行うことができる
　⇒なお、薬局における医薬品の販売行為は、
　医薬品の販売業の許可は必要としない
・医療提供施設としても位置づけられている

医薬品を取り扱う場所であっても薬局以外「薬局」の名称を付すことはできない（病院又は診療所の調剤所を除く）
⇒病院又は診療所の調剤所は「薬局」としてOK

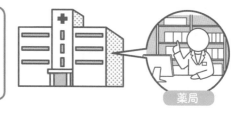

薬局

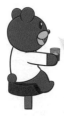

診療所っていうのはクリニックのことだぞ！
あとクリニックにかかった際、クリニック内で薬をもらえることがあるだろ？あれが調剤所ってやつで、
院内薬局と呼ばれることもあるぞ！

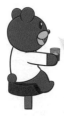

医薬品の販売業の許可 **Ⅲ**

第1章
第2章
第3章
第4章
第5章

Ⅲ
医薬品の販売業の許可

薬局の開設について

薬局は、「その所在地の都道府県知事（その所在地が保健所を設置する市又は特別区の区域にある場合においては、市長又は区長。）の許可を受けなければ、開設してはならない」と規定されている

○○病院の前に、薬局を開設したいけど、許可は必要なのかな？

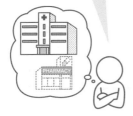

薬局開設したい所在地の「都道府県知事の許可」が必要です！

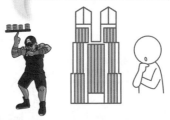

都道府県知事は、調剤や医薬品の販売等を行うために必要な構造設備を備えていないとき、並びに医薬品の調剤及び販売又は授与の業務を行う体制が整っていないとき、又は申請者が薬事に関する法令等に違反し一定期間を経過していないときなどには、許可を与えないことができる

取り扱う医薬品について

薬局では、医療用医薬品の他、要指導医薬品及び一般用医薬品を取り扱うことができる

これらの医薬品は、薬局なら全て取り扱いができます。

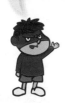

分　　類		販売者
医療用医薬品		薬剤師
要指導医薬品		薬剤師
一般用医薬品	第一類医薬品	薬剤師
	第二類医薬品	薬剤師又は
	第三類医薬品	登録販売者

一般用医薬品のうち、第二類医薬品又は第三類医薬品に分類されたものの販売等に関しては、薬剤師のほかに、登録販売者が購入者等への情報提供や相談対応を行うこともできる

薬局の管理者について

薬局の開設の許可を受けた事業者（以下「薬局開設者」という。）は、自らが薬剤師であるときは、その薬局を実地に管理しなければならず、自ら管理しない場合には、その薬局で薬事に関する実務に従事する薬剤師のうちから管理者を指定して実地に管理させなければならないこととされている

また、薬局開設者が薬剤師でないときは、その薬局で薬事に関する実務に従事する薬剤師のうちから管理者を指定して実地に管理させなければならないこととされている

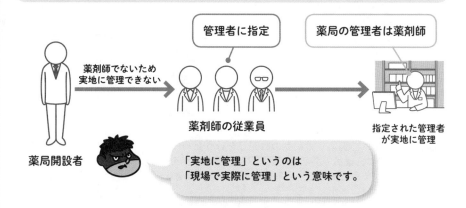

地域連携薬局・専門医療機関連携薬局

地域連携薬局・専門医療機関連携薬局は、その機能が、医師若しくは歯科医師又は薬剤師が診療又は調剤に従事する他の医療提供施設と連携し、その所在地の都道府県知事の認定を受けた薬局である。

薬局の種類	主な役割など
地域連携薬局	・地域における薬剤及び医薬品の適正な使用の推進及び効率的な提供に必要な情報の提供及び薬学的知見に基づく指導を実施するために一定の必要な機能を有する薬局
専門医療機関連携薬局	・薬剤の適正な使用の確保のために専門的な薬学的知見に基づく指導を実施するために必要な機能を有する薬局 ・傷病の区分ごとに認定を受ける

健康サポート薬局

薬局開設者は、健康サポート薬局である旨を表示するときは、その薬局を、厚生労働大臣が定める基準に適合するものとしなければならない。

薬局の種類	主な役割など
健康サポート薬局	・患者が継続して利用するために必要な機能及び個人の主体的な健康の保持増進への取組を積極的に支援する機能を有する薬局

薬剤師不在時間等

開店時間のうち、当該薬局において調剤に従事する薬剤師が当該薬局以外の場所においてその業務を行うため、やむを得ず、かつ、一時的に当該薬局において薬剤師が不在となる時間を薬剤師不在時間という。

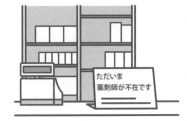

例えば、緊急時の在宅対応や急遽日程の決まった退院時カンファレンスへの参加のため、一時的に当該薬局において薬剤師が不在となる時間が該当するものであり、学校薬剤師の業務やあらかじめ予定されている定期的な業務によって恒常的に薬剤師が不在となる時間は認められず、従来どおり、当該薬局における調剤応需体制を確保する必要がある。薬局開設者は、薬剤師不在時間内は、調剤室を閉鎖するとともに、調剤に従事する薬剤師が不在のため調剤に応じることができない旨等、薬剤師不在時間に係る掲示事項を上のイラストのように当該薬局内の見やすい場所及び当該薬局の外側の見やすい場所に掲示しなければならない。

なお、薬剤師不在時間内であっても、登録販売者が販売できる医薬品は、第二類医薬品又は第三類医薬品であり、薬局開設者は、調剤室の閉鎖に加え、要指導医薬品陳列区画又は第一類医薬品陳列区画を閉鎖しなければならない。ただし、鍵をかけた陳列設備に要指導医薬品又は第一類医薬品を陳列する場合は、この限りでない。

絶対覚えるポイント

- 薬局は、調剤＋医薬品販売を行うことができる
- 調剤を実施する薬局は、医療法において医療提供施設として位置づけられている
- 薬局は、「その所在地の都道府県知事の許可を受けなければ、開設してはならない」と規定されている
- 一般用医薬品のうち、第二類医薬品又は第三類医薬品に分類されたものの販売等に関しては、薬剤師のほかに、登録販売者が購入者等への情報提供や相談対応を行うこともできる
- 薬局開設者が薬剤師でないときは、その薬局で薬事に関する実務に従事する薬剤師のうちから管理者を指定して実地に管理させなければならないこととされている

そろそろ疲れたか？
あと少しがんばれ！俺は寝る！

レオナルド博士からの挑戦問題

問1 薬局では、医薬品の調剤と併せて、店舗により要指導医薬品及び一般用医薬品の販売を行うことが認められている。

問2 調剤を実施する薬局は、医療法において医療提供施設として位置づけられている。

問3 薬局は、厚生労働大臣の許可を受けなければ、開設してはならないとされている。

問4 病院又は診療所の調剤所は、薬局としての開設の許可を受けなければ、薬局の名称を付すことはできない。

問5 薬局開設者は、薬剤師でなければならない。

解答 問1：○　問2：○　問3：×　厚生労働大臣⇒その所在地の都道府県知事　問4：×　許可を受けなければ、薬局の名称を付すことはできない⇒許可を受けなくても、薬局の名称を付すことができる
問5：×　薬剤師でなければならない⇒薬剤師でないときもある

（b）店舗販売業

店舗販売業の許可は、要指導医薬品又は一般用医薬品を、店舗において販売し、又は授与する業務について、店舗ごとに、その店舗の所在地の都道府県知事（その店舗の所在地が保健所を設置する市は特別区の区域にある場合においては、市長又は区長。）が与えることとされている

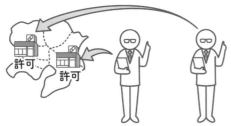

所在地の
都道府県知事　　　所在地の
都道府県知事

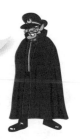

店舗ごとにその店舗の所在地の「都道府県知事の許可」が必要なんじゃ。これを学んだとき「なぜ厚生労働大臣の許可ではないのだろう？」と思った人もいるかもしれん。考え方としては、『厚生労働大臣は全国に影響するものに許可を与え、都道府県知事はそれぞれの都道府県に影響するものに許可を与える権限がある』、としておくと正解しやすくなるはずじゃ。

店舗販売業は薬局と異なり、薬剤師が従事していても調剤を行うことはできず、要指導医薬品又は一般用医薬品以外の医薬品の販売等は認められていない

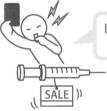

薬剤師が居ても、調剤はダメ！

薬剤師

医療用医薬品の販売はダメ！

言われてみればコンビニで薬を売っているのはたまに見かけますけど、薬剤師さんは見たことないかも。

仮に薬剤師がいたとしても、店舗販売業じゃ調剤できねぇけどな！

取り扱う医薬品について

店舗販売業の許可を受けた事業者（以下「店舗販売業者」という。）は、要指導医薬品については、薬剤師に販売又は授与させなければならないこととされている また、一般用医薬品のうち、第一類医薬品については、薬剤師により販売又は授与させなければならないこととされており、第二類医薬品又は第三類医薬品については、薬剤師又は登録販売者に販売又は授与させなければならないこととされている

分　類		販売者
医療用医薬品		薬剤師
要指導医薬品		薬剤師
一般用医薬品	第一類医薬品	薬剤師
	第二類医薬品	薬剤師又は登録販売者
	第三類医薬品	

このため、要指導医薬品及び第一類医薬品は、その店舗において薬剤師がいない場合には、販売又は授与を行うことができない。

店舗販売業者の管理者について

店舗販売業者は、「その店舗を、自ら実地に管理し、又はその指定する者に実地に管理させなければならない」こととされており、その店舗を実地に管理する者は、「薬剤師又は登録販売者でなければならない」こととされている

さらに…

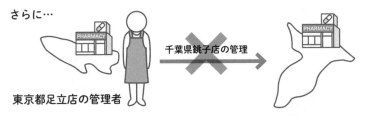

東京都足立店の管理者 千葉県銚子店の管理 ✕

店舗管理者は、その店舗の所在地の都道府県知事の許可を受けた場合を除き、その店舗以外の場所で業として店舗の管理その他薬事に関する実務に従事する者であってはならない。

店舗管理者は、次の各号に掲げる区分に応じ、その店舗において医薬品の販売又は授与に従事しているものでなければならない。

号	店舗の種類	店舗管理者
一	要指導医薬品又は第一類医薬品を販売し、授与する店舗	薬剤師
二	第二類医薬品又は第三類医薬品を販売し、授与する店舗	薬剤師又は登録販売者

この登録販売者は、薬局、店舗販売業又は配置販売業において、

①一般従事者（その薬局、店舗又は区域において実務に従事する薬剤師又は登録販売者以外の者をいう。）として薬剤師又は登録販売者の管理及び指導の下に実務に従事した期間

②登録販売者として業務（店舗管理者又は区域管理者としての業務を含む。）に従事した期間

が、過去5年間のうち通算して2年以上（従事期間が月単位で計算して、1か月に80時間以上従事した月が24月以上、又は、従事期間が通算して2年以上あり、かつ、過去5年間において合計1,920時間以上）ある

又は、上記①②が、過去5年間のうち 通算して1年以上（従事期間が月単位で計算して、1か月に160時間以上従事した月が12月以上、又は、従事期間が通算して1年以上あり、かつ、過去5年間において合計1,920時間以上）あり、毎年度受講する必要がある研修に加えて、店舗の管理及び法令遵守に関する追加的な研修を修了していることが必要である。

ただし、これらの従事期間が通算して1年以上であり、かつ、過去に店舗管理者等として業務に従事した経験がある場合も店舗管理者となれることとされている。

〈店舗管理者になるには〉

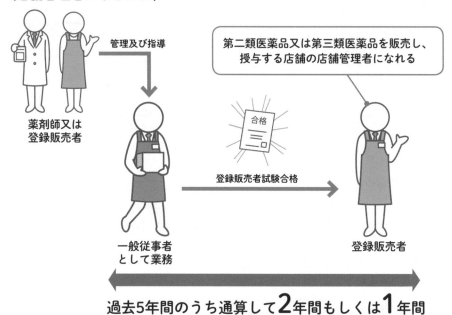

管理及び指導

第二類医薬品又は第三類医薬品を販売し、授与する店舗の店舗管理者になれる

薬剤師又は
登録販売者

合格

登録販売者試験合格

一般従事者
として業務

登録販売者

過去5年間のうち通算して**2年間**もしくは**1年間**

1年で店舗管理者になろうとする場合は、追加的な研修を
受けたり、前のページの条件を満たす必要があるんです。

※**経過措置**（制度の開始前から、要指導医薬品を販売等をしていた場合の措置）

経過措置として、平成29年6月12日から当分の間は、要指導医薬品を販売等する薬局又は薬剤師が店舗管理者である要指導医薬品を販売等する店舗販売業において登録販売者として業務に従事した期間と要指導医薬品を販売等する店舗の管理者であった期間の合計が3年以上の者を店舗管理者とすることができる。この場合には、店舗管理者を補佐する薬剤師を置かなければならない。

また、第一類医薬品を販売し、授与する店舗において薬剤師を店舗管理者とすることができない場合には、要指導医薬品若しくは第一類医薬品を販売し、若しくは授与する薬局、薬剤師が店舗管理者である要指導医薬品若しくは第一類医薬品を販売し、若しくは授与する店舗販売業又は薬剤師が区域管理者である第一類医薬品を配置販売する配置販売業において登録販売者として3年以上（従事期間が月単位で計算して、1か月に80時間以上従事した月が36月以上、又は、従事期間が通算して3年以上あり、かつ、過去5年間において合計2,880時間以上）業務に従事した者であって、その店舗において医薬品の販売又は授与に関する業務に従事するものを店舗管理者にすることができる。

この場合には、店舗管理者を補佐する薬剤師を置かなければならない。

医薬品の販売業の許可 **Ⅲ**

第1章

第2章

第3章

第4章

第5章

Ⅲ 医薬品の販売業の許可

絶対覚えるポイント

店舗販売業について

- 店舗販売業の許可は、店舗ごとに、その店舗の所在地の都道府県知事が与えることとされている

- 薬局と異なり、薬剤師が従事していても調剤を行うことはできず、要指導医薬品又は一般用医薬品以外の医薬品の販売等は認められていない

	店舗の種類	店舗管理者
一	要指導医薬品又は第一類医薬品を販売し、授与する店舗	薬剤師
二	第二類医薬品又は第三類医薬品を販売し、授与する店舗	薬剤師又は登録販売者

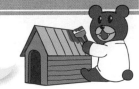

「こちらのお薬は薬局・薬店でお買い求め下さい。」というフレーズを聞いたことはあるか？
このフレーズの「薬店」って言葉、気になるだろう？
薬店ていうのは、店舗販売業の許可をとっているが常駐の薬剤師と調剤室の条件を満たさずに、医薬品を販売するお店のことだ。英語にするとドラッグストア。
実は薬店＝ドラッグストアの事だったんだ！
ちなみに薬局はファーマシーっていうぞ！

問 1 店舗販売業の許可は、店舗ごとに、その店舗の所在地の都道府県知事（その店舗の所在地が保健所を設置する市は特別区の区域にある場合においては、市長又は区長。）が与える。

問 2 店舗販売業の許可を受けた店舗では、薬剤師が従事していれば調剤を行うことができる。

問 3 店舗販売業の許可を受けた事業者は、第一類医薬品については、薬剤師又は登録販売者により販売又は授与させなければならない。

問 4 店舗販売業の店舗管理者は、薬剤師でなければならない。

解答 問1：○　問2：×　調剤を行うことができる⇒調剤を行うことはできない　問3：×　薬剤師又は登録販売者⇒薬剤師
問4：×　薬剤師⇒薬剤師又は登録販売者

（c）配置販売業

配置販売業の許可は、一般用医薬品を、配置により販売又は授与する業務について、配置しようとする区域をその区域に含む都道府県ごとに、その都道府県知事が与えることとされている

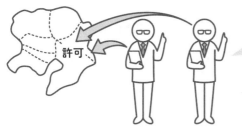

配置しようとする区域をその区域に含む都道府県ごとに、その「都道府県知事の許可」が必要

許可

都道府県知事　となりの都道府県知事

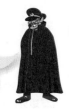

P.345の店舗販売業のときと同じ考え方じゃな。影響する都道府県ごとに許可が必要なんじゃ。

配置販売業の特徴

配置販売業は、購入者の居宅等に医薬品をあらかじめ預けておき、購入者がこれを使用した後でなければ代金請求権を生じない（「先用後利」という）といった販売形態である

代金は使った後でお支払いいただければ大丈夫です

胃がムカムカするから、置いておいてもらった胃薬を飲もう

使った胃薬の代金をいただきます

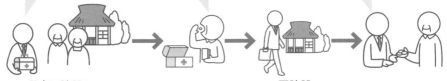

居宅に訪問して、薬箱を設置

再訪問

配置薬は、消費者の居宅に置いておくものなので、経年変化が起こりにくいものである必要がある

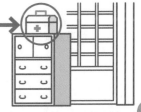

配置販売に従事するためには

配置販売業者又はその配置員は、医薬品の配置販売に従事しようとするときは、配置販売業者の氏名及び住所、配置販売に従事する者の氏名及び住所並びに区域及びその期間を、あらかじめ、配置販売に従事しようとする区域の都道府県知事に届け出なければならない

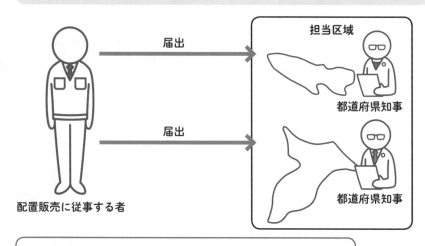

担当区域

届出 都道府県知事

届出 都道府県知事

配置販売に従事する者

<届出事項>
・配置販売業者の氏名及び住所
・配置販売に従事する者の氏名及び住所並びに区域及びその期間

配置販売業者又はその配置員は、その住所地の都道府県知事が発行する身分証明書の交付を受け、かつ、これを携帯しなければ、医薬品の配置販売に従事してはならない

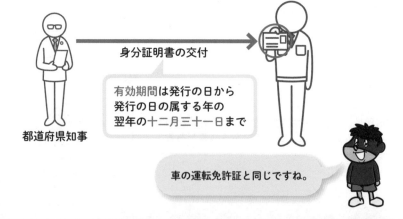

身分証明書の交付

有効期間は発行の日から
発行の日の属する年の
翌年の十二月三十一日まで

都道府県知事

車の運転免許証と同じですね。

取り扱う医薬品について

一般用医薬品のうち経年変化が起こりにくいこと等の基準に適合するもの以外の医薬品を販売等してはならないこととされている

分　類		販売者
医療用医薬品		薬剤師
要指導医薬品		薬剤師
一般用医薬品	第一類医薬品	薬剤師
	第二類医薬品	薬剤師又は登録販売者
	第三類医薬品	

配置販売業で取り扱える医薬品は、一般用医薬品のさらにその一部（配置販売品目基準に適合するもののみ販売可能）

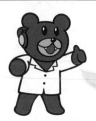

第一類医薬品の配置販売については、薬剤師によって販売されないといけないとされているぞ！だから薬剤師が配置販売に従事してない場合は、第一類医薬品の販売はできないんだ！

配置販売業の管理者について

配置販売業者は、「その業務に係る都道府県の区域を、自ら管理し、又は当該都道府県の区域において配置販売に従事する配置員のうちから指定したものに管理させなければならない」こととされており、その区域を管理する者（以下「区域管理者」という。）については、第一類医薬品を販売し、授与する区域においては薬剤師、第二類医薬品又は第三類医薬品を販売し、授与する区域においては薬剤師又は登録販売者でなければならないこととされている

区域の種類	区域管理者
第一類医薬品を販売し、授与する区域	薬剤師
第二類医薬品又は第三類医薬品を販売し、授与する区域	薬剤師又は登録販売者

この登録販売者は、薬局、店舗販売業又は配置販売業において、

①一般従事者（その薬局、店舗又は区域において実務に従事する薬剤師又は登録販売者以外の者をいう。）として薬剤師又は登録販売者の管理及び指導の下に実務に従事した期間

②登録販売者として業務（店舗管理者又は区域管理者としての業務を含む。）に従事した期間

が、過去5年間のうち通算して2年以上（従事期間が月単位で計算して、1か月に80時間以上従事した月が24月以上、又は、従事期間が通算して2年以上あり、かつ、過去5年間において合計1,920時間以上）ある
又は、上記①②が、過去5年間のうち 通算して1年以上（従事期間が月単位で計算して、1か月に160時間以上従事した月が12月以上、又は、従事期間が通算して1年以上あり、かつ、過去5年間において合計1,920時間以上）あり、毎年度受講する必要がある研修に加えて、区域の管理及び法令遵守に関する追加的な研修を修了していることが必要である。
ただし、これらの従事期間が通算して1年以上であり、かつ、過去に店舗管理者等として業務に従事した経験がある場合も区域管理者となれることとされている。

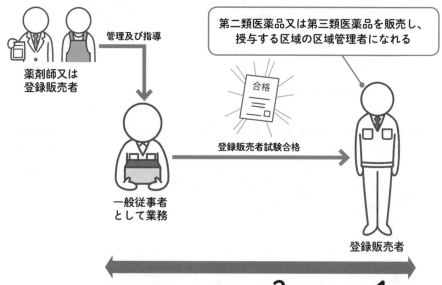

第二類医薬品又は第三類医薬品を販売し、授与する区域の区域管理者になれる

薬剤師又は
登録販売者

管理及び指導

合格

一般従事者
として業務

登録販売者試験合格

登録販売者

過去5年間のうち通算して**2年間**もしくは**1年間**
※追加的な研修を受けたりする場合は1年間

薬局と医薬品販売業のまとめ

業種	許可			医薬品の提供				一般の生活者への販売	販売方法	
	種類	与える者	更新	調剤	販売できる医薬品				分割販売	あらかじめ小分け
					医療用医薬品	要指導医薬品	一般用医薬品			
薬局	開設の許可	都道府県知事	6年	できる	できる			できる	できる	できない
店舗販売業	販売業の許可			できない	できない	できる				
配置販売業				できない	できない	できない	できる（配置販売品目基準に適合するもの）		できない	
卸売販売業					できる			できない	できる	

※薬局開設者又は店舗販売業者は店舗による販売又は授与以外の方法により、配置販売業者は配置以外の方法により、それぞれ医薬品を販売し、授与し、又はその販売若しくは授与の目的で医薬品を貯蔵し、若しくは陳列してはならない

絶対覚えるポイント

配置販売業について

- 配置販売業は、購入者の居宅等に医薬品をあらかじめ預けておき、購入者がこれを使用した後でなければ代金請求権を生じない（「先用後利」という）といった販売形態である

- 配置販売業者又はその配員は、医薬品の配置販売に従事しようとするときは、配置販売業者の氏名及び住所、配置販売に従事する者の氏名及び住所並びに区域及びその期間を、あらかじめ、配置販売に従事しようとする区域の都道府県知事に届け出なければならない

  <届出事項>
  ・配置販売業者の氏名及び住所
  ・配置販売に従事する者の氏名及び住所並びに区域及びその期間

- 配置販売業者又はその配員は、その住所地の都道府県知事が発行する身分証明書の交付を受け、かつ、これを携帯しなければ、医薬品の配置販売に従事してはならない

レオナルド博士からの挑戦問題

問1 配置販売業は、購入者の居宅に医薬品をあらかじめ預けておき、購入者がこれを使用した後でなければ代金請求権が生じないといった販売形態である。

問2 配置販売業者又はその配置員は、その勤務地の都道府県知事が発行する身分証明書の交付を受け、かつ、これを携帯しなければ、医薬品の配置販売に従事してはならない。

問3 配置販売業者又はその配置員は、医薬品の配置販売に従事しようとするときは、配置販売業者の氏名及び住所、配置販売に従事する者の氏名及び住所並びに区域及びその期間を、配置販売に従事しようとする区域の都道府県知事に対し、配置販売を始めた日から30日以内に届け出なければならない。

解答 問1：○ 問2：× 勤務地⇒住所地 問3：× 配置販売を始めた日から30日以内に⇒あらかじめ

②リスク区分に応じた販売従事者、情報提供及び陳列等

リスク区分に応じた販売従事者等

医薬品の販売、または授与に当たっては、医薬品のリスク区分に応じて定められた者が販売等しなければならない。

分　類		販売者
医療用医薬品		薬剤師
要指導医薬品		薬剤師
一般用医薬品	第一類医薬品	薬剤師
	第二類医薬品	薬剤師又は登録販売者
	第三類医薬品	

薬剤師は、要指導医薬品、全ての一般用医薬品が**販売可能**

第二類医薬品、第三類医薬品は、薬剤師又は登録販売者が**販売可能**

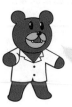

もちろん、薬剤師は医療用医薬品も販売できるぞ！

＜要指導医薬品の販売方法＞

薬局開設者又は店舗販売業者は、要指導医薬品を販売し、又は授与するに当たっては、次に掲げる方法により、薬剤師に販売させ、又は授与させなければならないこととされている

(a)	当該要指導医薬品を購入し、又は譲り受けようとする者が、当該要指導医薬品を使用しようとする者であることを確認させること
(b)	当該要指導医薬品を購入し、又は譲り受けようとする者及び当該要指導医薬品を使用しようとする者の他の薬局開設者又は店舗販売業者からの当該要指導医薬品の購入又は譲受けの状況を確認させること
(c)	（b）の規定により確認した事項を勘案し、適正な使用のために必要と認められる数量に限り、販売し、又は授与させること
(d)	情報の提供及び指導を受けた者が当該情報の提供及び指導の内容を理解したこと並びに質問がないことを確認した後に、販売し、又は授与させること
(e)	当該要指導医薬品を購入し、又は譲り受けようとする者から相談があった場合には、情報の提供又は指導を行った後に、当該要指導医薬品を販売し、又は授与させること
(f)	当該要指導医薬品を販売し、又は授与した薬剤師の氏名、当該薬局又は店舗の名称及び当該薬局又は店舗の電話番号その他連絡先を、当該要指導医薬品を購入し、又は譲り受けようとする者に伝えさせること

＜要指導医薬品の販売方法の例＞

この薬を
4箱ください

（a）こちらは、ご本人様がご使用になりますか？
（b）他のドラッグストアではご購入されていませんか？
（c）一度に4箱は多いかと思いますので、1箱使用されてみて、改善がみられなかった場合は、またご相談ください

（d）他に何か質問はございませんか？

（e）眠くなりますか？

（f）ご使用の際、何かありましたらこちらにご連絡ください

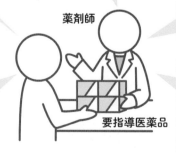

薬剤師

要指導医薬品

＜要指導医薬品、第一類医薬品を販売した時の記録の保存＞

薬局開設者は、薬局医薬品※、要指導医薬品又は第一類医薬品を販売し、又は授与したとき、店舗販売業者は、要指導医薬品又は第一類医薬品を販売し、又は授与したとき、配置販売業者は、第一類医薬品を配置したときは、次に掲げる事項を書面に記載し、2年間保存しなければならない

	薬局医薬品※ 要指導医薬品 第一類医薬品	第二類 医薬品	第三類 医薬品
（a）品名	義務	努力義務	努力義務
（b）数量			
（c）販売、授与、配置した日時			
（d）販売、授与、配置した薬剤師の氏名、情報提供を行った薬剤師の氏名			
（e）医薬品の購入者等が情報提供の内容を理解したことの確認の結果			

※薬局医薬品＝医療用医薬品と薬局製造販売医薬品（薬局製剤）

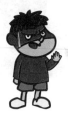

記録の保存でよく出題されるのは、店舗販売業者が要指導医薬品又は第一類医薬品を販売したときの記載事項です。選択肢には「医薬品の購入者の氏名」や「医薬品の購入者の症状」がよく登場しますが、どちらも×です。購入者にまつわるものは『理解の確認』だけですので表の義務のところをしっかり確認しておきましょう。

- 薬剤師は、要指導医薬品、全ての一般用医薬品が販売可能
- 第二類医薬品、第三類医薬品は、薬剤師又は登録販売者が販売可能

販売時の記録事項（2年間保存）	薬局医薬品 要指導医薬品 第一類医薬品	第二類 医薬品	第三類 医薬品
(a) 品名	義務	努力義務	努力義務
(b) 数量			
(c) 販売、授与、配置した日時			
(d) 販売、授与、配置した薬剤師の氏名、情報提供を行った薬剤師の氏名			
(e) 医薬品の購入者等が情報提供の内容を理解したことの確認の結果			

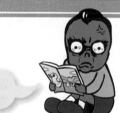

・・・。

レオナルド博士からの挑戦問題

問1 医薬品医療機器等法施行規則第146条第3項の規定により、店舗販売業者が、要指導医薬品を一般の生活者に販売したときは、販売した日時、品名、数量を書面に記載しなければならないとされている。

問2 医薬品医療機器等法施行規則第146条第3項の規定により、店舗販売業者が、第一類医薬品を一般の生活者に販売したときは、当該店舗管理者の氏名を書面に記載しなければならないとされている。

問3 医薬品医療機器等法施行規則第146条第3項の規定により、店舗販売業者が、第一類医薬品を一般の生活者に販売したときは、必要事項を書面に記載し、3年間保存しなければならないとされている。

解答 問1：○ 問2：× 当該店舗管理者の氏名⇒販売した薬剤師の氏名、情報提供を行った薬剤師の氏名 問3：× 3年間⇒2年間

リスク区分に応じた情報提供

このお薬は、この購入者の方に合っているのだろうか？

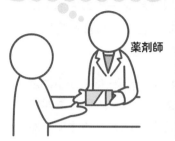

薬剤師

分　　類		販売者
医療用医薬品		薬剤師
要指導医薬品		薬剤師
一般用医薬品	第一類医薬品	薬剤師
	第二類医薬品	薬剤師又は
	第三類医薬品	登録販売者

薬局開設者又は店舗販売業者は、要指導医薬品、第一類医薬品の情報の提供及び指導を行わせるに当たっては、薬剤師に、あらかじめ、以下に掲げる事項を確認させなければならない。

①年齢
②他の薬剤又は医薬品の使用の状況
③性別
④症状
⑤④の症状に関して医師又は歯科医師の診断を受けたか否かの別及び診断を受けたことがある場合にはその診断の内容
⑥現にかかっている他の疾病がある場合は、その病名
⑦妊娠しているか否か及び妊娠中である場合は妊娠週数
⑧授乳しているか否か
⑨当該要指導医薬品、第一類医薬品に係る購入、譲受け又は使用の経験の有無
⑩調剤された薬剤又は医薬品の副作用その他の事由によると疑われる疾病にかかったことがあるか否か、かかったことがある場合はその症状、その時期、当該薬剤又は医薬品の名称、有効成分、服用した量及び服用の状況
⑪その他情報の提供を行うために確認することが必要な事項

①から⑪まで覚えるのは大変じゃな。ここは覚えると言うよりも、自分が薬剤師だったら、相手に何を聞きたいかを考えるんじゃ。つまり「目の前の患者さんはどんな状況なのかな？」と考えておけばここの問題は解けるようになっておる！そして、⑥の「かかっている他の疾病」と「かかっている医療機関名」を入れ替えて出題されるので要注意じゃ！

＜（1）要指導医薬品を販売又は授与する場合に行われる情報提供及び指導＞

＜要指導医薬品＞
薬局開設者又は店舗販売業者が要指導医薬品を販売又は授与する場合には、その薬局又は店舗において医薬品の販売又は授与に従事する薬剤師に、対面により、必要事項を記載した書面を用いて、必要な情報を提供させ、必要な薬学的知見に基づく指導を行わせなければならないと規定されている

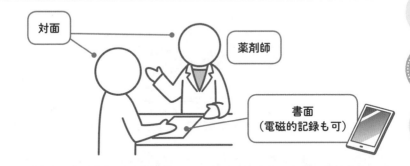

薬局開設者又は店舗販売業者は、これら情報提供又は指導ができないとき、その他要指導医薬品の適正な使用を確保することができないと認められるときは、要指導医薬品を販売又は授与してはならないこととされている
➡必ず情報提供しなければならない

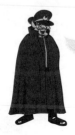

情報提供については、絶対覚えるポイントに表でまとめているから、チェックしておくんじゃ。

＜（2）一般用医薬品を販売又は授与する場合に行われる情報提供＞

＜第一類医薬品＞
薬局開設者又は店舗販売業者が第一類医薬品を販売又は授与する場合には、その薬局又は店舗において医薬品の販売又は授与に従事する薬剤師に、必要事項を記載した書面を用いて、必要な情報を提供させなければならないと規定されている

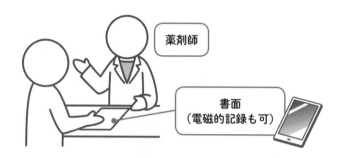

薬剤師

書面
（電磁的記録も可）

第一類医薬品に関する情報の提供を受けた者が情報提供の内容を理解したことを確認した後でなければ、当該第一類医薬品を販売し、又は授与してはならないとされている。ただし、第一類医薬品を購入し、又は譲り受ける者から説明を要しない旨の意思の表明があり、薬剤師が、当該第一類医薬品が適正に使用されると認められると判断した場合には、適用しないこととされている

情報提供します。

何度か使ったことがあるので、説明はいらないです…。

そうですか。あなたは適正に使用できそうです。

こいつらのやりとりは実際のやりとりの一例だな。
試験によく出るところだからチェックはしとけ。
挑戦問題の問1にあるから解けるかやってみろ！オラ！

＜第二類医薬品＞
薬局開設者又は店舗販売業者が第二類医薬品を販売又は授与する場合には、医薬品の販売又は授与に従事する薬剤師又は登録販売者に、必要な情報を提供させるよう努めなければならないと規定されている

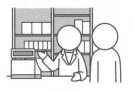

薬剤師

登録販売者

＜指定第二類医薬品＞
指定第二類医薬品の販売又は授与する場合には、当該指定第二類医薬品を購入しようとする者等が、禁忌事項を確認すること及び当該医薬品の使用について薬剤師又は登録販売者に相談することを勧める旨を確実に認識できるようにするために必要な措置を講じなければならないとされている

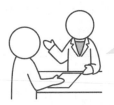

15歳未満ではありませんか？
お酒と一緒に飲まないでください

＜第三類医薬品＞
薬局開設者、店舗販売業者又は配置販売業者が、第三類医薬品に区分された医薬品を販売又は授与する場合には、薬剤師又は登録販売者に、必要な情報を提供させることが望ましい

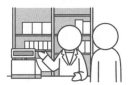

薬剤師

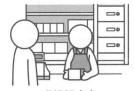

登録販売者

＜全ての一般用医薬品＞
一般用医薬品の購入者、使用する者から相談があった場合には、薬局開設者又は店舗販売業者は医薬品の販売又は授与に従事する薬剤師又は登録販売者に、必要な情報を提供させなければならないとされている

お薬手帳

<u>お薬手帳</u>とは、薬剤服用歴その他の情報を一元的かつ経時的に管理できる手帳である。

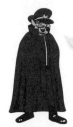

飲んでいる薬の情報が「お薬手帳」に記載してあると、どんな薬をいつ飲んでいるのか、情報が一か所にまとまっていて把握しやすいという利点があるんじゃ。

リスク区分	お薬手帳を活用した情報提供
要指導医薬品	医薬品を使用しようとする者がお薬手帳を所持しない場合はその所持を勧奨し、当該者がお薬手帳を所持する場合は、必要に応じ、当該お薬手帳を活用した情報の提供及び指導を行う
一般用医薬品	医薬品を使用しようとする者がお薬手帳を所持する場合は、必要に応じ、当該お薬手帳を活用した情報の提供を行う

絶対覚えるポイント

リスク区分に応じた情報提供のまとめ

リスク区分	対応する専門家	購入者側から質問等がなくても行う積極的な情報提供	情報提供を行う場所	購入者側から相談があった場合の応答
要指導医薬品	薬剤師	対面により、書面を用いた情報提供及び薬学的知見に基づく指導を義務づけ	情報提供を行う場所（配置販売の場合は医薬品を配置する場所）	義務
第一類医薬品		書面を用いた情報提供を義務づけ		
第二類医薬品	薬剤師又は登録販売者	努力義務		
第三類医薬品		（法上の規定は特になし）		

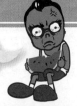

…。

レオナルド博士からの挑戦問題

問1 店舗販売業者が第一類医薬品を販売又は授与する場合、購入者から説明を要しない旨の意思表明があっても、薬剤師に必ず情報提供を行わせなければならない。

問2 要指導医薬品を販売又は授与する場合、店舗販売業者は、その店舗において医薬品の販売又は授与に従事する薬剤師に、購入者等に対して、対面により、書面を用いて、必要な情報を提供させなければならない。

問3 店舗販売業者は、その店舗において第三類医薬品を購入した者から相談があった場合には、その店舗において医薬品の販売又は授与に従事する薬剤師又は登録販売者に、必要な情報を提供させなくてもよい。

解答 問1：×　薬剤師に必ず情報提供を行わせなければならない⇒薬剤師が当該第一類医薬品が適正に使用されると認められると判断した場合には、必要な情報の提供は行わせなくてもよい　問2：○　問3：×　提供させなくてもよい⇒提供させなければならない

リスク区分に応じた陳列等

＜薬局及び店舗販売業＞

薬局開設者又は店舗販売業者は、医薬品を他の物と区別して貯蔵し、又は陳列しなければならないこととされている

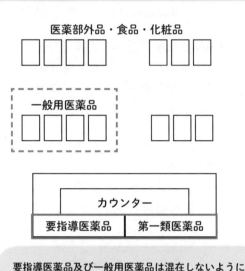

要指導医薬品及び一般用医薬品は混在しないように陳列しなければなりません。

要指導医薬品の陳列

要指導医薬品は、要指導医薬品陳列区画の内部の陳列設備に陳列しなければならないただし、次の場合を除く

ⅰ）鍵をかけた陳列設備に陳列する場合

ⅱ）要指導医薬品を購入しようとする者等が直接手の触れられない陳列設備に陳列する場合

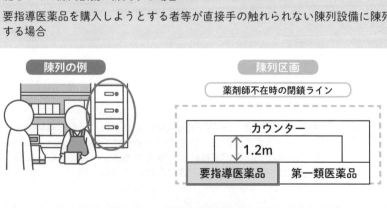

なお、薬局開設者又は店舗販売業者は、要指導医薬品又は一般用医薬品を販売し、又は授与しない時間は、要指導医薬品又は一般用医薬品を通常陳列し、又は交付する場所を閉鎖しなければならない

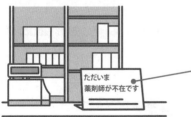

ただいま薬剤師が不在です

要指導医薬品の販売はできません

（薬剤師不在時の販売は法律で禁じられていますので、ご了承ください）

これ見るとなんだか損した気分になるのはぼくだけですかね…。

一般用医薬品の陳列

薬局開設者又は店舗販売業者は、一般用医薬品を陳列する場合は、第一類医薬品、第二類医薬品、第三類医薬品の区分ごとに、次の方法により陳列しなければならない

●第一類医薬品、第二類医薬品、第三類医薬品の区分ごとに陳列
●第一類医薬品、第二類医薬品及び第三類医薬品を混在しないように陳列

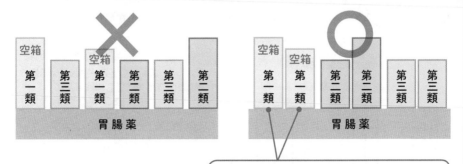

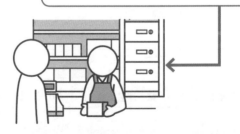

例）第一類医薬品は空箱で
実物はレジカウンターのかぎ付きの棚に陳列

①一般用医薬品の陳列：第一類医薬品

第一類医薬品は、第一類医薬品陳列区画の内部の陳列設備に陳列しなければならない。ただし、次の場合を除く

i ）鍵をかけた陳列設備に陳列する場合

ii ）第一類医薬品を購入しようとする者等が直接手の触れられない陳列設備に陳列する場合

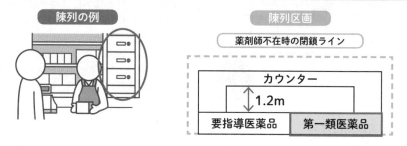

陳列の例

陳列区画

薬剤師不在時の閉鎖ライン

| カウンター |
| 1.2m |
| 要指導医薬品 | 第一類医薬品 |

②一般用医薬品の陳列：指定第二類医薬品

指定第二類医薬品は、構造設備規則に規定する「情報提供を行うための設備」から7メートル以内の範囲に陳列しなければならない。ただし、次の場合を除く

i ）鍵をかけた陳列設備に陳列する場合

ii ）指定第二類医薬品を陳列する陳列設備から1.2メートルの範囲に、医薬品を購入しようとする者等が進入することができないよう必要な措置が取られている場合

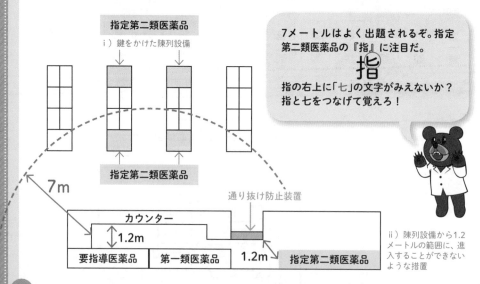

指定第二類医薬品

i ）鍵をかけた陳列設備

指定第二類医薬品

7m

通り抜け防止装置

カウンター
1.2m

要指導医薬品　第一類医薬品　1.2m　指定第二類医薬品

7メートルはよく出題されるぞ。指定第二類医薬品の『指』に注目だ。

指

指の右上に「七」の文字がみえないか？指と七をつなげて覚えろ！

ii ）陳列設備から1.2メートルの範囲に、進入することができないような措置

医薬品の販売業の許可 **III**

第1章

第2章

第3章

第4章

第5章

III 医薬品の販売業の許可

配置販売業の陳列

配置販売業者は、一般用医薬品を陳列する場合は、第一類医薬品、第二類医薬品、第三類医薬品の区分ごとに陳列しなければならないとされており、第一類医薬品、第二類医薬品及び第三類医薬品を混在させないように配置しなければならない

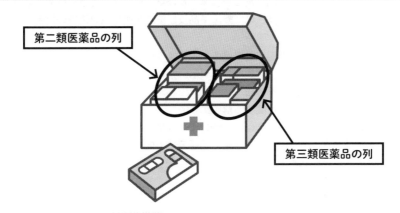

第二類医薬品の列

第三類医薬品の列

薬局又は店舗における掲示

リスク区分に応じた情報提供又は相談対応の実効性を高めるため、薬局開設者又は店舗販売業者は、当該薬局又は店舗を利用するために必要な次の情報を、当該薬局又は店舗の見やすい位置に掲示板で掲示しなければならない。

＜薬局及び店舗販売業者＞

薬局又は店舗の管理及び運営に関する事項

①許可の区分の別

②開設者等の氏名又は名称、許可証の記載事項

③管理者の氏名

④勤務する薬剤師又は第十五条第二項本文に規定する登録販売者以外の登録販売者若しくは同項本文に規定する登録販売者の別、その氏名及び担当業務

⑤取り扱う要指導医薬品及び一般用医薬品の区分

⑥薬局、店舗に勤務する者の名札等による区別に関する説明

⑦営業時間、営業時間外で相談できる時間及び営業時間外で医薬品の購入、譲受けの申込みを受理する時間

⑧相談時及び緊急時の電話番号その他連絡先

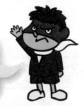

試験頻出です！「管理者の住所」が誤りの選択肢として出題されます。でも個人情報にあたるので掲示しませんよ。

薬局製造販売医薬品、要指導医薬品及び一般用医薬品の販売制度に関する事項

①要指導医薬品、第一類医薬品、第二類医薬品及び第三類医薬品の定義並びにこれらに関する解説

②要指導医薬品、第一類医薬品、第二類医薬品及び第三類医薬品の表示に関する解説

③要指導医薬品、第一類医薬品、第二類医薬品及び第三類医薬品の情報の提供に関する解説

④薬局製造販売医薬品を調剤室以外の場所に陳列する場合にあっては、薬局製造販売医薬品の定義及びこれに関する解説並びに表示、情報の提供及び陳列に関する解説

⑤要指導医薬品の陳列に関する解説

⑥指定第二類医薬品の陳列等に関する解説

⑦指定第二類医薬品を購入し、又は譲り受けようとする場合は、当該指定第二類医薬品の禁忌を確認すること及び当該指定第二類医薬品の使用について薬剤師又は登録販売者に相談することを勧める旨

⑧一般用医薬品の陳列に関する解説

⑨医薬品による健康被害の救済制度に関する解説

⑩個人情報の適正な取扱いを確保するための措置

⑪その他必要な事項

絶対覚えるポイント

リスク区分に応じた医薬品の陳列について

- 薬局開設者又は店舗販売業者は、医薬品を他の物と区別して貯蔵し、又は陳列しなければならないこととされている

- 要指導医薬品及び一般用医薬品を混在しないように陳列しなければならない

- 要指導医薬品、第一類医薬品は、要指導医薬品陳列区画の内部の陳列設備に陳列しなければならない。ただし、次の場合を除く

  ⅰ）鍵をかけた陳列設備に陳列する場合

  ⅱ）購入しようとする者等が直接手の触れられない陳列設備に陳列する場合

- 指定第二類医薬品は、構造設備規則に規定する「情報提供を行うための設備」から7メートル以内の範囲に陳列しなければならない

- 配置販売業者は、一般用医薬品を陳列する場合は、第一類医薬品、第二類医薬品、第三類医薬品の区分ごとに陳列しなければならない

レオナルド博士からの挑戦問題

問1 医薬品と医薬部外品を販売する店舗では、医薬品と医薬部外品を区別せずに陳列することができる。

問2 店舗販売業者は、購入者の利便性等を考慮し、薬効分類が同じである第一類医薬品と要指導医薬品を、区別することなく陳列することができる。

問3 指定第二類医薬品は、構造設備規則に規定する「情報提供を行うための設備」から1.2メートル以内の範囲に陳列しなければならない。

問4 薬局開設者は、要指導医薬品を販売し、又は授与しない時間は、要指導医薬品を通常陳列し、又は交付する場所を閉鎖しなければならない。

問5 要指導医薬品は、必ず鍵をかけた陳列設備に陳列しなければならない。

解答 問1：× 区別せずに陳列することができる⇒区別して陳列しなければならない 問2：× 区別することなく陳列することができる⇒区別して陳列しなければならない 問3：× 1.2メートル⇒7メートル 問4：○ 問5：× 必ず鍵をかけた陳列設備に陳列しなければならない⇒鍵をかけた陳列設備以外にも陳列することができる

特定販売

「その薬局又は店舗におけるその薬局又は店舗以外の場所にいる者に対する一般用医薬品又は薬局製造販売医薬品※（毒薬及び劇薬であるものを除く）の販売又は授与」を「特定販売」という

↓

店頭での購入（対面販売）でなく、配送サービスに基づく販売
いわゆるインターネット等を介した販売

分　類		特定販売
要指導医薬品		不可
一般用医薬品	第一類医薬品	可
	第二類医薬品	
	第三類医薬品	

※薬局製造販売医薬品とは
薬局開設者が当該薬局における設備及び器具をもって製造し、当該薬局において直接消費者に販売し、又は授与する医薬品であって、厚生労働大臣の指定する有効成分以外の有効成分を含有しないもの。

薬局開設者又は店舗販売業者は、特定販売を行う場合には、次に掲げるところにより行わなければならない

❶ 当該薬局又は店舗に貯蔵し、又は陳列している一般用医薬品又は薬局製造販売医薬品を販売し、又は授与すること

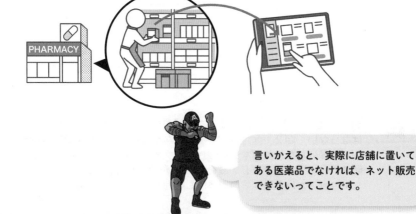

言いかえると、実際に店舗に置いてある医薬品でなければ、ネット販売できないってことです。

❷特定販売を行うことについて広告をするときは、インターネットを利用する場合はホームページに、その他の広告方法を用いる場合は当該広告に、次に掲げる情報を、見やすく表示すること

> **＜特定販売に伴う事項＞**
> ①薬局又は店舗の主要な外観の写真
> ②薬局製造販売医薬品又は一般用医薬品の陳列の状況を示す写真
> ③現在勤務している薬剤師又は登録販売者の別及びその氏名
> ④開店時間と特定販売を行う時間が異なる場合にあっては、その開店時間及び特定販売を行う時間
> ⑤特定販売を行う薬局製造販売医薬品又は一般用医薬品の使用期限

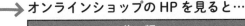

オンラインショップのHPを見ると…

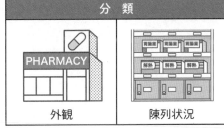

分　類

PHARMACY

外観　　　　　陳列状況

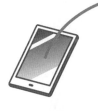

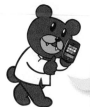

実際のHPを見てみろ！

あの最大手の販売サイトまでもルールを守ってるぞ！　…ただまぁ、いくらなんでも買いすぎには注意な！

❸特定販売を行うことについて広告をするときは、第一類医薬品、指定第二類医薬品、第二類医薬品、第三類医薬品及び薬局製造販売医薬品の区分ごとに表示すること

❹特定販売を行うことについてインターネットを利用して広告をするときは、都道府県知事（その薬局又は店舗の所在地が保健所を設置する市は特別区の区域にある場合においては、市長又は区長。）及び厚生労働大臣が容易に閲覧することができるホームページで行うこと

＜対面又は電話による情報提供＞

特定販売を行う場合であっても、一般用医薬品を購入しようとする者等から、対面又は電話により相談応需の希望があった場合には、薬局開設者又は店舗販売業者は、その薬局又は店舗において医薬品の販売又は授与に従事する薬剤師又は登録販売者に、対面又は電話により情報提供を行わせなければならない

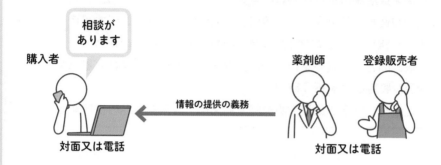

医薬品の購入等に関する記録等

店舗販売業者は、医薬品を購入し、又は譲り受けたとき及び薬局開設者、医薬品の製造販売業者、製造業者若しくは販売業者又は病院、診療所若しくは飼育動物診療施設の開設者に販売し、又は授与したときは、次に掲げる事項を書面に記載しなければならない。

ただし、④（氏名又は名称以外の事項に限る。）及び⑤については、店舗販売業者と購入者等[※1]が常時取引関係にある場合を除くこと。また、⑥については、購入者等が自然人[※2]であり、かつ、購入者等自らが医薬品の取引の任に当たる場合を除くこと。

※1購入者等：医薬品を購入若しくは譲り受けた者又は販売若しくは授与した者
※2自然人：法律用語でいう「人」のこと（「法人」の対義語）

① 品名

② 数量

③ 購入等の年月日

④ 購入者等の氏名又は名称、**住所又は所在地及び電話番号その他の連絡先**

⑤ **④の事項を確認するために提示を受けた資料**

⑥ **購入者等が自然人であり、かつ、購入者等以外の者が医薬品の取引の任に当たる場合及び購入者等が法人である場合にあっては、医薬品の取引の任に当たる自然人が、購入者等と雇用関係にあること又は購入者等から医薬品の取引に係る指示を受けたことを示す資料**

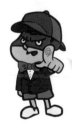

これはドラッグストアが卸から薬を仕入れたりするときに記載する書面の話ですね！

そのとおりだ！ちなみに、上の話はドラッグストアの例だが、薬局や配置販売業者でも同じような「書面の話」があるぞ！
ただ、ほぼ同じ内容だから、オレがズルく省略しといてやった！感謝しろ！

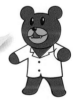

- 「その薬局又は店舗におけるその薬局又は店舗以外の場所にいる者に対する一般用医薬品又は薬局製造販売医薬品（毒薬及び劇薬であるものを除く。）の販売又は授与」を「特定販売」という

- 特定販売を行うことについて広告をするときは、インターネットを利用する場合はホームページに、その他の広告方法を用いる場合は当該広告に、次に掲げる情報を、見やすく表示すること

  ＜特定販売に伴う事項＞
  ①薬局又は店舗の主要な外観の写真
  ②薬局製造販売医薬品又は一般用医薬品の陳列の状況を示す写真
  ③現在勤務している薬剤師又は登録販売者の別及びその氏名
  ④開店時間と特定販売を行う時間が異なる場合にあっては、その開店時間及び特定販売を行う時間
  ⑤特定販売を行う薬局製造販売医薬品又は一般用医薬品の使用期限

いやー、ネットでも薬が安全に買える時代なんですね。これも薬剤師さんと登録販売者さんのおかげですね。

レオナルド博士からの挑戦問題

問1 特定販売とは、その薬局又は店舗におけるその薬局又は店舗以外の場所にいる者に対する一般用医薬品又は医療用医薬品（毒薬及び劇薬であるものを除く。）の販売又は授与をいう。

問2 特定販売を行うことについてインターネットを利用して広告するときは、現在勤務する薬剤師又は登録販売者の氏名及びその写真を見やすく表示しなければならない。

問3 店舗販売業者が特定販売を行うことについてインターネットを利用して広告するときは、第一類医薬品、指定第二類医薬品、第二類医薬品、第三類医薬品の区分ごとに表示しなければならない。

問4 店舗販売業者は、その店舗に貯蔵又は陳列していない医薬品も特定販売することができる。

解答 問1：× 医療用医薬品⇒薬局製造販売医薬品 問2：× 薬剤師又は登録販売者の氏名及びその写真⇒薬剤師又は登録販売者の別及びその氏名 問3：〇 問4：× 陳列していない医薬品も特定販売することができる⇒陳列している医薬品でなければ特定販売することができない

その他の遵守事項等

＜名札の着用＞

薬局開設者、店舗販売業者又は配置販売業者は、その薬局、店舗又は区域において医薬品の販売等に従事する薬剤師、登録販売者又は一般従事者であることが容易に判別できるようその薬局、店舗又は区域に勤務する者に名札を付けさせることその他必要な措置を講じなければならない

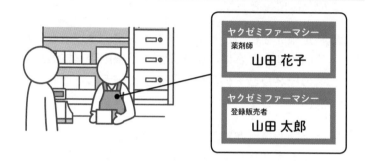

この名札については、登録販売者であって、
①一般従事者（その薬局、店舗又は区域において実務に従事する薬剤師又は登録販売者以外の者をいう。）として薬剤師又は登録販売者の管理及び指導の下に実務に従事した期間
②登録販売者として業務（店舗管理者又は区域管理者としての業務を含む。）に従事した期間
が、過去5年間のうち通算して2年以上（従事期間が月単位で計算して、1か月に80時間以上従事した月が24月以上、又は、従事期間が通算して2年以上あり、かつ、過去5年間において合計1,920時間以上）ある
　又は、上記①②が、過去5年間のうち通算して1年以上（従事期間が月単位で計算して、1か月に160時間以上従事した月が12月以上、又は、従事期間が通算して1年以上あり、かつ、過去5年間において合計1,920時間以上）あり、毎年度受講する必要がある研修に加えて、店舗又は区域の管理及び法令遵守に関する追加的な研修を修了している登録販売者以外の登録販売者は、「登録販売者（研修中）」などの容易に判別できるような表記をすることが必要である。

医薬品の販売業の許可 Ⅲ

第1章

第2章

第3章

第4章

第5章

Ⅲ 医薬品の販売業の許可

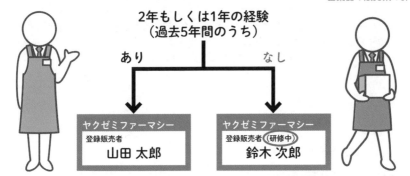

2年もしくは1年の経験
（過去5年間のうち）

あり　　　　　　　なし

ヤクゼミファーマシー
登録販売者
山田 太郎

ヤクゼミファーマシー
登録販売者（研修中）
鈴木 次郎

そういえば、ドラッグストアで若葉マークを名札につけている人がいるなぁ。
この条件を満たしていない人がそうなのか。

＜濫用等のおそれのあるもの＞

薬局開設者、店舗販売業者又は配置販売業者は、一般用医薬品のうち、濫用等の
おそれのあるものとして厚生労働大臣が指定するものを販売し、又は授与するときは、
次の方法により行わなければならないこととされている

❶当該薬局、店舗又は区域において医薬品の販売又は授与に従事する薬剤師又は
登録販売者に、次に掲げる事項を確認させること
　ⅰ）当該医薬品を購入し、又は譲り受けようとする者が若年者である場合にあっては、
　　　当該者の氏名及び年齢
　ⅱ）当該医薬品を購入し、又は譲り受けようとする者及び当該医薬品を使用しようと
　　　する者の他の薬局開設者、店舗販売業者又は配置販売業者からの当該医薬品及び
　　　当該医薬品以外の濫用等のおそれのある医薬品の購入又は譲受けの状況
　ⅲ）当該医薬品を購入し、又は譲り受けようとする者が適正な使用のために必要と認
　　　められる数量を超えて購入し、又は譲り受けようとする場合は、その理由
　ⅳ）その他当該医薬品の適正な使用を目的とする購入又は譲受けであることを確認
　　　するために必要な事項
❷当該薬局において医薬品の販売又は授与に従事する薬剤師又は登録販売者に、❶の
規定により確認した事項を勘案し、適正な使用のため必要と認められる数量に限り、
販売し、又は授与させること

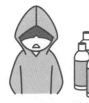
咳止めシロップ、
5本ください

5本？何に
使うんだろう？

濫用等のおそれのあるものとして厚生労働大臣が指定する医薬品は、次に掲げるもの、その水和物及びそれらの塩類を有効成分として含有する製剤とされており、対象の医薬品を販売する際には確認を行ったうえで適正に使用されるよう販売する必要がある

ⅰ）エフェドリン

ⅱ）コデイン

ⅲ）ジヒドロコデイン

ⅳ）ブロモバレリル尿素

ⅴ）プソイドエフェドリン

ⅵ）メチルエフェドリン

＜その他＞

薬局開設者又は店舗販売業者は、医薬品を競売（きょうばい）に付してはならないこととされている

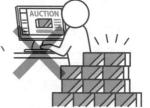

医薬品は競売（オークション）で販売できない

薬局開設者、店舗販売業者又は配置販売業者は、医薬品の購入、譲受けの履歴、ホームページの利用の履歴等の情報に基づき、自動的に特定の医薬品の購入、譲受けを勧誘する方法などの医薬品の使用が不適正なものとなるおそれのある方法により医薬品を広告してはならないこととされている

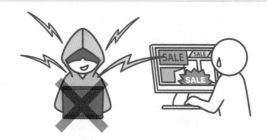

医薬品の販売業の許可 Ⅲ

第1章

第2章

第3章

第4章

第5章

Ⅲ 医薬品の販売業の許可

絶対覚えるポイント

濫用等のおそれのあるものとして厚生労働大臣が指定する医薬品

ⅰ）エフェドリン
ⅱ）コデイン
ⅲ）ジヒドロコデイン
ⅳ）ブロモバレリル尿素
ⅴ）プソイドエフェドリン
ⅵ）メチルエフェドリン

（覚え方）

デコデコ ドリル

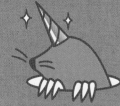

コデイン	エフェドリン
ジヒドロコデイン	プソイドエフェドリン
	メチルエフェドリン
	ブロモバレリル尿素

濫用のおそれのあるものは、第4章でめずらしく薬の名前が出題されるところです。
この濫用のおそれのあるものに関する問題では、ブロモバレリル尿素をアリルイソプロピルアセチル尿素に入れ替える出題が多いです。
アリルイソプロピルアセチル尿素は濫用のおそれのあるものに指定されていません。

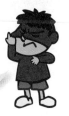

医薬品の箱の裏が気になる！〜濫用等のおそれのある医薬品編〜

日本では現在、多くの店舗販売業（ドラッグストア）で、濫用等のおそれのある医薬品をレジで判別できる「レジ・アラーム・システム」を導入することで、若年者による濫用等のおそれのある医薬品の濫用撲滅にはたらきかけています。

実際、現場でお仕事をしたら下記のようなケースで適切な判断が必要となります。

シチュエーションを読んで質問の答えを考えてみてください。

友達同士と思われる2人のお客様が、お店にいらっしゃいます。会話の内容から察すると、どうやら中学1年生で、部活の帰りのようです。そのうちの1人が薬の箱を手に取りレジに来ました。薬を買おうとしています。

箱の裏の成分を見ると下の内容でした。

成分分量	[2錠中] イブプロフェン：144mg エテンザミド：84mg ブロモバレリル尿素：200mg 無水カフェイン：50mg
内容量	84錠
用法・用量	次の量をなるべく空腹時をさけて水又はぬるま湯で服用してください。服用間隔は4時間以上おいてください。 [年齢：1回量：服用回数] 15歳以上：2錠：1日3回まで 15歳未満：服用しないこと
リスク区分	第②類医薬品

（Q1）お客様には年齢を確認せずに売ってもよいでしょうか？

（Q2）よく話を聞くと、7日前に同じ医薬品を購入していたことが分かりました。そのまま売ってもよいでしょうか？

（Q3）上記の医薬品を陳列するにあたって、お客様が分かるように店舗内に何か掲示をしなくて大丈夫でしょうか？

（Q1）お客様には年齢を確認せずに売ってもよいでしょうか？

> よくありません。
> この製品には、濫用等のおそれのあるものとして厚生労働大臣が指定する医薬品である「ブロモバレリル尿素」が含まれる（P.382）ので、年齢を確認する必要があります（P.381）。

（Q2）よく話を聞くと、7日前に同じ医薬品を購入していたことが分かりました。そのまま売ってもよいでしょうか？

> よくありません。
> 濫用等のおそれのあるものとして厚生労働大臣が指定する医薬品は、「適正な使用のために必要と認められる数量を超えて購入し、又は譲り受けようとする場合はその理由を確認すること」とされています（P.381）。

（Q3）上記の医薬品を陳列するにあたって、お客様が分かるように店舗内に何か掲示をしなくて大丈夫でしょうか？

> 掲示が必要です。
> リスク区分に「第②類医薬品」ありますが、これは「指定第二類医薬品」のことです。一般用医薬品に関する法定表示事項として、「指定第二類医薬品にあっては、枠の中に「2」の数字」とされています（P.317）。「指定第二類医薬品」の使用については、「薬剤師又は登録販売者に相談することを勧める旨を確実に認識できるようにするために必要な措置を講じなければならない」とされています（P.365）。

問1 店舗販売業者は、店舗に勤務する者の薬剤師及び登録販売者の実務経験年数を、店舗の見やすい位置に掲示板で掲示しなければならない。

問2 店舗販売業者は、名札を付けさせること等により、その店舗において医薬品の販売等に従事する薬剤師、登録販売者又は一般従事者であることが容易に判別できるようにしなければならない。

問3 プソイドエフェドリン塩酸塩を有効成分として含有する製剤は、濫用等のおそれのあるものとして厚生労働大臣から指定されていない。

解答 問1：× 掲示板で掲示しなければならない⇒掲示する必要はない
問2：○ 問3：× 指定されていない⇒指定されている

医薬品販売に関する法令遵守

1) 適正な販売広告

＜広告に該当する条件＞

医薬品の広告については、以下のいずれの要件も満たす場合には、広告に該当するものと判断される

(1) 顧客を誘引する（顧客の購入意欲を昂進させる）意図が明確であること

(2) 特定の医薬品の商品名（販売名）が明らかにされていること

(3) 一般人が認知できる状態であること

＜誇大広告等の禁止（法第66条）＞

何人も、医薬品、医薬部外品、化粧品、医療機器又は再生医療等製品の名称、製造方法、効能、効果又は性能に関して、明示的であると暗示的であるとを問わず、虚偽又は誇大な記事を広告し、記述し、又は流布してはならない

❶ 医薬品の虚偽又は誇大な記事（広告）の禁止
❷ 医師その他の者が、効果等を保証しているかのような記事（広告）の禁止
❸ 堕胎（中絶）を暗示したり、わいせつな文書又は図画の使用禁止

＜承認前の医薬品等の広告の禁止（法第68条）＞

何人も、製造販売の承認を必要とする医薬品若しくは医療機器又は再生医療等製品であって、まだその承認又は認証を受けていないものについて、その名称、製造方法、効能、効果又は性能に関する広告をしてはならない

第66条及び第68条は、広告等の依頼主だけでなく、その広告等に関与するすべての人が対象となる

＜一般用医薬品の販売広告＞

一般用医薬品の販売広告としては、製薬企業等の依頼によりマスメディアを通じて行われるもののほか、薬局、店舗販売業又は配置販売業において販売促進のため用いられるチラシやダイレクトメール（電子メールを含む）、POP広告等も含まれる

POP（Point of purchase advertising）

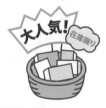

店頭にある手書きのPOPも広告になるんですね。
めったなことは書けないなあ。

課徴金制度

厚生労働大臣が医薬品、医療機器等の名称、製造方法、効能、効果又は性能に関する虚偽・誇大な広告を行った者に対して、違反を行っていた期間中における対象商品の売上額×4.5%の課徴金を納付させる命令を行う制度である。

試験では4.5%を1%というひっかけも出ているので、
課徴金命令　執行（しっこう）！！で覚えるとよさそうですね！

医薬品等適正広告基準

事実に反する認識を得させるおそれがある広告

- 漢方処方製剤等における「しばり表現」を省いた広告
（「しばり表現」……漢方処方の効能効果に対する体質等の前提条件のこと）
- 漢方処方製剤の構成生薬の作用を個別に挙げて説明した広告
- 一般用医薬品と同じ有効成分を含有する医療用医薬品の効能効果をそのまま標榜した広告
- 医師による診断・治療によらなければ一般に治癒が期待できない疾患（例えば、がん、糖尿病、心臓病等）について自己治療が可能であるかのような広告
- 医薬品の有効性又は安全性について、それが確実であることを保証するような表現がなされた広告
- 使用前・使用後に関わらず図画・写真等を掲げる際に効能効果等の保証表現となるような広告
- チラシやパンフレット等の同一紙面に、医薬品と、食品、化粧品、雑貨類等の医薬品ではない製品を併せて掲載すること自体は問題ない

過度の消費や乱用を助長するおそれのある広告

- 販売広告に価格の表示や特定商品の名称と価格が特記表示されていることをもって直ちに不適当とみなされることはないが、例えば、商品名を連呼する音声広告や、生活者の不安を煽って購入を促す広告等、医薬品が不必要な人にまで使用を促したり、安易な使用を促すおそれがあるものについては、保健衛生上の観点から必要な監視指導が行われている。

- 「天然成分を使用しているので副作用がない」「いくら飲んでも副作用がない」といった事実に反する広告表現は、過度の消費や乱用を助長するおそれがあるだけでなく、虚偽誇大な広告にも該当する。

- 医薬関係者、医療機関、公的機関、団体等が、公認、推薦、選用等している旨の広告については、一般の生活者の当該医薬品に対する認識に与える影響が大きいことにかんがみて、仮に事実であったとしても、原則として不適当とされている。ただし市町村が行う衛生害虫類駆除事業に際して特定の殺虫剤・殺そ剤の使用を住民に推薦するときのような、特別な場合を除く。

絶対覚えるポイント

販売広告について

何人も、医薬品、医薬部外品、化粧品、医療機器又は再生医療等製品の名称、製造方法、効能、効果又は性能に関して、明示的であると暗示的であるとを問わず、虚偽又は誇大な記事を広告し、記述し、又は流布してはならない

何人も、製造販売の承認を必要とする医薬品若しくは医療機器又は再生医療等製品であって、まだその承認又は認証を受けていないものについて、その名称、製造方法、効能、効果又は性能に関する広告をしてはならない

事実に反する認識を得させるおそれがある広告

- 漢方処方製剤等における「しばり表現」を省いた広告
- 漢方処方製剤の構成生薬の作用を個別に挙げて説明した広告

不適正な販売方法

◆景品類について

> キャラクターグッズ等の景品類を提供して販売することに関しては、不当景品類及び不当表示防止法の限度内であれば認められているが、医薬品を懸賞や景品として授与することは、原則として認められていない

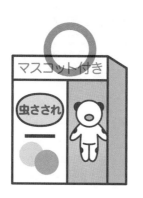

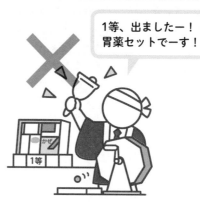

1等、出ましたー！
胃薬セットでーす！

◆組み合わせ販売

> 購入者の利便性のため異なる複数の医薬品又は医薬品と他の物品を組み合わせて販売又は授与する場合には、組み合わせた医薬品について、購入者等に対して情報提供を十分に行える程度の範囲内であって、かつ、組み合わせることに合理性が認められるものでなければならない

 ＋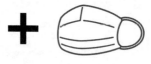

不適当とみなされる組合せ

- 効能効果が重複する組合せ
- 相互作用等により保健衛生上の危害を生じるおそれのある組合せ
- 販売側の都合による抱き合わせ、在庫処分等の目的による組合せ

> なお、組み合わせた個々の医薬品等の外箱等に記載された法に基づく記載事項が、組み合わせ販売のため使用される容器の外から明瞭に見えるようになっている必要がある

◆その他 不適正な販売方法

薬局及び店舗販売業において、許可を受けた薬局又は店舗以外の場所に医薬品を貯蔵又は陳列し、そこを拠点として販売等に供するような場合は店舗による販売等に当たらず、また、配置販売業において、医薬品を先用後利によらず現金売りを行うことは配置による販売行為に当たらない

購入者の求めるままに医薬品を販売すると、法第24条第1項の規定に違反する行為（医薬品の無許可販売）に便宜を与えることにつながるおそれがある

咳止めシロップ、
5本ください

「医薬品を多量に購入する者」等に対しては、積極的に事情を尋ねるなど慎重に対処し、状況によっては販売を差し控えるべきである。

適正な販売方法については「景品類の提供が一切認められていない。」ときて×という問題が多い。必要に応じて認められる場合があることを理解しておくんじゃ。

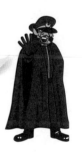

- キャラクターグッズ等の景品類を提供して販売することに関しては、不当景品類及び不当表示防止法の限度内であれば認められているが、医薬品を懸賞や景品として授与することは、原則として認められていない

- 購入者の利便性のため異なる複数の医薬品又は医薬品と他の物品を組み合わせて販売又は授与する場合には、組み合わせた医薬品について、購入者等に対して情報提供を十分に行える程度の範囲内であって、かつ、組み合わせることに合理性が認められるものでなければならない

デラックスボンバー！

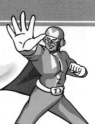

レオナルド博士からの挑戦問題

問1 薬局、店舗販売業又は配置販売業において販売促進のため用いられるチラシやダイレクトメール（電子メールを含む）、POP広告等は、一般用医薬品の販売広告に含まれない。

問2 漢方処方製剤の効能効果は、配合されている個々の生薬成分の作用を個別に挙げて説明することが望ましい。

問3 医薬品にキャラクターグッズ等の景品類を提供して販売することに関しては、不当景品類及び不当表示防止法の限度内であれば認められている。

解答 問1：× 含まれない⇒含まれる
問2：× 説明することが望ましい⇒説明することは不適当である
問3：○

行政庁の監視指導

（a）薬事監視員

厚生労働大臣、都道府県知事、保健所を設置する市（以下「保健所設置市」という。）の市長及び特別区の区長は、その職員のうちから薬事監視員を命じ、監視指導を行わせている

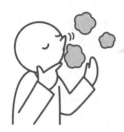

違反のニオイは
しないかな？

（b）立入検査等

都道府県知事等は、薬事監視員に立ち入り検査などを行わせ、以下の措置を採ることができる

- 薬局開設者又は医薬品の販売業者に対して必要な報告をさせること
- 薬事監視員の立入による薬局等の構造設備若しくは帳簿書類等の検査
- 薬事監視員の立入による従業員その他の関係者への質問

必要により上記のほか、無承認無許可医薬品、不良医薬品又は不正表示医薬品等の疑いのある物を、試験のため必要な最少分量に限り、収去させることができる。

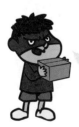

ではこれ持ってきまーす。

持っていける物は、書類というより医薬品の
ほうだと覚えておきましょう。

行政庁による処分＜業務停止命令等＞

厚生労働大臣、都道府県知事等は、薬局開設者等に対して、以下のとおり業務の停止を命ずることができる

命令	指示	処分対象者	主な処分内容
改善命令等	都道府県知事	・薬局開設者 ・医薬品の販売業者	・構造設備の改善の命令 　（配置販売業者を除く） ・業務体制の整備の命令 ・保健衛生上の危害の発生又は拡大を防止するための必要な措置の命令 ・管理者の変更の命令
業務停止命令等	都道府県知事	・配置販売業者 ・配置員	業務停止の命令
		・薬局開設者 ・医薬品の販売業者	・許可の取り消し ・業務の全部若しくは一部の停止の命令
	厚生労働大臣	・薬局開設者 ・医薬品の販売業者	医薬品による保健衛生上の危害の発生又は拡大を防止するための応急措置を採る命令
廃棄・回収命令等	都道府県知事又は厚生労働大臣	医薬品を業務上取り扱う者（薬局開設者、医薬品の販売業者を含む）	・不正表示医薬品、不良医薬品、無承認無許可医薬品等についての廃棄、回収その他公衆衛生上の危険の発生を防止するに足りる措置を採る命令 ⇒命令に従わないとき、又は緊急の必要があるときは、薬事監視員にその不正表示医薬品等を廃棄、回収又はその他の必要な処分をさせることができる

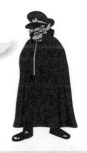

第4章の許可の種類と許可行為の範囲（P.345）のところで言ったことと似ておる。『厚生労働大臣は全国に影響するものに命ずることができて、都道府県知事はそれぞれの都道府県に影響するものに命ずることができる』と考えておくと問題を解きやすくなるぞ。

絶対覚えるポイント

【行政庁の監視指導】

(a) 薬事監視員

厚生労働大臣、都道府県知事、保健所を設置する市（以下「保健所設置市」という。）の市長及び特別区の区長は、その職員のうちから薬事監視員を命じ、監視指導を行わせている

(b) 立入検査等

都道府県知事等は、薬事監視員に立ち入り検査などを行わせ、以下の措置をとることができる

- 薬局開設者又は医薬品の販売業者に対して必要な報告をさせること
- 薬事監視員の立入による薬局等の構造設備若しくは帳簿書類等の検査
- 薬事監視員の立入による従業員その他の関係者への質問

必要により上記のほか、無承認無許可医薬品、不良医薬品又は不正表示医薬品等の疑いのある物を、試験のため必要な最少分量に限り、収去させることができる

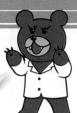

これで第4章は終わりだ！
残るのは第5章、今までの知識を総動員して臨め！オラ!!

レオナルド博士からの挑戦問題

問1 厚生労働大臣、都道府県知事は、その職員のうちから薬事監視員を命じ、監視指導を行わせている。

問2 都道府県知事等は、薬事監視員に薬局に立ち入りさせ、帳簿書類等を収去させることができる。

問3 都道府県知事等は、薬事監視員に薬局に立ち入りさせ、不良医薬品の疑いのある物を、試験のため必要な最少分量に限り、収去させることができる。

解答 問1：○ 問2：× 収去⇒検査 問3：○

第5章
「医薬品の適正使用・安全対策」

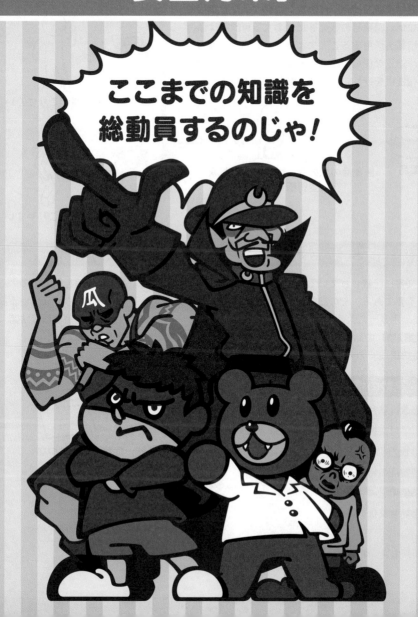

ここまでの知識を
総動員するのじゃ!

医薬品の適正使用情報

医薬品は適切な情報を伴わなければ、単なる薬物に過ぎない。医薬品の販売等に従事する専門家は添付文書情報を活用することによって、医薬品の適切な選択、適正な使用が図られるよう、購入者等に対して情報提供を行うことが求められている。

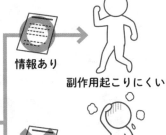

情報あり
副作用起こりにくい

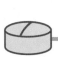

医薬品　医薬品の販売等に従事する専門家
（登録販売者）

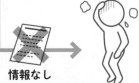

情報なし
副作用起こりやすい

1）添付文書の読み方

添付文書に記載されている適正使用情報は、その適切な選択、適正な使用を図る上で特に重要である。その記載は、一般の生活者に理解しやすい平易な表現でなされている。「用法、用量その他使用及び取扱い上の必要な注意」等は、法律（医薬品医療機器等法第52条第2項）で添付文書又はその容器若しくは被包に記載が義務づけられている。「記載の構成」の内容はすべてが義務付けられているわけではない。

記載の構成

❶改訂年月

❷添付文書の必読及び保管に関する事項

❸販売名、薬効名及びリスク区分

❹製品の特徴

❺使用上の注意

❻効能又は効果

❼用法及び用量

❽成分及び分量

❾病気の予防・症状の改善につながる事項（いわゆる「養生訓※」）

❿保管及び取扱い上の注意

⓫消費者相談窓口

⓬製造販売業者の名称及び所在地

※養生訓とは、健康法についての指南書。生活の心得を記載したもの。

下の図が一般用医薬品の添付文書のイメージだ。試験対策の
ために何かの薬の添付文書と照らし合わせてみるといいぞ！

イメージ：一般用医薬品添付文書

添付文書の内容は変わるものであり、医薬品の有効性・安全性等に係る新たな知見、使
用に係る情報に基づき、必要に応じて随時改訂がなされている。

①改訂年月	②添付文書の必読及び保管に関する事項	
③薬効名	③販売名	③リスク区分

④製品の特徴

⚠️⑤使用上の注意
❌ してはいけないこと
🧍 相談すること
その他の注意

⑥効能又は効果
⑦用法及び用量
⑧成分及び分量

⑨病気の予防・症状の改善につながる事項（いわゆる養生訓）
⑩保管及び取扱い上の注意
⑪消費者相談窓口
⑫製造販売業者の名称及び所在地

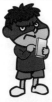

「製造販売業者」は化粧品メーカーや製薬メーカーのこと、
「製造業者」はいわゆる工場のことです。
ひっかけポイントなので注意しましょう！

- 一般用医薬品の添付文書の記載は、一般の生活者に理解しやすい平易な表現でなされている
- 医薬品の添付文書には、「用法、用量その他使用及び取扱い上の必要な注意」等の記載が義務づけられている
- 医薬品の添付文書は、必要に応じて改訂が行われている

レオナルド博士からの挑戦問題

問1 一般用医薬品の添付文書は、最新の情報を提供するため、毎月1回、定期的に改訂されている。

問2 一般の生活者が理解しやすいよう、一般用医薬品の添付文書は平易な表現で記載されている。

問3 医薬品には、添付文書又はその容器若しくは包装に、「病気の予防、症状の改善につながる事項」等の記載が法律で義務づけられている。

解答 問1：× 定期的に改訂されている⇒必要に応じて随時改訂されている
問2：〇 問3：× 病気の予防、症状の改善につながる事項⇒用法、用量その他使用及び取扱い上の必要な注意

一般用医薬品添付文書のポイント

> 番号順に読むと勉強しやすいですよ！

①改訂年月	②添付文書の必読及び保管に関する事項	
③薬効名	③販売名	③リスク区分

④製品の特徴

⚠️⑤使用上の注意

❌ してはいけないこと

🧑‍🤝‍🧑 相談すること

その他の注意

⑥効能又は効果

⑦用法及び用量

⑧成分及び分量

⑨病気の予防・症状の改善につながる事項（いわゆる養生訓）

⑩保管及び取扱い上の注意

⑪消費者相談窓口

⑫製造販売業者の名称及び所在地

①改訂年月

重要な内容が変更された場合、改訂年月を記載することとされており、以前からその医薬品を使用している人が、添付文書の変更箇所に注意を払うことができるようになっている。

②添付文書の必読及び保管に関する事項

添付文書の販売名の上部に、「使用にあたって、この説明文書を必ず読むこと。また、必要なときに読めるよう大切に保存すること。」等の文言が記載されている。添付文書は開封時に一度目を通されれば十分というものでなく、実際に使用する人やその時の状態等によって留意されるべき事項が異なってくるため、必要なときにいつでも取り出して読むことができるように保管される必要がある。また、一般用医薬品を使用した人が医療機関を受診する際にも、その添付文書を持参し、医師や薬剤師に見せて相談がなされることが重要である。

③販売名、薬効名及びリスク区分

通常の医薬品では、承認を受けた販売名が記載されている。

薬効名とは、その医薬品の薬効又は性質が簡潔な分かりやすい表現で示されたもので、販売名に薬効名が含まれているような場合には（例えば、「○○○胃腸薬」など）、薬効名の記載は省略されることがある。

④製品の特徴

医薬品を使用する人に、その製品の概要を分かりやすく説明することを目的として記載されている。

⑤使用上の注意

「してはいけないこと」、「相談すること」及び「その他の注意」から構成され、適正使用のために重要と考えられる項目が前段に記載されている。

してはいけないこと

守らないと症状が悪化する事項、副作用又は事故等が起こりやすくなる事項について記載されている。

一般用検査薬では、その検査結果のみで確定診断はできないので、判定が陽性であれば速やかに医師の診断を受ける旨が記載されている。

相談すること

その医薬品を使用する前に、その適否について専門家に相談した上で適切な判断がなされるべきである場合として、次のような記載がある。

 (a)「医師（又は歯科医師）の治療を受けている人」
 (b)「妊婦又は妊娠していると思われる人」
 (c)「授乳中の人」
 (d)「高齢者」
 (e)「薬などによりアレルギー症状を起こしたことがある人」
 (f)「次の症状がある人」（例：排尿困難【P.447参照】）
 (g)「次の診断を受けた人」（例：てんかん【P.453参照】）

その医薬品を使用したあとに、副作用と考えられる症状等を生じた場合、薬理作用から発現が予測される軽微な症状が見られた場合や、症状の改善がみられない場合には、いったん使用を中止した上で適切な対応が円滑に図られるよう、次のような記載がなされている。

 (a) 副作用と考えられる症状を生じた場合に関する記載[※]
 (b) 薬理作用等から発現が予測される軽微な症状がみられた場合に関する記載
 (c) 一定期間又は一定回数使用したあとに症状の改善が見られない場合に関する記載

[※]まず一般的な副作用について関係部位別に症状が記載され、そのあとに続けて、まれに発生する重篤な副作用について副作用名ごとに症状が記載されている。また、重篤な副作用の初期症状である可能性があるものも含まれているため、軽んじることなく説明する。

その他の注意

容認される軽微なものについては、「次の症状が現れることがある」として記載されている。

⑥効能又は効果

一般の生活者が自ら判断できる症状、用途等が示されている。なお、「適応症」として記載されている場合もある。一般用検査薬では「使用目的」と記載されている。

⑦用法及び用量

年齢区分、1回用量、1日の使用回数等について一の一般生活者に分かりやすく、表形式で示されるなど工夫して記載されている。一般用検査薬では「使用方法」と記載されている。

⑧成分及び分量

有効成分の名称（一般的名称のあるものについては、その一般的名称。有効成分が不明なものにあっては、その本質及び製造方法の要旨。）及び分量が記載されている。
妊娠検査薬では、検出感度も記載する。
添加物として配合されている成分は、製薬企業界の自主申し合わせに基づいて記載する（必須記載ではない）。
一般用検査薬では、「キットの内容 及び成分・分量」と記載されている。

⑨病気の予防・症状の改善につながる事項（いわゆる養生訓）

その医薬品の適用となる症状等に関連して、医薬品の使用のみに頼ることなく、日常生活上、どのようなことに心がけるべきかなど、症状の予防・改善につながる事項について一般の生活者に分かりやすく記載されていることがある（必須記載ではない）。

⑩保管及び取扱い上の注意

(a)「直射日光の当たらない（湿気の少ない）涼しい場所に（密栓して）保管すること」等の保管条件に関する注意

医薬品は、適切な保管がなされないと化学変化や雑菌の繁殖等を生じることがあり、特にシロップ剤などは変質しやすいため、開封後は冷蔵庫内に保管されるのが望ましいとされている。なお、錠剤、カプセル剤、散剤等では、取り出したときに室温との急な温度差で湿気を帯びるおそれがあるため、冷蔵庫内での保管は不適当である。

(b)「小児の手の届かないところに保管すること」

乳・幼児は好奇心が強く、すぐ手を出して口の中に入れることがある。また、家庭内において、小児が容易に手に取れる場所（病人の枕元など）、又は、まだ手が届かないと思っても、小児の目につくところに医薬品が置かれていた場合に、誤飲事故が多く報告されている。

(c)「他の容器に入れ替えないこと。（誤用の原因になったり品質が変わる）」

医薬品を旅行や勤め先等へ携行するために別の容器へ移し替えると、日時が経過して中身がどんな医薬品であったか分からなくなってしまうことがあり、誤用の原因となるおそれがある。また、移し替えた容器が湿っていたり、汚れていたりした場合、医薬品として適切な品質が保持できなくなるおそれがある。

(d) その他「他の人と共用しないこと」等

点眼薬では、複数の使用者間で使い回されると、万一、使用に際して薬液に細菌汚染があった場合に、別の使用者に感染するおそれがあるため記載されている。可燃性ガスを噴射剤としているエアゾール製品※や消毒用アルコール等、危険物に該当する製品における消防法に基づく注意事項や、エアゾール製品に対する高圧ガス保安法に基づく注意事項については、それぞれ法律上、その容器への表示が義務づけられているが、添付文書において「保管及び取扱い上の注意」としても記載されている。

※エアゾール製品とは、容器の中に噴射剤と内容物を詰め、ボタンを押すとガスの圧力により内容物が霧状または泡状に吹き出す製品の事。いわゆるスプレー缶。

⑪消費者相談窓口

製造販売元の製薬企業（製造販売業者）において購入者等からの相談に応じるための窓口担当部門の名称、電話番号、受付時間等が記載されている。

⑫製造販売業者の名称及び所在地

製造販売業の許可を受け、その医薬品について製造責任を有する製薬企業の名称及び所在地が記載されている。販売を他社に委託している場合には、販売を請け負っている販社等の名称及び所在地も併せて記載されることがある。

このパートは実際の添付文書を読みながら勉強するのがオススメじゃよ。

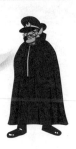

- 添付文書の販売名の上部に、「使用にあたって、この説明文書を必ず読むこと。また、必要なときに読めるよう大切に保存すること。」等の文言が記載されている

- 一般用検査薬では、その検査結果のみで確定診断はできないので、判定が陽性であれば速やかに医師の診断を受ける旨を記載する

- 添付文書に副作用を記載する場合、まず一般的な副作用について関係部位別に、続けて、まれに発生する重篤な副作用について記載する

- 錠剤、カプセル剤、散剤等では、冷蔵庫での保管は不適当である

- 誤用の原因となるおそれがあるので、医薬品は別の容器へ移し替えない

- 消費者相談窓口には、製造販売業者（製薬企業）の窓口担当部門の名称、電話番号、受付時間等を記載する

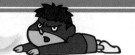

副作用の記載の順序はよく出題されているので、覚え方です。まず一般的な副作用について記載することを覚えてほしいので、まず第「一」に「一」般的と覚えましょう。

レオナルド博士からの挑戦問題

問1 一般用医薬品の添付文書の販売名の上部には、「使用にあたって、この説明文書を必ず読むこと。また、必要なときに読めるよう大切に保存すること。」等の文言が記載されている。

問2 一般用医薬品の添付文書の副作用には、まず、まれに発生する重篤な副作用について記載され、そのあとに続けて一般的な副作用について記載されている。

問3 錠剤は、取り出したときに室温との急な温度差で湿気を帯びるおそれがなく、冷蔵庫内での保管は適当である。

問4 医薬品を旅行先へ携行するために、別の容器へ移し替えることは問題ない。

問5 一般用医薬品の添付文書には消費者相談窓口として、製造販売業者に許可を与えた都道府県の許可担当部門の名称、電話番号、受付時間等が記載されている。

解答 問1：○　問2：×　まれに発生する重篤な副作用について記載され、そのあとに続けて一般的な副作用⇒一般的な副作用について記載され、そのあとに続けてまれに発生する重篤な副作用
問3：×　おそれがなく、冷蔵庫内での保管は適当⇒おそれがあるため、冷蔵庫内での保管は不適当
問4：×　問題ない⇒誤用の原因となるおそれがあるので注意
問5：×　製造販売業者に許可を与えた都道府県の許可担当部門⇒製造販売業者の窓口担当部門

② 製品表示の読み方

毒薬若しくは劇薬又は要指導医薬品に該当する医薬品における表示や、その一般用医薬品が分類されたリスク区分を示す識別表示等の法定表示事項のほかにも、医薬品の製品表示として、購入者等における適切な医薬品の選択、適正な使用に資する様々な情報が記載されている。

購入者側が宣伝広告や販売価格等に基づいて漠然と選択していることも少なくないため、表示は適切に行わなければならない。

購入前は箱の中に入っているので通常確認できない

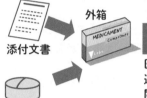

添付文書

医薬品

外箱

MEDICAMENT

医薬品の適切な選択に関する事項は外箱にも記載

【外箱への記載事項】

法定表示事項（医薬品医療機器等法での表示事項）

● 毒薬若しくは劇薬又は要指導医薬品の表示

● 一般用医薬品が分類されたリスク区分を示す識別表示

その他（法定表示事項以外も記載可能）

購入者等における適切な医薬品の選択、適正な使用に資する様々な情報を記載する

● 効能・効果

● 用法・用量

● 添加物として配合されている成分

● 使用上の注意　　など

イメージ：一般用医薬品の外箱

| 効能又は効果 | 販売名 | リスク区分 |

| 用法及び用量 |

| 成分・分量
（添加物として配合されている成分） |

製造販売業者の名称及び所在地
消費者相談窓口

注　意

① 使用上の注意「してはいけないこと」の項に、副作用や事故等が起きる危険性を回避するため記載されている内容※

※1回服用量中0.1mLを超えるアルコールを含有する内服液剤（滋養強壮を目的とするもの）については、アルコールを含有する旨及びその分量を記載する

②「使用にあたって添付文書をよく読むこと」等、添付文書の必読に関する事項

③ 専門家への相談勧奨に関する事項

④「保管及び取扱い上の注意」の項のうち、医薬品の保管に関する事項

● 添付文書を見なくても適切な保管がなされるよう、外箱（その容器や包装）にも保管に関する注意事項を記載する

● 使用期限（配置販売される医薬品では、「配置期限」として記載される場合がある）の表示は、適切な保存条件の下で製造後3年を超えて性状及び品質が安定であることが確認されている医薬品において法的な表示義務はない

⑤ 他の法令に基づく製品表示事項

● 可燃性ガスを噴射剤としているエアゾール製品等の危険物には、消防法に基づく注意事項を記載する（「火気厳禁」等）

● エアゾール製品に対する高圧ガス保安法に基づく注意事項を記載する（「高温に注意」等）

絶対覚えるポイント

• 1回服用量中0.1mLを超えるアルコールを含有する内服液剤（滋養強壮を目的とするもの）は、アルコールを含有する旨及びその分量が記載される

• 適切な保存条件の下で、製造後3年を超えて性状及び品質が安定であることが確認されている医薬品は、法的に使用期限の表示が義務づけられていない

数字（0.1mL、3年）＋「超える、超えて」はこの範囲で頻出です。超えたときどうなるか、超えなかったときどうなるかをチェックしておいてください。

レオナルド博士からの挑戦問題

問1 医薬品の製品表示として、一般用医薬品が分類されたリスク区分を示す識別表示が記載されている。

問2 1回服用量中0.1mLを超えるアルコールを含有する内服液剤（滋養強壮を目的とするもの）については、アルコールを含有する旨及びその分量が製品表示として記載されている。

問3 適切な保存条件の下で製造後3年を超えて性状及び品質が安定であることが確認されている医薬品においては、外箱等に使用期限を表示することが医薬品医療機器等法で義務付けられている。

解答 問1：○ 問2：○ 問3：× 外箱等に使用期限を表示することが医薬品医療機器等法で義務付けられている⇒使用期限の法的な表示義務はない

3）安全性情報など、その他の情報

医薬品の製造販売業者等は、医薬品の有効性及び安全性に関する事項その他医薬品の適正な使用のために必要な情報を収集し、検討するとともに、薬局開設者、店舗販売業者、配置販売業者及びそこに従事する薬剤師や登録販売者に対して、提供するよう努めなければならないこととされている。

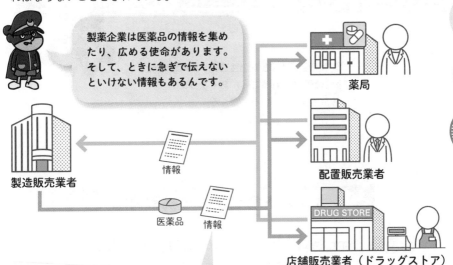

製薬企業は医薬品の情報を集めたり、広める使命があります。そして、ときに急ぎで伝えないといけない情報もあるんです。

製造販売業者

情報

医薬品　情報

薬局

配置販売業者

DRUG STORE

店舗販売業者（ドラッグストア）

---

①緊急かつ重大な注意喚起や使用制限に係る対策が必要な状況で作成

緊急安全性情報

A4サイズ・黄色地

◆ **緊急安全性情報（イエローレター）**

● **医薬品**※、医療機器又は再生医療等製品に対して作成される

● 厚生労働省からの命令、指示、製造販売業者の自主決定等に基づいて作成される

● 1ヶ月以内に情報伝達される

※一般用医薬品関連で発出されたこともある

- -

②一般的な使用上の注意の改訂情報よりも迅速な注意喚起や適正使用のための対応の注意喚起が必要な状況で作成

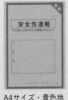

安全性速報

A4サイズ・青色地

◆ **安全性速報（ブルーレター）**

● 医薬品、医療機器又は再生医療等製品に対して作成される

● 厚生労働省からの命令、指示、製造販売業者の自主決定等に基づいて作成される

● 1ヶ月以内に情報伝達される

- 緊急安全性情報は、A4サイズの黄色地の印刷物で、イエローレター とも呼ばれる
- 一般用医薬品に関係する緊急安全性情報が発出されたことがある

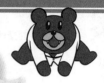

緊急安全性情報と安全性速報を入れ替えた
問題が出題されることがあるから、
き・んきゅうはき・いろと覚えろ！

 レオナルド博士からの挑戦問題

問1 安全性速報は、A4サイズの黄色地の印刷物でイエロー レターとも呼ばれる。

問2 緊急安全性情報は、1週間以内に情報伝達されなければ ならない。

問3 一般用医薬品についての緊急安全性情報は、発出され たことがない。

解答 問1：× 安全性速報⇒緊急安全性情報 問2：× 1週間以内⇒1ヶ 月以内 問3：× 発出されたことがない⇒発出されたことがある

医薬品・医療機器等安全性情報

- ●厚生労働省が、医薬品、医療機器等による重要な副作用、不具合等に関する情報をとりまとめ、医薬関係者向けに情報提供を行っている
- ●厚生労働省ホームページ、医薬品医療機器総合機構（以下、総合機構）ホームページ等に掲載されている

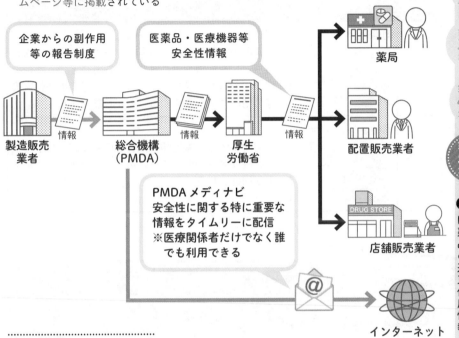

企業からの副作用等の報告制度

医薬品・医療機器等安全性情報

製造販売業者 → 情報 → 総合機構（PMDA） → 情報 → 厚生労働省 → 情報 →

薬局

配置販売業者

店舗販売業者

PMDA メディナビ
安全性に関する特に重要な情報をタイムリーに配信
※医療関係者だけでなく誰でも利用できる

インターネット

総合機構ホームページ

以下の情報が掲載されている。

【総合機構ホームページ】
①医薬品・医療機器等安全性情報
②厚生労働省が製造販売業者等に指示した緊急安全性情報、「使用上の注意」の改訂情報
③製造販売業者等や医療機関等から報告された、医薬品による副作用が疑われる症例情報
④医薬品の承認情報
⑤医薬品等の製品回収に関する情報
⑥一般用医薬品・要指導医薬品の添付文書情報
⑦患者向医薬品ガイド
⑧その他、厚生労働省が医薬品等の安全性について発表した資料

④ 購入者等に対する情報提供への活用

添付文書の活用

医薬品の種類	紙の添付文書	添付文書の提供など
医療用医薬品	同梱を廃止	・電子的な方法により提供される ・医薬品の容器又被包に符号（バーコード又は二次元コード）を記載し、これを読み取ることで、総合機構のホームページで公表されている最新の添付文書等の情報にアクセスすることが可能である
一般用医薬品	同梱される	・使用時に添付文書情報の内容を直ちに確認できる状態を確保する必要があるため、引き続き紙の添付文書が同梱される

絶対覚えるポイント

- 厚生労働省は、医薬品等による重要な副作用等の情報をとりまとめ医薬品・医療機器等安全性情報として、広く医薬関係者向けに情報提供を行っている
- 医薬品医療機器総合機構のホームページには、「医薬品・医療機器等安全性情報」のほか、要指導医薬品・一般用医薬品に関連した情報が掲載されている

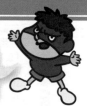

総合機構がどんな組織かというと、厚生労働省のお仕事を手伝っている、いわばパートナーみたいな存在です。

医薬品の適正使用情報 **I**

第1章
第2章
第3章
第4章
第5章

I
医薬品の適正使用情報

 レオナルド博士からの挑戦問題

問1 厚生労働省は、医薬品等による重要な副作用、不具合等に関する情報をとりまとめて、医薬品・医療機器等安全性情報として、医薬関係者向けに情報提供を行っている。

問2 独立行政法人医薬品医療機器総合機構のホームページには、医薬品・医療機器等安全性情報が掲載されている。

問3 独立行政法人医薬品医療機器総合機構のホームページには、医療関係者向の医薬品ガイドが掲載されている。

解答 問1：〇　問2：〇　問3：×　医療関係者向⇒患者向

医薬品の安全対策

❶医薬品の副作用情報等の収集、評価及び措置

現在、医薬品の市販後の安全対策として、副作用等の情報を収集する制度、収集された安全性情報を評価し適切な措置を講じる体制が整備されているところである。また、医薬品を適正に使用したにもかかわらず生じた健康被害に対する救済制度等が設けられている。これらは、これまでの薬害事件が和解により集結した後、その経験や教訓を踏まえて、拡充されてきたものである。

本来、人間の健康を守るはずの医薬品が、
逆に健康を損なう場合があることが判明した

各国自らが医薬品の副作用情報
を収集、評価する体制を確立
することにつながった

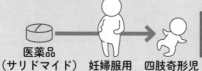

サリドマイド薬害事件

医薬品　　　妊婦服用　　四肢奇形児
（サリドマイド）

医薬品の安全性に
関する問題を取り
上げる気運↑

WHO国際医薬品
モニタリング制度

サリドマイドってどこかで聞いたような…。
なんだったっけなあ？

吉田くん、それは第1章の薬害の歴史（P.35）じゃよ。
妊婦さんが服用して四肢欠損や耳の障害をもった
赤ちゃんが産まれたというサリドマイド訴訟じゃな。
第5章はその訴訟がきっかけになった制度が
大事なんじゃ。しっかり勉強しよう。

1）副作用情報等の収集

副作用情報等の収集においては、医薬品・医療機器等安全性情報報告制度と企業からの副作用等の報告制度がある。

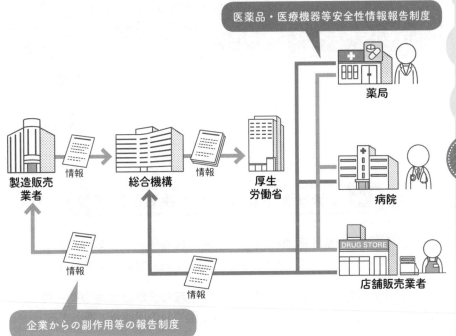

医薬品・医療機器等安全性情報報告制度

製造販売業者 → 情報 → 総合機構 → 情報 → 厚生労働省

薬局

病院

DRUG STORE　店舗販売業者

情報

情報

企業からの副作用等の報告制度

医薬品・医療機器等安全性情報報告制度

薬局開設者、病院、診療所若しくは飼育動物診療施設の開設者又は医師、歯科医師、薬剤師、登録販売者、獣医師その他の医薬関係者は、医薬品の副作用等によるものと疑われる健康被害の発生を知った場合において、保健衛生上の危害の発生又は拡大を防止するため必要があると認めるときは、その旨を厚生労働大臣に報告しなければならないとされている。

なお、実務上は、報告書を総合機構に提出することとされている。

本制度は、1967年3月より、約3000の医療機関をモニター施設に指定して、厚生省（当時）が直接副作用報告を受ける「医薬品副作用モニター制度※」としてスタートした。

※医薬品副作用モニター制度とは、モニター施設（病院など）に対して、毎年、調査依頼文書と医薬品副作用調査票用紙を予め送付しておき、モニター施設勤務医が、医薬品副作用を経験した場合に厚生省宛に副作用報告書を送付するシステムのこと。これが起源となり、年月をかけて上記の医薬品・医療機器等安全性情報報告制度になった。

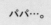

パパ…。

 レオナルド博士からの挑戦問題

問1 医薬品・医療機器等安全性情報報告制度に基づく医薬品等の副作用の報告義務者には、登録販売者が含まれる。

問2 医薬品・医療機器等安全性情報報告制度に基づく一般用医薬品に関する報告書は、最寄りの保健所に提出する。

解答 問1：○
問2：× 最寄りの保健所⇒医薬品医療機器総合機構

企業からの副作用等の報告制度

製造販売業者等には、その製造販売をし、又は承認を受けた医薬品について、その副作用等によるものと疑われる健康被害の発生、その使用によるものと疑われる感染症の発生等を知ったときは、その旨を定められた期限（下記表を参照）までに厚生労働大臣に報告することが義務づけられている。なお、実務上は、報告書を総合機構に提出することとされている。

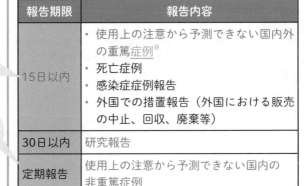

報告期限	報告内容
15日以内	・使用上の注意から予測できない国内外の重篤症例※ ・死亡症例 ・感染症症例報告 ・外国での措置報告（外国における販売の中止、回収、廃棄等）
30日以内	研究報告
定期報告	使用上の注意から予測できない国内の非重篤症例

原則、研究報告以外は報告期限が15日以内である

例外

※症例とは、病気の症状の実例のこと。具体的には患者の診療情報である症状経過、処方内容、検査のデータなどをまとめたもの。

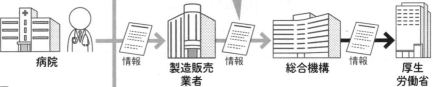

企業からの副作用等の報告制度

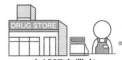

薬局

病院 情報 → 製造販売業者 情報 → 総合機構 情報 → 厚生労働省

DRUG STORE

店舗販売業者

問題を解くときのポイントは、選択肢をみて研究報告ときたら30日以内というのを覚えておきましょう。
覚え方ですが、「研究」は「う」で終わりますよね？「う」の口をすると、今のボクの口みたいな形、つまり3みたいな形です。3と「う」の口の形でつなげてください！

421

一般用医薬品に関する企業からの副作用等の報告制度

これまで、国は医療用医薬品や生物由来製品を製造販売する企業に対して、製品の安全性について評価し、その成果を定期的に国へ報告する制度を導入している。

一般用医薬品に関しても、承認後の調査が製造販売業者等に求められており、副作用等の発現状況等の収集・評価を通じて、承認後の安全対策につなげている。

また、下記イラストは一般用医薬品の承認申請から調査結果の報告までの流れであり、中でもダイレクトOTC医薬品やスイッチOTC医薬品の扱いは下記の通りとなっている。

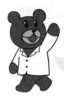

制度の流れは下図に番号をふってあるから参考にしてくれ。
それと、下にあるダイレクトOTC医薬品とスイッチOTC医薬品は、P.314にも記載がある。そっちも併せて見ておけ！

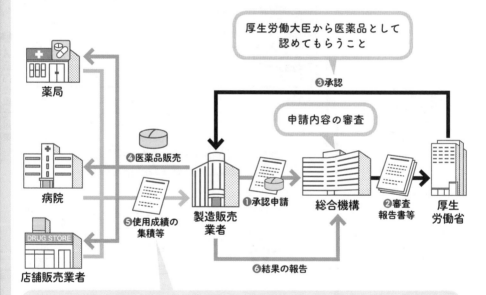

ダイレクトOTC医薬品（既存の医薬品と明らかに異なる有効成分が配合されたもの）

10年を超えない範囲で厚生労働大臣が承認時に定める一定期間（概ね8年）、承認後の使用成績等を製造販売業者が集積し、厚生労働省へ提出する再審査制度が適用される

スイッチOTC医薬品
（医療用医薬品で使用されていた有効成分を一般用医薬品で初めて配合したもの）

承認条件として、承認後の一定期間（概ね3年）、安全性に関する調査及び調査結果の報告が求められている

2) 副作用情報等の評価及び措置

収集された副作用等の情報は、その医薬品の製造販売業者等において評価・検討され、必要な安全対策が図られる。

各制度により集められた副作用情報については、総合機構において専門委員の意見を聴きながら調査検討が行われ、その結果に基づき、厚生労働大臣は、薬事・食品衛生審議会の意見を聴いて、使用上の注意の改訂の指示等を通じた注意喚起のための情報提供や、効能・効果や用法・用量の一部変更、調査・実験の実施の指示、製造・販売の中止、製品の回収等の安全対策上必要な行政措置を講じている。

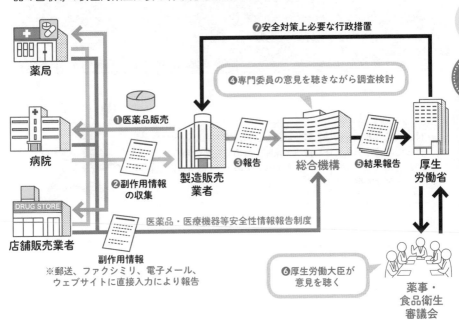

- 研究報告、使用上の注意から予測できない国内の非重篤症例の報告期限は15日以内ではない
- 既存の医薬品と明らかに異なる有効成分が配合されたものには、10年を超えない範囲で厚生労働大臣が定める一定期間、承認後の使用成績等を集積し、厚生労働省へ提出する制度（再審査制度）が適用される
- 総合機構において専門委員の意見を聴きながら調査検討が行われる
- 集められた副作用情報については、厚生労働大臣は、薬事・食品衛生審議会の意見を聴いて、安全対策上必要な行政措置を講じている

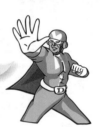

再審査制度というのは、新しい薬を世に出すときに、それを作った製薬企業が責任を持って情報を集めるための制度だ。問題を解く上では10年がキーワードなので、「さいしんさ」とひらがなで書いてみよう。10画だ。

レオナルド博士からの挑戦問題

問1 製造販売業者は、その製造販売をした医薬品について、その使用によるものと疑われる感染症の発生等を知ったときは、その旨を定められた期限までに厚生労働大臣に報告しなければならない。

問2 医薬品の製造販売業者は、承認を受けた医薬品について、その医薬品によるものと疑われる重篤な副作用症例（死亡含む。）の発生が使用上の注意から予測できないものであったときは、その旨を15日以内に厚生労働大臣に報告しなければならない。

問3 既存の医薬品と明らかに異なる有効成分が配合された医薬品については、5年を超えない範囲で厚生労働大臣が承認時に定める一定期間、承認後の使用成績等を製造販売業者等が集積し、提出する制度（再審査制度）が適用される。

問4 独立行政法人医薬品医療機器総合機構は、薬事・食品衛生審議会の意見を聴いて、使用上の注意の改訂の指示等を通じた注意喚起のための情報提供や、効能・効果の一部変更、製造・販売の中止、製品回収等の安全対策上必要な行政措置を講じている。

解答 問1：○ 問2：○ 問3：× 5年⇒10年
問4：× 独立行政法人医薬品医療機器総合機構⇒厚生労働大臣

❷医薬品による副作用等が疑われる場合の報告の仕方

法の規定に基づく医薬品の副作用等報告では、保健衛生上の危害の発生又は拡大を防止するためとの趣旨に鑑みて、医薬品等によるものと疑われる、身体の変調・不調、日常生活に支障を来す程度の健康被害（死亡を含む。）について報告が求められている。

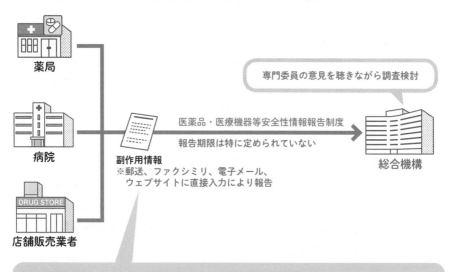

薬局

病院

店舗販売業者

副作用情報
※郵送、ファクシミリ、電子メール、ウェブサイトに直接入力により報告

医薬品・医療機器等安全性情報報告制度
報告期限は特に定められていない

専門委員の意見を聴きながら調査検討

総合機構

【報告対象】
- ●医薬品等によるものと疑われる、身体の変調・不調、日常生活に支障を来す程度の健康被害
- ●医薬品との因果関係が必ずしも明確でない場合
- ●医薬品の過量使用や誤用等によるものと思われる健康被害
- ●副作用の症状が医薬品の適応症状と見分けがつきにくい場合等も対象

【報告者（医薬品の販売等に従事する専門家）】
- ●複数の専門家が医薬品の販売等に携わっている場合でも、健康被害の情報に直接接した専門家1名から報告書が提出されれば十分である
  （報告様式は、総合機構ホームページで入手可能）
- ●報告者に対しては、安全性情報受領確認書が交付される

【報告期限】
特に定められていない

絶対覚えるポイント

- 医薬品等によるものと疑われる、身体の変調・不調、日常生活に
支障を来す程度の健康被害が報告対象となる
なお、医薬品との因果関係が必ずしも明確でない場合、医薬品の
過量使用や誤用等によるものと思われる健康被害等も報告対象である

- 複数の専門家が医薬品の販売等に携わっている場合でも、健康被害
の情報に直接接した専門家1名から報告書が提出されれば十分である

- 医薬品・医療機器等安全性情報報告制度には、特に報告期限が定め
られていない

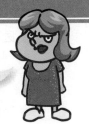

なぜ、医薬品・医療機器等安全性情報報告制度には報告期限が
定められていないのでしょうか？
それは報告者が医薬関係者だから、と考えると覚えやすいです。
要するに、最終責任者である製造販売業者（製薬企業）ではない
ので、緊急時を除いて、報告できるときに報告して下さい、
となっています。
一方で、製造販売業者（製薬企業）は、企業からの副作用等の
報告制度（P.421）に則り、報告期限を守る必要があります。

レオナルド博士からの挑戦問題

問1 医薬品・医療機器等安全性情報報告の報告期限は、報告の必要性を認めた日から30日を超えない期間内と定められている。

問2 医薬品医療機器等法に基づく医薬品の副作用等報告において、医薬品との因果関係が明確でない場合は報告の対象にならない。

問3 医薬品・医療機器等安全性情報報告において、医薬品等によるものと疑われる健康被害のうち、入院治療を必要としない程度のものであれば報告する必要はない。

問4 医薬品医療機器等法に基づく医薬品の副作用等報告において、複数の専門家が医薬品の販売等に携わった場合は、携わったすべての専門家から報告書が提出される必要がある。

解答
問1：× 報告期限は、報告の必要性を認めた日から30日を超えない期間内と定められている⇒報告期限は定められていない
問2：× 明確でない場合は報告の対象にならない⇒明確でない場合も報告の対象になる
問3：× 入院治療を必要としない程度のものであれば報告する必要はない⇒入院治療を必要としない場合でも日常生活に支障を来す程度のものは報告する
問4：× 携わったすべての専門家から報告書が提出される必要がある⇒直接接した専門家1名から報告書が提出されれば十分である

医薬品の副作用等による 健康被害の救済

サリドマイド事件、スモン事件等を踏まえ、1979年に薬事法が改正され、医薬品の市販後の安全対策の強化を図るため、再審査・再評価制度の創設等がなされたが、それらと併せて、医薬品副作用被害救済基金法による救済制度が創設された。

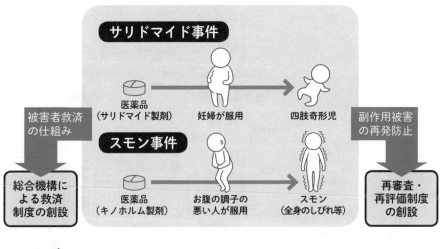

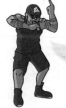

第1章の薬害の歴史（P.34）を思い出してください。
今回はそのときとられた対応について具体的に学習していきます。

1) 医薬品副作用被害救済制度

医薬品を適正に使用したにもかかわらず副作用による一定の健康被害が生じた場合に、医療費等の給付を行い、これにより被害者の迅速な救済を図ろうというのが、医薬品副作用被害救済制度である。救済給付業務に必要な費用のうち、給付費については、法の規定に基づいて、製造販売業者から年度ごとに納付される拠出金が充てられるほか、事務費については、その2分の1相当額は国庫補助により賄われている。

この制度は被害を受けた人も、製薬企業も医薬関係者も、誰も悪くないときに適用されると考えるんじゃ。

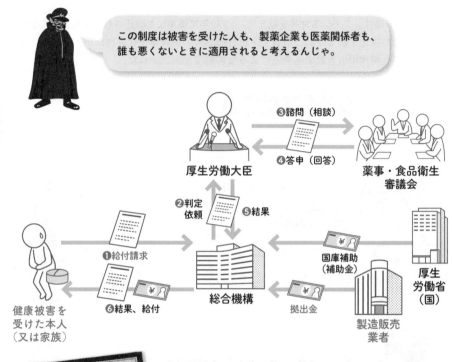

絶対覚えるポイント

- 医薬品副作用被害救済制度の給付請求は、健康被害を受けた本人又は家族が行える
- 給付費については、製造販売業者から納付される拠出金から充てられる

総合機構に集められる費用については、製造販売業者だけでなく、国庫補助、つまり国からも一部補助金が出ています。日本っていい国ですよね！

レオナルド博士からの挑戦問題

問1 医薬品副作用被害救済制度の給付請求は、健康被害を受けた本人のみが行うことができる。

問2 医薬品副作用被害救済制度では、厚生労働大臣が判定した結果に基づいて、医療費等の各種給付が行われる。

問3 医薬品副作用被害救済制度の給付費については、医薬品製造業者から年度ごとに納付される拠出金が充てられている。

解答 問1：✕　本人のみ⇒本人又は家族　問2：○
問3：✕　医薬品製造業者⇒医薬品製造販売業者

2）医薬品副作用被害救済制度等への案内、窓口紹介

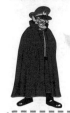

第5章で超頻出なのが、この医薬品副作用被害救済制度の給付についてじゃ！何が支給の対象で、何が支給の対象外か、きちんと整理するんじゃよ。特に給付の対象外の医薬品は毎年のように問われるから絶対覚えるんじゃ！

【給付の支給対象範囲】
●添付文書等に記載されている用法・用量、使用上の注意に従って使用したにもかかわらず発生した副作用による健康被害
●入院を必要とする程度の健康被害（やむをえず自宅療養を行った場合も対象）

【給付の対象外の医薬品】
●人体に直接使用しないもの
殺虫剤・殺鼠剤、殺菌消毒剤、一般用検査薬
●有効成分ではないもの
精製水、ワセリン※
●無承認無許可医薬品
（健康食品、個人輸入により入手された医薬品を含む。）

【期待されていること】
●救済制度があることを紹介する
●総合機構の相談窓口等を紹介する

医薬品の販売等に従事する専門家 → 医薬品購入者等

【必要な書類※】
①医師の診断書
②要した医療費を証明する書類（受診証明書）
③薬局開設者等が作成する販売証明書
※①～③のいずれかではなく、すべて必要

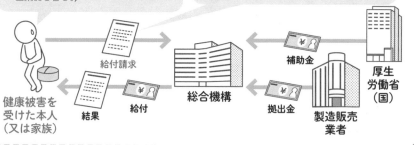

健康被害を受けた本人（又は家族）　給付請求　結果　給付　総合機構　補助金　拠出金　製造販売業者　厚生労働省（国）

※ワセリンとは石油から精製された保湿剤で、肌に薄い膜を作り、肌から水分が蒸発するのを防ぐ。ワセリンは精製度によって色が異なり、一般的に、純度の低いものは黄色味を帯び、純度が高くなるほど白色になる。

COLUMN
医薬品副作用被害救済制度の給付の対象外の医薬品の覚え方

さ すがに **個人** の **せい** で **わ** ない

殺●●剤　個人輸入により入手された医薬品　一般用検査薬　精製水　ワセリン

医薬品副作用被害救済制度の給付の種類

給付の種類としては、医療費、医療手当、障害年金、障害児養育年金、遺族年金、遺族一時金及び葬祭料がある。給付の種類によっては請求期限が定められており、その期限を過ぎた分については請求できないので注意する必要がある。

給付の種類		給付金額	請求の期限
医療費	医薬品の副作用による疾病（入院治療を必要とする程度）の治療に要した費用※を実費補償するもの ※健康保険等による給付の額を差し引いた自己負担分	実費 （非定額）	あり （5年以内）
医療手当	医薬品の副作用による疾病（入院治療を必要とする程度）の治療に伴う医療費以外の費用の負担に着目して給付されるもの	定額	あり （5年以内）
障害年金	医薬品の副作用により一定程度の障害の状態にある<u>18歳以上</u>の人の生活補償等を目的として給付されるもの	定額	なし
障害児養育年金	医薬品の副作用により一定程度の障害の状態にある<u>18歳未満</u>の人を養育する人に対して給付されるもの	定額	なし
遺族年金	生計維持者が医薬品の副作用により死亡した場合に、その遺族の生活の立て直し等を目的として給付されるもの※ ※<u>最高10年間を限度とする</u>	定額	あり （5年以内）
遺族一時金	生計維持者以外の人が医薬品の副作用により死亡した場合に、その遺族に対する見舞等を目的として給付されるもの	定額	あり （5年以内）
葬祭料	医薬品の副作用により死亡した人の葬祭を行うことに伴う出費に着目して給付されるもの	定額	あり （5年以内）

絶対覚えるポイント

- 救済制度の対象とならない医薬品には、殺虫剤、一般用検査薬、個人輸入により入手された医薬品などがある
- 障害年金、障害児養育年金には、請求期限はない

障害年金、障害児養育年金はどちらも「し」から始まる。請求期限がなしと覚えろ！

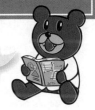

医薬品 PL センター

平成6年、製造物責任法（PL法）が成立するに当たり、各業界に対して裁判によらない紛争処理機関の設立が求められた。これを受けて、日本製薬団体連合会において、平成7年のPL法の施行と同時に医薬品PLセンターが開設された。

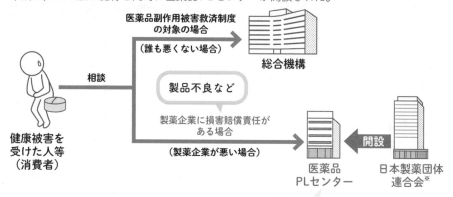

【対象】
医薬品又は医薬部外品に関する苦情（健康被害以外の損害も含まれる）

【目的】
消費者が製造販売元の企業と交渉するに当たって、公平・中立な立場で消費者からの申立ての相談を受け付け、交渉の仲介や調整・あっせんを行い、裁判によらずに迅速な解決に導くこと

※日本製薬団体連合会とは、先発医薬品の製薬企業団体やジェネリック医薬品の製薬企業団体、漢方薬の団体など、あらゆる医薬品関係団体の連合体。略称は日薬連。特定の団体の利益を追求するのではなく、医薬品の様々な基準に関する関係団体との意見調整など、業界全般に関する調査・研究、政策提言を行っている。

絶対覚えるポイント

- 医薬品副作用被害救済制度の対象とならないケースのうち、製品不良など、製薬企業に損害賠償責任がある場合には、医薬品PLセンターへの相談が推奨される
- 医薬品PLセンターは、日本製薬団体連合会においてPL法の施行と同時に開設された
- 医薬品PLセンターは、公平・中立な立場で消費者からの申立ての相談を受け付け、交渉の仲介や調整・あっせんを行い、裁判によらず迅速な解決に導くことを目的としている

レオナルド博士からの挑戦問題

問1 一般用検査薬の誤判定により健康被害が生じた場合は、医薬品副作用被害救済制度による救済を受けることができる。

問2 医薬品副作用被害救済制度の障害年金には、その請求の期限が定められている。

問3 製品不良など、製薬企業に損害賠償責任がある場合には、医薬品PLセンターへの相談が推奨される。

問4 医薬品PLセンターは、独立行政法人医薬品医療機器総合機構により、製造物責任法の施行と同時に開設された。

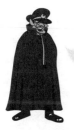

問3と問4は医薬品PLセンターの問題じゃが、解けたかの？
医薬品PLセンターの問題は頻出だが、問われるところは
だいたい決まっておる。
ズル問で問題を解いて、必ず得点源にするんじゃ！

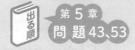
出る順 第5章 問題43、53

解答 問1：× 救済を受けることができる⇒救済を受けることができない
問2：× 期限が定められている⇒期限が定められていない
問3：○ 問4：× 独立行政法人医薬品医療機器総合機構⇒日本製薬団体連合会

一般用医薬品に関する主な安全対策

この範囲は過去に問題のあった医薬品に対する対応について記載されています。各医薬品がどんな副作用で問題となったかに注目です！

アンプル入りかぜ薬

- アミノピリン※1、スルピリン※1 配合
- 錠剤などに比べて吸収が速く、血中濃度が急速に高値に達するため副作用を生じやすい

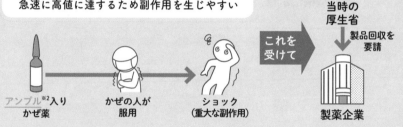

アンプル※2入りかぜ薬 → かぜの人が服用 → ショック（重大な副作用）

これを受けて → 当時の厚生省 → 製品回収を要請 → 製薬企業

※1　アミノピリン、スルピリンとは熱さましの成分。
※2　アンプルとは、薬剤をいれておく容器。ガラスでできており、パキッと割ることで中の液剤を飲めるようにできていた。現在は、注射剤の溶液などをいれておく容器として用いられている。

小柴胡湯（しょうさいことう）による間質性肺炎（かんしつせいはいえん）

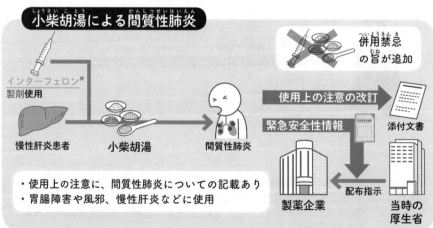

インターフェロン※製剤使用

慢性肝炎患者 → 小柴胡湯 → 間質性肺炎

併用禁忌（へいようきんき）の皆が追加

使用上の注意の改訂 → 添付文書

緊急安全性情報

製薬企業　配布指示　当時の厚生省

- 使用上の注意に、間質性肺炎についての記載あり
- 胃腸障害や風邪、慢性肝炎などに使用

※インターフェロンとは、ウイルスなどに感染したときに体内で作られる成分で、ウイルスが原因の肝炎に使用される。またインターフェロン製剤とは、それを人工的に精製したもの。

塩酸フェニルプロパノールアミン（PPA）

鼻充血や結膜充血を除去し、鼻づまり等の
症状の緩和のためPPAが配合されている

かぜ薬　　　かぜの人が　　　脳出血
　　　　　　服用　　　　　（出血性脳卒中）

副作用症例の多くは以下のものであった
・用法・用量の範囲を超えた使用
・高血圧症患者の使用

これを受けて

①使用上の注意の改訂
②プソイドエフェドリン
　塩酸塩（PSE）への
　速やかな切り替え

PPAよりPSEの方が血管
への作用が弱い

絶対覚えるポイント

- インターフェロン製剤を使用している患者や慢性肝炎患者が小柴胡湯を使用することによる間質性肺炎の発症が報告されている

- 塩酸フェニルプロパノールアミン（PPA）が配合された一般用医薬品による脳出血（出血性脳卒中）等の副作用症例が複数報告された

- PPAは、出血性脳卒中の発生リスクとの関連性が高いことからプソイドエフェドリン塩酸塩（PSE）等への切り替えが行われた

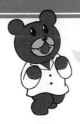

PPAは別名ノルエフェドリンといって、プソイドエフェドリンと似た構造をもっている。でもPPAの方が血管に対する働きが強いから、プソイドエフェドリンへの切り替えが行われたんだ！

医薬品の適正使用のための啓発活動

登録販売者においては、薬剤師とともに一般用医薬品の販売等に従事する医薬関係者（専門家）として、適切なセルフメディケーションの普及定着、医薬品の適正使用の推進のため、こうした活動に積極的に参加、協力することが期待される。

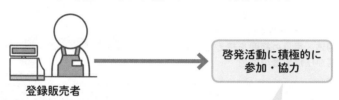

登録販売者　→　啓発活動に積極的に参加・協力

	薬と健康の週間	6・26国際麻薬乱用撲滅デー
目的	医薬品の持つ特質及びその使用・取扱い等について正しい知識を広く生活者に浸透させることにより、保健衛生の維持向上に貢献する	薬物乱用防止を一層推進
実施期間	毎年10月17日〜23日の1週間	毎年6月20日〜7月19日の1ヶ月間
内容	国、自治体、関係団体等による広報活動やイベント等を実施	国、自治体、関係団体等により、「ダメ。ゼッタイ。」普及運動を実施
ポイント	「国、都道府県、保健所を設置する市及び特別区は、関係機関及び関係団体の協力の下に、医薬品及び医療機器の適正な使用に関する啓発及び知識の普及に努める」と規定されている。	・薬物乱用や薬物依存は、一般用医薬品でも生じ得る ・青少年は、好奇心から一般用医薬品などの身近に入手できる薬物を興味本位で乱用することがある ・薬物乱用は、乱用者自身の健康を害するだけでなく、社会的な弊害を生じるおそれが大きい ・医薬品の適正使用の重要性等に関して、小中学生のうちからの啓発が重要である

医薬品の適正使用のための啓発活動 Ⅴ

第1章
第2章
第3章
第4章
第5章

絶対覚えるポイント

- 薬と健康の週間の実施期間は、毎年10月17日～23日の1週間
- 薬物乱用や薬物依存は、違法薬物によるものばかりでなく、一般用医薬品によっても生じ得る
- 医薬品の適正使用の重要性等に関して、小中学生のうちからの啓発が重要である

この範囲の試験問題はほとんど正しい文章で出題されます。誤りの文章が多いのは薬物乱用や薬物依存のところばかりなので前のページの表の「6・26国際麻薬乱用撲滅デー」のポイントは見ておきましょう。ぼくみたいに疑い深い人は、人を信じる心を持って問題を解いてくださいね。

レオナルド博士からの挑戦問題

問1 インターフェロン製剤を使用している患者や慢性肝炎患者が小柴胡湯を使用することによる間質性肺炎の発症が報告されている。

問2 塩酸フェニルプロパノールアミン（PPA）が配合された一般用医薬品について、厚生労働省から関係製薬企業等に対して、代替成分としてジヒドロコデインリン酸塩等への速やかな切替えにつき指示がなされた。

問3 毎年9月17日から23日の1週間は「薬と健康の週間」として、医薬品の正しい知識を浸透させるための広報活動やイベント等が実施されている。

問4 薬物依存は、違法薬物（麻薬、覚醒剤、大麻等）により生じるが、一般用医薬品によっては生じない。

問5 医薬品の適正使用の重要性等に関しては、認識や理解が必ずしも十分とはいえない小中学生には積極的に啓発すべきではない。

解答
問1：○
問2：× ジヒドロコデインリン酸塩⇒プソイドエフェドリン塩酸塩
問3：× 9月⇒10月　問4：× 一般用医薬品によっては生じない⇒一般用医薬品によっても生じ得る
問5：× 認識や理解が必ずしも十分とはいえない小中学生には積極的に啓発すべきではない⇒小中学生のうちからの啓発が重要である

Ⅵ

別表

使用上の注意における「してはいけないこと」等について

添付文書の主な「使用上の注意」における「**してはいけないこと**」、「**相談すること**」及び「**その他の注意**」の区分、内容、主な成分・薬効群、覚えておくべき理由などを一覧で記載している。

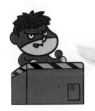

> この項目は、試験に頻出ですが苦手としている人が非常に多いです!!
> 試験に出てくるパターンはほぼ決まっているから、法則性を覚えるとむしろ得点源になりますよ。
> コツとしては、「してはいけないこと」と「相談すること」の区別を無理につけようとしないことです。例えば、イブプロフェンは胃に悪そうだな…のようなイメージがつけばほとんどの問題は解けます。

プロスタグランジン生成抑制作用を有する、解熱鎮痛薬・非ステロイド性抗炎症成分

プロスタグランジンの働き

解熱鎮痛薬・非ステロイド性抗炎症成分は、プロスタグランジン生成抑制作用により、作用を発揮すると考えられている。プロスタグランジンは炎症に関与し、痛みの感覚を強めたり、熱を上げる。プロスタグランジンはその他、血管拡張作用、胃粘膜の保護作用、子宮収縮作用などを示すため、プロスタグランジンの生成を抑制するとこれらの作用も低下する。また、多くの解熱鎮痛薬・非ステロイド性抗炎症成分は気管支収縮物質の産生を促進するとされている。

覚えるためのイメージ

プロスタグランジンが減った場合の変化

解熱鎮痛薬を使用した場合のプロスタグランジンの変化は、下の流れでイメージしておくと覚えやすいですね。

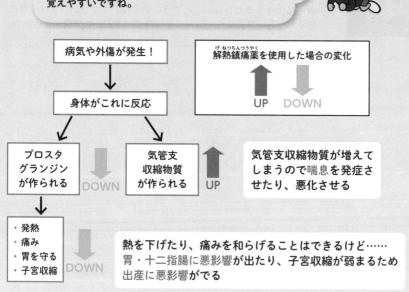

プロスタグランジン生成抑制作用を有する成分

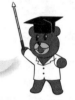

大まかに●●プロフェン、●●ピリン、●●ミドと<u>インドメタシン</u>、フェルビナク、ピロキシカムでプロスタグランジン産生抑制による悪影響が出ると覚えておけば試験では十分だ！

使用上の注意の区分	内容	主な成分・薬効群等	覚えておくべき理由など
してはいけないこと	喘息を起こしたことがある人	インドメタシン フェルビナク ケトプロフェン ピロキシカム	喘息発作を誘発するおそれがあるため
	本剤又は他のかぜ薬、解熱鎮痛薬を使用（服用）して喘息を起こしたことがある人	アセトアミノフェン <u>アスピリン</u> <u>イブプロフェン</u> イソプロピルアンチピリン	
	15歳未満の小児	アスピリン イブプロフェン	
	出産予定日12週以内の妊婦	アスピリン イブプロフェン	妊娠期間の延長、胎児の動脈管の収縮・早期閉鎖、子宮収縮の抑制、分娩時出血の増加のおそれがあるため
相談すること	水痘（水ぼうそう）もしくは<u>インフルエンザ</u>にかかっている又はその疑いのある乳・幼・小児（15歳未満）	サリチルアミド エテンザミド	
	妊婦又は妊娠していると思われる人	アスピリン エテンザミド サリチルアミド イブプロフェン イソプロピルアンチピリン アセトアミノフェン	
	胃・十二指腸潰瘍、潰瘍性大腸炎、クローン病にかかったことがある人	イブプロフェン	プロスタグランジン産生抑制作用によって消化管粘膜の防御機能が低下し、胃・十二指腸潰瘍、潰瘍性大腸炎、クローン病が再発するおそれがあるため
	胃・十二指腸潰瘍の診断を受けた人	アスピリン エテンザミド イソプロピルアンチピリン アセトアミノフェン サリチルアミド	
	肝臓病の診断を受けた人 心臓病の診断を受けた人 腎臓病の診断を受けた人	アスピリン イブプロフェン エテンザミド アセトアミノフェン	

アドレナリン作動成分について

交感神経の働きについて

交感神経の働きによって心拍数増加、末梢血管収縮、排尿抑制、グリコーゲン分解の促進などが起こる。そのため交感神経刺激成分は心臓病、高血圧、排尿困難、糖尿病を悪化させる。また、甲状腺の

この項目は第2章で出てきた交感神経の働き、第3章で出てきたアドレナリン作動成分(交感神経刺激成分)の名前の法則性を組み合わせれば、理解しやすいぞ。

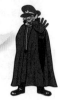

働きによって、交感神経の働きが亢進するため、甲状腺機能障害※や甲状腺機能亢進症も交感神経刺激成分と同様の影響を体に与える。

※甲状腺機能障害とは、甲状腺という臓器に障害が及んだ状態のこと。甲状腺は甲状腺ホルモンという交感神経の働きや代謝を高めるホルモンを産生・分泌する

動物が狩りをしているイメージ (交感神経系が優位に傾く)		交感神経	副交感神経
走っている➡心臓ドキドキ	心臓	心拍数増加	心拍数減少
ケガしたら血が出過ぎないよう➡血管収縮	末梢血管	収縮	拡張
尿は立ち止まってするもの	膀胱	排尿筋の弛緩(排尿抑制)	排尿筋の収縮 (排尿促進)
戦うエネルギーが必要 ➡ブドウ糖放出	肝臓	グリコーゲン分解 (ブドウ糖の放出)	グリコーゲン合成

交感神経刺激成分を
使用した場合、または
甲状腺機能障害や
甲状腺機能亢進症の場合

動物が狩りをしているイメージ (交感神経系が優位に傾く)		交感神経　興奮	副交感神経
走っている➡心臓ドキドキ	心臓	心拍数増加 ➡心臓病の悪化	心拍数減少
ケガしたら血が出過ぎないよう➡血管収縮	末梢血管	収縮 ➡高血圧の悪化	拡張
尿は立ち止まってするもの	膀胱	排尿筋の弛緩(排尿抑制) ➡排尿困難の悪化	排尿筋の収縮 (排尿促進)
戦うエネルギーが必要 ➡ブドウ糖放出	肝臓	グリコーゲン分解 (ブドウ糖の放出) ➡糖尿病の悪化	グリコーゲン合成

促進

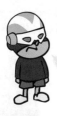

アドレナリン作動成分（交感神経刺激成分）の名前の法則性、ちゃんと覚えてますかね。メトキが入っているものや、語尾が〜ドリン、〜レフリンで終わるものでしたね。その中でもメチルエフェドリンやプソイドエフェドリンはマオウの成分なのでマオウの交感神経刺激作用もイメージが出来ます！

名前の法則性	アドレナリン作動成分（交感神経刺激成分）
〜メトキ〜	トリメトキノール、メトキシフェナミン
〜ドリン	メチルエフェドリン、プソイドエフェドリン ※メチルエフェドリン、プソイドエフェドリンはマオウの成分
〜レフリン	フェニレフリン

アドレナリン作動成分

アドレナリン作動成分の中で「プソイドエフェドリン」だけは、使用上の注意の区分が「してはいけないこと」であることに注意が必要である。

ここの区分は使用上の注意の区分、内容と主な成分・薬効群の対応だけ暗記しておけば十分だ！

使用上の注意の区分	内容	主な成分・薬効群等
してはいけないこと	前立腺肥大による排尿困難の症状がある人 心臓病の診断を受けた人 高血圧の診断を受けた人 甲状腺機能障害の診断を受けた人 糖尿病の診断を受けた人	プソイドエフェドリン
相談すること	甲状腺機能障害・甲状腺機能亢進症の診断を受けた人 高血圧の診断を受けた人 心臓病の診断を受けた人 糖尿病の診断を受けた人	メチルエフェドリン トリメトキノール フェニレフリン メトキシフェナミン マオウ

抗コリン作用による使用上の注意が記載されている成分

抗コリン作用を有する成分として、抗コリン成分、抗ヒスタミン成分の他、ジフェニドール塩酸塩、パパベリン塩酸塩などがある。抗コリン作用が現れると副交感神経の働きが抑制される。

抗コリン成分以外にも抗コリン作用を示す成分がある…何だかややこしいが、数が限られているから頑張って整理するのじゃ！

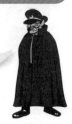

副交感神経の働きと抗コリン作用について

副交感神経の働きによって瞳孔の収縮や、排尿筋の収縮による排尿促進などが起こる。抗コリン作用を有する成分は、副交感神経の働きを抑制することで交感神経の働きが優位となり、瞳孔の散大や、排尿筋の弛緩による排尿抑制が起こる。その結果、「まぶしさ」や「排尿困難の悪化」などが生じる。

動物が狩りをしているイメージ（交感神経系が優位に傾く）		交感神経	副交感神経
目を見開くので散大	瞳孔	散大	収縮
尿は立ち止まってするもの	膀胱	排尿筋の弛緩（排尿抑制）	排尿筋の収縮（排尿促進）

抗コリン作用を有する成分を使用した場合

動物が狩りをしているイメージ（交感神経系が優位に傾く）		交感神経　興奮	副交感神経
目を見開くので散大	瞳孔	散大 ➡まぶしさなど	収縮
尿は立ち止まってするもの	膀胱	排尿筋の弛緩（排尿抑制） ➡排尿困難の悪化	排尿筋の収縮（排尿促進）

抑制

抗コリン作用による眼圧上昇について

抗コリン作用によって眼房水（房水）の量が増えると眼圧が上昇する。その上昇した眼圧が、結果として視神経を圧迫・障害することにより、視機能異常を特徴とする「緑内障※」を悪化させることがある。

※緑内障とは、眼圧の上昇などで視神経が傷ついて視野（見える範囲）が狭くなったり、部分的に見えなくなったりする病気のこと

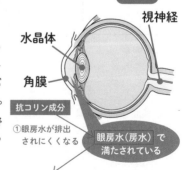

視神経

水晶体

角膜

抗コリン成分

①眼房水が排出されにくくなる

眼房水（房水）で満たされている

②眼房水の量が増える（眼圧上昇）➡③視神経障害➡④緑内障の悪化

抗コリン作用を有する成分

この項目で試験に頻出の抗コリン成分、<u>抗ヒスタミン成分</u>には以下のようなものがある。

抗コリン成分
ロートエキス スコポラミン臭化水素酸塩水和物 ピレンゼピン塩酸塩水和物

抗ヒスタミン成分
ジフェンヒドラミン塩酸塩 クロルフェニラミンマレイン酸塩

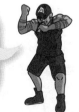

<u>抗ヒスタミン成分は抗コリン作用も示す</u>！抗コリン作用を有する成分として下の表でまとめて覚えておきましょう。
またパパベリンとジフェニドールは、抗コリン成分や抗ヒスタミン成分と似た作用があります。

使用上の注意の区分	内容	主な成分・薬効群等	覚えておくべき理由など
してはいけないこと	授乳中の人は本剤を服用しないか、本剤を服用する場合は授乳を避けること	ロートエキス	乳児に頻脈を起こすおそれがあるため これは抗コリン作用
	服用後、乗物又は機械類の運転操作をしないこと	スコポラミン臭化水素酸塩水和物 ピレンゼピン塩酸塩水和物	目のかすみ、異常なまぶしさを生じることがあるため
	授乳中の人は本剤を服用しないか、本剤を服用する場合は授乳を避けること	ジフェンヒドラミン塩酸塩	乳児に昏睡を起こすおそれがあるため これは抗ヒスタミン作用によるものだ
	服用後、乗物又は機械類の運転操作をしないこと	ジフェンヒドラミン塩酸塩	眠気等
相談すること	心臓病の診断を受けた人 緑内障の診断を受けた人	ロートエキス スコポラミン臭化水素酸塩水和物	悪化させるおそれがあるため
	排尿困難の症状がある人	スコポラミン臭化水素酸塩水和物	
	緑内障の診断を受けた人	パパベリン塩酸塩	
	排尿困難の症状がある人 緑内障の診断を受けた人	ジフェンヒドラミン塩酸塩 クロルフェニラミンマレイン酸塩 等の抗ヒスタミン成分	
	排尿困難の症状がある人 緑内障の診断を受けた人	ジフェニドール塩酸塩	

カンゾウを含む漢方処方製剤

漢方処方製剤のうちカンゾウを含むものは、カンゾウの有効成分であるグリチルリチン酸二カリウムにより偽アルドステロン症などを起こすことがある。

グリチルリチン酸二カリウムと偽アルドステロン症

偽アルドステロン症は、副腎皮質からのアルドステロン分泌が増加していないにも関わらず生じるものである。カンゾウに含まれるグリチルリチン酸二カリウムが体内でアルドステロンのように作用することにより、血圧上昇などアルドステロン過剰状態のような症状が出るのが特徴である。

＜健康な状態と偽アルドステロン症をおこした状態＞

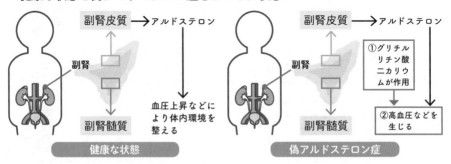

頻出の漢方処方製剤

カンゾウを含む漢方処方製剤のうち試験に頻出なのは、芍薬甘草湯（しゃくやくかんぞうとう）、葛根湯（かっこんとう）、小青竜湯（しょうせいりゅうとう）などである。

使用上の注意の区分	内容	主な成分・薬効群等	覚えておくべき理由など
してはいけないこと	心臓病の診断を受けた人	芍薬甘草湯（しゃくやくかんぞうとう）	徐脈又は頻脈を引き起こし、心臓病の症状を悪化させるおそれがあるため
相談すること	高齢者	グリチルリチン酸二カリウム又はカンゾウが配合された内服薬 …葛根湯（かっこんとう）、小青竜湯（しょうせいりゅうとう）など	偽アルドステロン症を生じやすいため

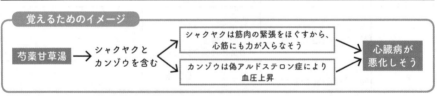

レオナルド博士からの挑戦問題

問1 インドメタシンが配合された外用鎮痛消炎薬の添付文書の「してはいけないこと」の欄には、「喘息を起こしたことがある人」と記載されている。

問2 一般用医薬品の芍薬甘草湯の添付文書において、「次の人は使用（服用）しないこと」の項目に、「次の診断を受けた人」として「糖尿病」と記載することとされている。

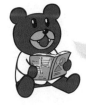

ここまで勉強して分かるように、別表の範囲は第3章の内容が深く関わっているぞ！別表が苦手な人は、第3章と一緒に勉強を進めていくのがおすすめだ！

解答 問1：○
問2：× 糖尿病⇒心臓病

下痢に関係する漢方処方製剤と生薬成分

漢方処方製剤のうちダイオウを含むものは瀉下作用を有するため、下痢に関する使用上の注意が添付文書に記載されている。また、同様に瀉下作用を有する生薬成分であるセンナ、ダイオウ、それらの有効成分であるセンノシドに関しても下痢に関する使用上の注意が添付文書に記載されている。

ダイオウを含む主な漢方処方製剤のまとめ

体力	漢方処方製剤	キーワード
体力充実	防風通聖散 （ぼうふうつうしょうさん）	腹部に皮下脂肪が多く、便秘がちなもの
	大柴胡湯 （だいさいことう）	常習便秘、脇腹からみぞおちあたりにかけて苦しく
体力中等度以上	桃核承気湯 （とうかくじょうきとう）	のぼせて便秘しがちなものの月経不順
	三黄瀉心湯 （さんおうしゃしんとう）	便秘傾向などのあるものの高血圧の随伴症状

ダイオウを含む
漢方処方製剤には「便秘」の
キーワードがありますね。

使用上の 注意の区分	内容	主な成分・薬効群等	覚えておくべき理由など
してはいけないこと	授乳中の人は本剤を服用しないか、本剤を服用する場合は授乳を避けること	センノシド センナ ダイオウ	乳児に下痢を起こすおそれがあるため
	本剤を使用している間は、他の瀉下薬（下剤）を使用しないこと	桃核承気湯、防風通聖散 三黄瀉心湯、大柴胡湯 などのダイオウを含む漢方処方製剤	激しい腹痛を伴う下痢等の副作用が現れやすくなるため

アルミニウムを含有する製剤

アルミニウムを含有する製剤は、使用上の注意において「してはいけないこと」に「透析療法を受けている人」、「相談すること」に「腎臓病の診断を受けた人」と記載されている。腎臓病で腎機能が低下すると、体内へのアルミニウム蓄積が起こる。さらに腎機能が低下している透析患者ではアルミニウムの異常蓄積が起こる。

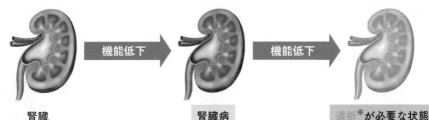

腎臓	腎臓病	透析※が必要な状態
	「相談すること」	「してはいけないこと」

使用上の注意の区分	内容	主な成分・薬効群等
してはいけないこと	透析療法を受けている人	スクラルファート 水酸化アルミニウムゲル ケイ酸アルミン酸マグネシウム ケイ酸アルミニウム 合成ヒドロタルサイト アルジオキサ
相談すること	腎臓病の診断を受けた人	

> アルミニウム含有製剤は「アル」「ラル」「タル」が入っています。
> 「透析」「腎臓病」ときたらまずは「アル」「ラル」「タル」を探そう！

※透析とは、自身の腎臓の代わりに人工腎臓のフィルターを介して、血液から老廃物・余分な水分を取り除く治療のこと

内容	主な成分・薬効群等	覚えておくべき理由など
長期連用しないこと	ステロイド性抗炎症成分	副腎皮質※の機能低下を生じるおそれがあるため ※副腎皮質とは、腎臓の上部に存在する副腎のうち表面の部分のこと
本剤又は本剤の成分、牛乳によるアレルギー症状を起こしたことがある人	タンニン酸アルブミン カゼイン カゼインナトリウム	タンニン酸アルブミンは、乳製カゼインを由来としているため カゼインは牛乳タンパクの主成分であり、牛乳アレルギーのアレルゲンとなる可能性があるため
15歳未満の小児	抗ヒスタミン成分を主薬とする催眠鎮静薬（睡眠改善薬）	体を守るヒスタミンを抑えるからデリケートな小児とか妊婦さんには相性が悪そうだ!!
	オキセサゼイン	オキセサゼインは胃酸分泌をおさえ成長もおさえ妊婦さんの中にいる時の赤ちゃんの成長もおさえると覚えると問題が解きやすくなるぞ！
	ロペラミド	中枢神経系障害、呼吸抑制などを起こしたとの報告があるため
妊婦又は妊娠していると思われる人	ヒマシ油	腸の急激な動きに刺激されて流産・早産を誘発するおそれがあるため
	エストラジオール	妊娠中の女性ホルモン成分の摂取によって、胎児の先天性異常の発生が報告されているため
	ジフェンヒドラミン塩酸塩	
	オキセサゼイン	
授乳中の人は本剤を服用しないか、本剤を服用する場合は授乳を避けること	コデイン ジヒドロコデイン	コデインで、母乳への移行により、乳児でモルヒネ中毒が生じたとの報告があるため
服用後、乗物又は機械類の運転操作をしないこと	コデイン ジヒドロコデイン	眠気等
1週間以上継続して服用しないこと	次没食子酸ビスマス 次硝酸ビスマス	海外において、長期連用した場合に精神神経症状が現れたとの報告があるため

別表 Ⅵ

第1章
第2章
第3章
第4章
第5章
Ⅵ 別表

その他、試験頻出の「相談すること」

ジプロフィリンについて

ジプロフィリンは自律神経系を介さず気管支拡張作用を示すのが特徴である。またジプロフィリンは、カフェインと同じような作用をすることで脳を興奮させ、その作用を利用し鎮暈薬の配合成分として用いられる。そのため、てんかん※発作を悪化させるおそれがある。

※てんかんとは、脳の過剰な電気的興奮に伴って、意識障害や痙攣などを発作的に起こす病気のこと

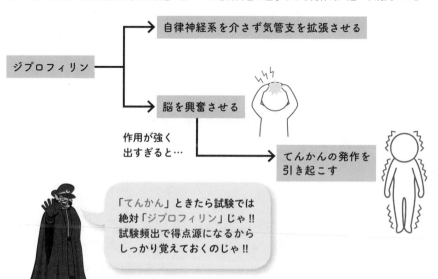

ジプロフィリン

→ 自律神経系を介さず気管支を拡張させる

→ 脳を興奮させる

作用が強く出すぎると…

→ てんかんの発作を引き起こす

「てんかん」ときたら試験では絶対「ジプロフィリン」じゃ!!
試験頻出で得点源になるからしっかり覚えておくのじゃ!!

内容	主な成分・薬効群等	覚えておくべき理由など
てんかんの診断を受けた人	ジプロフィリン	てんかんの発作を引き起こすおそれがあるため

トラネキサム酸、セトラキサート塩酸塩と血液凝固の関係

血液凝固は、①損傷部位に血小板が粘着、凝集して傷口を覆う、②血漿タンパク質の一種であるフィブリノゲンが傷口で重合して線維状のフィブリンとなる、の流れで起こる。トラネキサム酸は、フィブリン分解を抑制するため、血栓が生じやすくなる。セトラキサート塩酸塩は、体内で代謝されてトラネキサム酸を生じることから、血栓のある人、血栓を起こすおそれのある人では、生じた血栓が分解されにくくなることが考えられる。そのような背景から使用上の注意の記載がなされている。

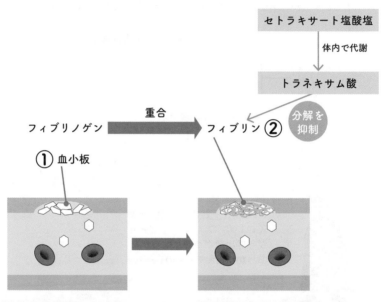

内容	主な成分・薬効群等	覚えておくべき理由など
血栓のある人 (脳血栓、心筋梗塞、血栓静脈炎等) 血栓症を起こすおそれのある人	トラネキサム酸（内服） セトラキサート塩酸塩	生じた血栓が分解されにくくなるため

血液凝固の仕組みについては、第2章P.61を参考にしてください。第2章の知識と第3章の知識を組み合わせて確認すると理解しやすいですね。

その他、試験頻出の「相談すること」

内容	主な成分・薬効群等	覚えておくべき理由など
甲状腺疾患の診断を受けた人	ポビドンヨード等のヨウ素系殺菌消毒成分	甲状腺疾患の治療に影響を及ぼすおそれがあるため 甲状腺ホルモンにヨウ素が含まれるから、ヨウ素系の殺菌消毒成分は、何らかの影響が生じそうじゃな。

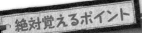

絶対覚えるポイント

- インドメタシン、フェルビナク、ケトプロフェン、ピロキシカム
  ➡喘息を起こしたことがある人は使用しないこと

- アスピリン、イブプロフェン
  ➡15歳未満の小児は使用しないこと

- プソイドエフェドリンは前立腺肥大による排尿困難の症状がある人、心臓病、高血圧、甲状腺機能障害、糖尿病の診断を受けた人には使用しないこと

- 芍薬甘草湯は心臓病の診断を受けた人は使用しないこと

- 「使用している間は他の瀉下薬（下剤）を使用しないこと」とされている、主な漢方処方製剤
  ➡防風通聖散、大柴胡湯、桃核承気湯、三黄瀉心湯
  ➡これらはすべて、ダイオウを含んでいる

レオナルド博士からの最後の挑戦問題

問1 次の医薬品成分のうち、それを含有することにより内服用の一般用医薬品の添付文書等において、「次の人は服用しないこと」の項目中に、「次の症状がある人」として「前立腺肥大による排尿困難」と記載することとされている成分はどれか。

1　ビサコジル
2　タンニン酸アルブミン
3　チアミン塩化物塩酸塩
4　イブプロフェン
5　プソイドエフェドリン塩酸塩

解答　問1：5　プソイドエフェドリン塩酸塩は、交感神経系に対する刺激作用によって心臓血管系等への影響が生じやすく、前立腺肥大による排尿困難、心臓病、高血圧、甲状腺機能障害、糖尿病の人では症状を悪化させるおそれがある。

最後の挑戦問題は正解できたかな？
ここまで頑張ってきた君はもう立派な
鷹の爪の団員じゃ!!
胸をはって試験に臨んでくれ。
た〜か〜の〜つ〜め〜！

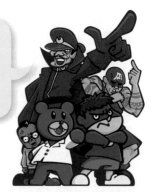

索引

458

ズルい！ 合格法　医薬品登録販売者試験対策
鷹の爪団直伝！ 参考書　Z超

2020年 4 月21日　初版第1刷発行
2020年 7 月 6 日　初版第2刷発行
2021年 3 月 1 日　2版第1刷発行
2021年 4 月27日　2版第2刷発行
2021年 6 月23日　2版第3刷発行
2021年10月11日　2版第4刷発行
2022年 3 月 1 日　3版第1刷発行
2023年 1 月23日　4版第1刷発行
2023年12月26日　5版第1刷発行

編集：株式会社医学アカデミー　YTL
　　　登録販売者試験特別対策チーム
　　　〒101-0054
　　　東京都千代田区神田錦町3-18-3　錦三ビル5階
　　　URL：http://www.ytl.jp

発行：株式会社薬ゼミ情報教育センター
　　　〒101-0054
　　　東京都千代田区神田錦町3-12-10　神田竹尾ビル4階